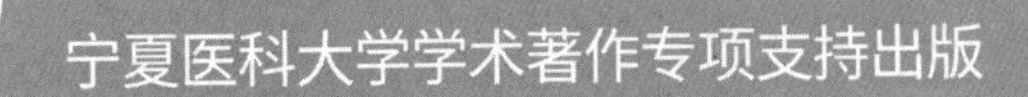

女性“两癌”风险疾病的防治策略

主　编　刘国莲

副主编　宁艳花　白亚茹

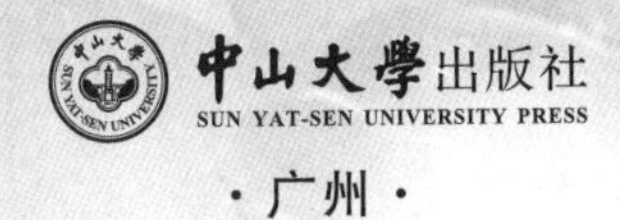

·广州·

图书在版编目（CIP）数据

女性“两癌”风险疾病的防治策略/刘国莲主编；宁艳花，白亚茹副主编．－－广州：中山大学出版社，2024．12．－－ISBN 978－7－306－08343－2

Ⅰ．R737．9；R737．33

中国国家版本馆 CIP 数据核字第 202432L19S 号

NÜXING “LIANG'AI” FENGXIAN JIBING DE FANGZHI CELÜE

出 版 人：王天琪
策划编辑：邓子华
责任编辑：邓子华
封面设计：曾 斌
版式设计：曾 斌
责任校对：袁双艳
责任技编：靳晓虹
出版发行：中山大学出版社
电　　话：编辑部 020－84110283，84113349，84111997，84110779，84110776
　　　　　发行部 020－84111998，84111981，84111160
地　　址：广州市新港西路 135 号
邮　　编：510275　　传　　真：020－84036565
网　　址：http：//www.zsup.com.cn　E－mail：zdcbs@mail.sysu.edu.cn
印 刷 者：广州一龙印刷有限公司
规　　格：787mm×1092mm　1/16　12 印张　290 千字
版次印次：2024 年 12 月第 1 版　2024 年 12 月第 1 次印刷
定　　价：78.00 元

本书编委会

主　编：刘国莲

副主编：宁艳花　白亚茹

编　者（以姓氏笔画为序）：

万　慧（宁夏医科大学）

马佳慧（宁夏回族自治区中医医院暨中医研究院）

白亚茹（宁夏医科大学）

宁艳花（宁夏医科大学）

刘国莲（宁夏医科大学）

买娟娟（新疆维吾尔自治区阿克苏职业技术学院）

姚文莲（宁夏卫生健康职业技术学院）

徐志荣（宁夏医科大学总医院）

主编简介

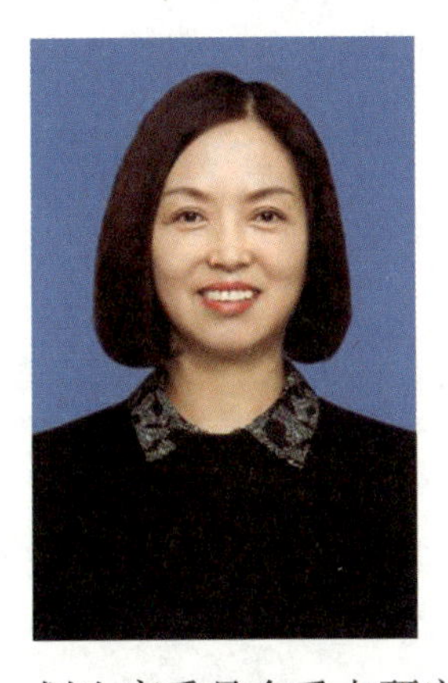

刘国莲 教授，硕士研究生导师，宁夏回族自治区政协委员，国家自然科学基金同行评审专家，宁夏护理学会社区护理专委会委员，宁夏医科大学教学督导组专家，宁夏医科大学学术委员会委员，宁夏回族自治区级硕士研究生毕业论文优秀指导教师，宁夏医科大学“教书育人楷模”及“优秀教师暨师德标兵”，宁夏医科大学“国龙基金”硕士研究生优秀指导教师。

主要从事社区护理与护理教育的教学及研究。先后主持并参与国家自然科学基金、宁夏回族自治区自然科学基金、宁夏回族自治区科学技术厅重点研发计划项目、宁夏回族自治区卫生和计划生育委员会重点研究课题、宁夏回族自治区教育厅课题、宁夏医科大学课题等20多项。发表学术论文40多篇。作为主编出版专著5部，作为主编、副主编、参编出版护理专业教材10多部。获宁夏护理学会科技成果奖2项，宁夏自然科学优秀论文奖及护理学会优秀学术论文奖20多项，宁夏医科大学教学成果奖3项。

前　言

随着人们生活水平的提高和周围生活环境的改变，乳腺癌和宫颈癌（以下简称“两癌”）已逐渐成为威胁女性健康的“两大杀手”。全球每年因乳腺癌新发病和死亡的人数各为208.9万人和62.7万人，死亡率为6.6%。每年我国乳腺癌的新发病例、死亡病例分别约有30.4万例、7万例，发病人数和死亡人数均居全球首位。全球每年约有57万例宫颈癌新发病例，约31.1万人因该疾病死亡，死亡率为3.3%。在我国，宫颈癌的流行趋势仅在乳腺癌之后。2021年*CA*：*A Cancer Journal for Clinicans*的数据显示我国每年新增病例达11.1万例，死亡人数达3.4万人。随着“两癌”发病率和死亡率的逐年上升，维护女性身心健康已成为社会关注的热点问题。“两癌”是可防可治的癌症，预防性的定期筛查和早期治疗是目前降低“两癌”发病率和死亡率最有效的方法。我国女性对“两癌”基本知识的知晓率较低，而偏远地区的农村女性受经济收入、文化程度、思想等因素限制，对女性健康问题关注得较少，对“两癌”的危险因素和危害程度的认识尤为不足。加上“两癌”在早期无明显症状，可一旦发现患病，患者往往已处于癌症中晚期，这增加了患者家庭的医疗负担。因此，在建设健康中国的大背景下，提高社区妇女健康保健意识，探讨预防“两癌”风险疾病的发生发展策略显得尤为重要。

本书以初级卫生保健和健康促进的原则为基础，坚持以预防为主，防治结合，从女性“两癌”风险疾病的防治入手，强化早预防、早诊断、早治疗的防控措施，旨在进一步提高女性“两癌”风险疾病防治知识的知晓率，加强女性健康第一责任人意识，增加其参与筛检行为的主动性，为及时干预癌前病变提供参考。同时，本书从女性“两癌”风险疾病防治知识宣传角度出发，强调“两癌”风险疾病防治工作的重要性，在有效降低“两癌”发病率及病死率、促进女性身心健康、节省医疗资源等方面具有积极的作用，对维护女性健康安全也有一定的指导意义。

刘国莲

2023年6月

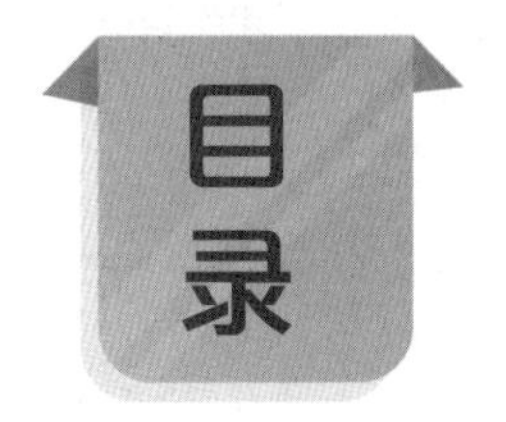
目
录

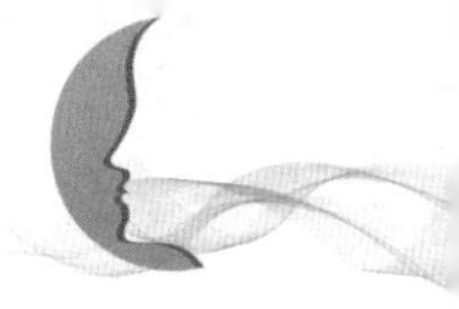

第一章　女性乳腺癌风险疾病的防治策略

第一节　乳腺炎的预防与治疗

一、乳腺炎概述

乳腺炎（mastitis）系乳腺炎性疾病的总称，为女性常见的乳腺疾病，不仅指乳腺组织局部炎症，还包括乳头、乳腺泡、输乳管等多种乳房生理解剖结构的炎症反应，其定义为伴或不伴微生物感染的乳腺组织炎症性疾病。

乳房的内部结构主要是乳房腺体。这是一个分泌器官，具有分泌乳汁的功能。乳腺组织由15～20个呈放射状排列的乳腺叶组成。每个乳腺叶由输乳管、乳腺小叶和乳腺泡组成。输乳管开口于乳头。每个腺体都有单独的输乳管（分别开口于乳头）。输乳管向深部行走，在距乳头开口部0.5～1.0 cm处开始膨大，形成壶腹状扩大，被称为壶腹部，这是输乳管内乳头状瘤好发的部位。这些输乳管向内深入，并一再分支，直到终末输乳与乳腺小叶的腺泡相通。每支输乳管连接的乳腺小叶和乳腺泡的数目差别很大，有20～100个乳腺泡不等。乳腺泡因发育、妊娠、授乳、营养不同而异。发育良好或妊娠乳腺的腺泡和小叶丰满，输乳分支多，乳房丰满。发育不良或未妊娠者，腺叶腺泡少，乳房不丰满，扁平或平坦。老年人输乳管常呈扩张、变直或囊状变，乳腺小叶、乳腺泡萎缩、减少或消失，乳房呈松弛下垂。每个乳腺小叶与小叶之间、腺泡与腺泡之间均充满大量的结缔组织和淋巴血管组织。在腺泡与输乳管外周，包绕着大量纤维结缔组织。

二、乳腺炎的类型

乳腺炎约占临床同期乳房疾病的25%。临床上根据发病时期和乳腺功能状态的不同，乳腺炎可分为哺乳期乳腺炎（lactation mastitis，LM）和非哺乳期乳腺炎（non-puerperal mastitis，NPM）。乳腺炎分类见图1－1。

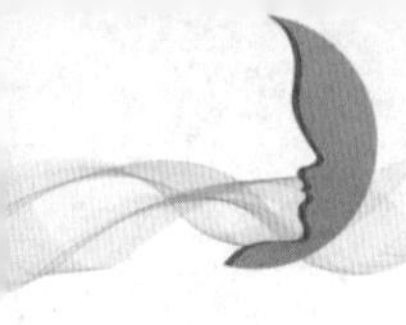

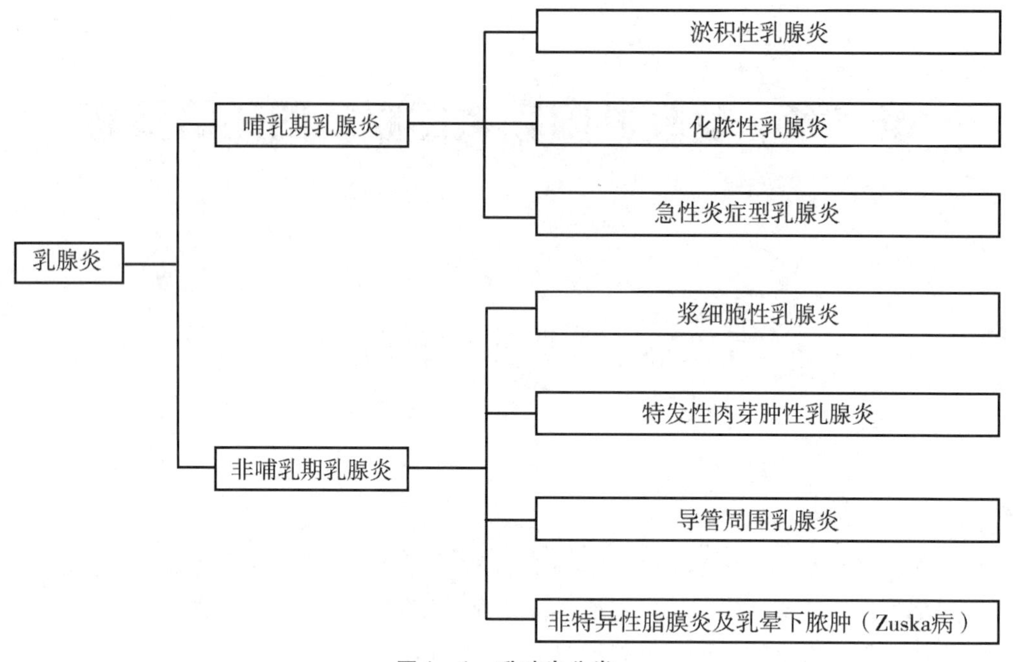

图1－1　乳腺炎分类

（一）哺乳期乳腺炎

哺乳期乳腺炎最常见于哺乳期妇女（尤其是初产妇），可发生在哺乳期的任何时段，在哺乳期开始阶段最常见，为临床中发病率最高的乳腺炎形式，常见于年轻初产妇分娩后的前3个月。临床上依据病变发展过程和临床表现，哺乳期乳腺炎可分为3种类型，包括淤积性乳腺炎、化脓性乳腺炎和急性炎症型乳腺炎。

1. 淤积性乳腺炎

乳汁淤积指哺乳期妇女出现排乳不畅，乳汁淤积，久则乳结块胀痛，甚则出现输乳管阻塞、点滴不出的现象，是哺乳期妇女的常见病、多发病，常引发乳腺炎。淤积性乳腺炎多发于产褥初期，通常在产后1周左右发病，多因乳汁未及时排出、有乳腺增生病史或产后情志不畅而诱发。

2. 化脓性乳腺炎

化脓性乳腺炎多见于产后哺乳期妇女，且以初产妇最为多见，其发病原因主要是乳汁淤积和细菌感染，具有起病急促、毒性强、细菌数量较多等特点。

3. 急性炎症型乳腺炎

急性炎症型乳腺炎按发生部位又分为2种：炎症位于乳晕区以外区域，为外周型乳腺炎；炎症全部位于乳头乳晕区，为中央型乳腺炎。中央型乳腺炎由于解剖结构的特殊性，易进展为乳腺脓肿。该型治疗困难，容易形成脓肿，因此，对中央型乳腺炎应予以重视。

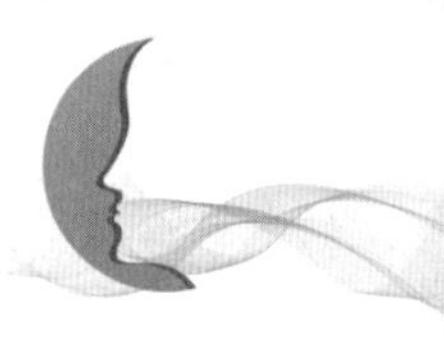

（二）非哺乳期乳腺炎

非哺乳期乳腺炎又被称为慢性乳腺炎，发生于女性哺乳期以外时期，是女性非哺乳期乳腺良性非特异性炎症性疾病。发病年龄不一，各年龄段人群均可患病，多见于中年妇女。根据病理类型的不同，非哺乳期乳腺炎可分为浆细胞性乳腺炎（plasma cell mastitis，PCM）、特发性肉芽肿性乳腺炎（idiopathic granulomatous mastits，IGM）、导管周围乳腺炎（periductal mastitis，PDM）、非特异性脂膜炎及乳晕下脓肿（Zuska 病）。其中，最常见的病理类型为浆细胞性乳腺炎。此外，根据病因又可以分为特异性乳腺炎和非特异性乳腺炎，后者主要指肉芽肿性小叶性乳腺炎（granulomatous lobular mastitis，GLM）、浆细胞性乳腺炎、糖尿病性乳腺病（diabetic mastopathy）等。

1. 浆细胞性乳腺炎

浆细胞性乳腺炎又被称为“输乳管扩张症”，是一种以输乳管扩张及浆细胞浸润作为基础病变而导致的非细菌感染性的乳腺化脓性疾病。该病在各个年龄段的人群中均可发生，偶见于男性。中青年非哺乳期女性为多发群体，发病年龄多集中在 25 ～40 岁。浆细胞性乳腺炎在临床上可分为隐匿型、肿块型、脓肿型、瘘管/窦道型 4 种类型。临床上多将浆细胞性乳腺炎分为急性期（约 2 周）、亚急性期（约 3 周）、慢性期 3 期。此外，根据浆细胞性乳腺炎自然病程发展可将其分为慢性炎症期、亚急性炎症期、急性炎症期 3 个阶段。

2. 特发性肉芽肿性乳腺炎

特发性肉芽肿性乳腺炎于 1972 年由 Kessler 首次提出，发生在非哺乳期，由任何不明原因导致，是一种局限于乳腺小叶、无干酪样坏死、以肉芽肿为主要病理特征的良性的乳腺慢性实质炎症性疾病，多见于育龄期妇女，好发于产后 5 年内的育龄期妇女。

3. 导管周围乳腺炎

导管周围乳腺炎是一组发生在女性非哺乳期的病原学依据不明的非特异性炎症或病原学依据明确的特异性炎症，指输乳管扩张且扩张后期大量浆细胞浸润的乳腺慢性非细菌性炎症。导管周围乳腺炎和浆细胞性乳腺炎是一种疾病发展的不同阶段，输乳管扩张、堵塞、管壁炎症、纤维化，进而导致管壁周围炎症细胞浸润，发展为浆细胞性乳腺炎；但并非所有的导管周围乳腺炎都会发展成为浆细胞性乳腺炎。国外导管周围乳腺炎发性病率占乳腺疾病的 0.3%～2.0%；其国内比例为 1.9%～5.0%，占乳腺良性疾病的 3.2%。男女均可发病。导管周围乳腺炎发病年龄见于性成熟后各个年龄段，国外发病年龄多在 40 ～49 岁，40 岁以上者约占 2/3；国内的发病年龄偏小，34 ～46 岁者较多，40 岁以下者约占 64%。也有研究者报道，发病年龄最小者为 2 个月婴儿。导管周围乳腺炎分为隐匿型、溢液型、肿块型、脓肿型、瘘管或窦道型。

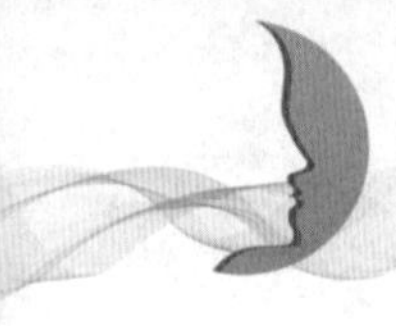

三、 乳腺炎的病因

（一）哺乳期乳腺炎

哺乳期乳腺炎多为产褥期的急性化脓性感染。哺乳期乳腺炎与产妇喂养操作不当、排乳不足、乳头区域的上皮破损，以及来自婴儿鼻咽部的病原体入侵相关。病原体沿淋巴管侵袭至乳腺小叶及其周围组织，导致乳房局部产生炎症反应。同时，乳汁营养丰富，若发生乳汁淤积，丰富的营养也有利于致病菌生长繁殖。致病菌中以金黄色葡萄球菌多见。基本病因如下。

1. 乳汁淤积

（1）既往有乳腺手术史或乳腺炎病史的患者的乳腺局部输乳管结构已被破坏，容易出现乳汁淤积。

（2）乳头乳晕区的积乳包块常会产生明显的疼痛感，导致产妇不敢让婴儿吸吮乳头；且该部位为大乳管汇集处，更容易造成乳汁广泛淤积。

（3）乳头内陷是乳腺炎发生的危险因素。凹陷的乳头不利于乳汁排出，致乳汁淤积；且乳头凹陷处易淤积残渣，更易导致细菌滋生。

（4）乳汁过多或产妇的乳汁未及时完全排空导致乳汁淤积。

2. 细菌侵入

（1）乳头皲裂。学者认为在乳头皲裂的情况下，细菌容易通过乳头入侵乳腺组织而造成炎症。

（2）新生儿的口腔内均带有念珠菌、金黄色葡萄球菌等大量微生物。初产妇对新生儿进行哺乳时，细菌可滞留在乳头上，且极易沿淋巴管侵入机体而引起继发性感染，导致乳汁淤积，最终引发哺乳期乳腺炎。

（二）非哺乳期乳腺炎

非哺乳期乳腺炎发病机制复杂，病因尚未明确。非哺乳期乳腺炎与乳头内陷、输乳管阻塞导致分泌物的阻滞相关，在引起无菌性炎症的基础上继发细菌感染，导致该病发生。此外，该病还与特殊的细菌感染、重度吸烟、自身免疫因素、服用避孕药物、高泌乳素血症、外伤引起的炎症反应等密切相关。以下为非哺乳期乳腺炎各类型的相关病因或危险因素。

1. 浆细胞性乳腺炎

目前，临床上尚未明确浆细胞性乳腺炎的相关致病原因，可能的病因如下：

（1）大乳管阻塞。乳头扁平、凹陷、畸形等引起输乳管内分泌物积聚，阻塞乳晕部位的大导管。

（2）哺乳障碍。既往未哺乳、哺乳困难或哺乳后残留乳汁，表明输乳管发育异常

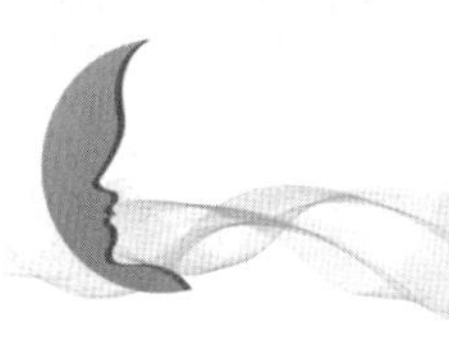

或输乳管退化。

（3）炎症。既往患乳腺炎症者，局部炎症可能造成输乳管的炎性增生，进而使输乳管管腔狭窄甚至闭塞。

（4）输乳管退行性改变。女性卵巢功能的减退，或经历多次妊娠，均可导致输乳管的退行性改变，使输乳管壁松弛、扩张，分泌物堆积，进而阻塞输乳管。

（5）不良哺乳习惯、较差的卫生情况等。

（6）细菌感染。

（7）乳房外伤。乳房局部损伤可造成乳腺组织的破坏。

（8）内分泌失调。

（9）维生素 A 缺乏。维生素 A 缺乏可影响柱状细胞分化，使巨噬细胞活性降低，细菌易于黏附在表皮细胞上。

（10）吸烟。

2. 特发性肉芽肿性乳腺炎

特发性肉芽肿性乳腺炎的发病原因与机制目前尚未明确。肖敏等的研究结果表明，特发性肉芽肿性乳腺炎的危险因素为自身免疫性疾病、高催乳素血症、近期足月妊娠史、母乳喂养模式、避孕史、胸部撞击史。

3. 导管周围乳腺炎

导管周围乳腺炎发病的始动原因不清，以输乳管明显扩张、输乳管上皮内或周围基质内的泡沫细胞明显、管壁及管周组织炎性改变为特征。引起输乳管堵塞和扩张的可能相关因素包括以下几方面，最终导致慢性炎症。

（1）年龄。48% 的 60 岁以上女性中都有输乳管扩张的病理证据。输乳管发生退行性改变，输乳管上皮细胞脱落，导致管腔堵塞。年龄越大，卵巢功能越差，内分泌紊乱，加之精神情绪改变，自身免疫功能可能降低。

（2）自身免疫功能。患者自身免疫功能降低、内分泌失调、乳房自身退行性变等导致输乳管肌上皮退化而收缩无力。导管周围乳腺炎发生与自身免疫功能有密切关系。导管周围乳腺炎是一种自身免疫性疾病，同时也有一定的自愈性。形成脓肿之后，局部皮肤逐渐变薄、破裂，脓液会自溃破口流出，在脓液流尽之后会达到自愈期，此过程比较漫长。如脓液引流不彻底，容易形成经久不愈的窦道。具体发病机制不清。

（3）输乳管结构变异。导管周围乳腺炎发生与输乳管结构变异关系密切。乳头发育不良、乳头内陷或乳头分裂等乳头畸形，哺乳期排乳不畅或乳汁淤积，以及哺乳困难、哺乳卫生不良和输乳管损伤、炎症、外伤或乳晕区手术均可累及输乳管，导致输乳管的扭曲、变形，输乳管退行性改变，进而导致输乳管堵塞，排泄障碍，管壁扩张、增生，管腔缩小，再次导致输乳管闭塞，相互作用，形成恶性循环。输乳管内容物为脂性物质，可侵蚀管壁，造成外溢，引起化学性炎症。大量淋巴细胞、浆细胞浸润。长期慢性损伤导致输乳管及其周围的慢性无菌性炎症，形成炎性包块，经久不愈，治疗困难。

（4）吸烟。导管周围乳腺炎是一种典型的与吸烟相关的乳腺炎症，通常发生于

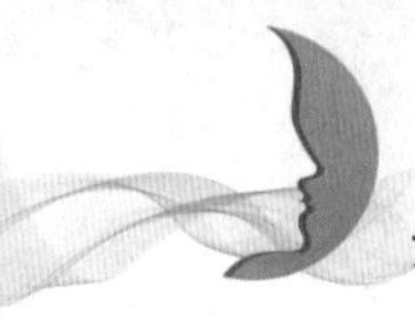
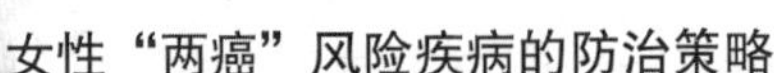

40～50岁的女性，发病部位位于乳晕区域。

（5）细菌感染。

（6）其他因素。肥胖和生殖因素也是输乳管周围乳腺炎致病因素。

四、乳腺炎的临床表现

（一）哺乳期乳腺炎

哺乳期乳腺炎临床表现为乳房局部的红、肿、热、痛等典型的局部蜂窝织炎样症状。部分患者乳房可出现化脓破溃、压痛明显等症状，全身表现为高热、发冷、肌痛不适等流感样症状，腋窝可触及肿大的淋巴结，大多数症状在3个月后就会消失。

1. 乳汁淤积性乳腺炎

乳汁淤积性乳腺炎患者可出现乳房胀满、局部有硬结、胀痛、怕触摸、乳头变短，甚至全身不适、发热等症状，易产生焦虑、烦躁等不良情绪，而致泌乳减少。若处理不当，则可能引起化脓性乳腺炎，甚至全身感染。严重者可致败血症，影响母乳喂养和产妇的健康。

2. 化脓性乳腺炎

化脓性乳腺炎在临床上主要表现为乳房胀痛、肿块、表面皮肤红肿及发热等症状，随着病情进展可引起脓肿穿破输乳管及皮肤，导致脓性乳汁及窦道形成，严重影响女性健康及正常的母乳喂养。

3. 急性炎症型乳腺炎

除出现乳房局部肿痛，存在硬结外，在排除全身其他系统感染的前提下，出现以下任何一种情况即可诊断为急性炎症型乳腺炎：①乳房局部红斑形成，伴或不伴皮温升高。②存在全身炎性反应表现，如寒战、头痛等流感样症状以及全身不适感。③体温不低于37.3℃，血常规检查结果显示白细胞或中性粒细胞升高，或C反应蛋白水平升高。

（二）非哺乳期乳腺炎

非哺乳期乳腺炎在临床上以乳腺肿块、乳头内陷、乳头溢液及乳腺脓肿为主要表现，或者出现乳腺结节硬块及慢性反复发作，甚至形成乳腺周围瘘管或窦道，在同侧腋窝可触及肿大淋巴结。极少数患者因自身免疫功能紊乱还可出现乳房外炎症表现，如关节炎、巩膜炎、皮肤结缔组织病皮肌炎和皮肤变态反应四肢结节性红斑等改变。以下为不同类型非哺乳期乳腺炎的相关临床表现或症状。

1. 浆细胞性乳腺炎

（1）浆细胞性乳腺炎的4种类型中隐匿型的典型症状有乳头有浆液性、血性或脓性溢液，或出现脂样异常分泌物的乳头有不同程度的凹陷、畸形，出现乳房胀痛或轻微触痛。临床上可出现上述2～3项症状，经彩超检查可见输乳管扩张，或输乳管内异常

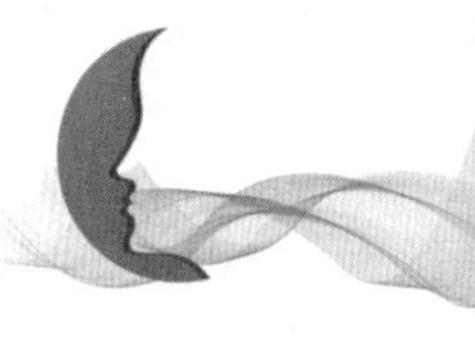

回声。肿块型可见乳头乳晕后方或邻近位置的质韧硬肿块，也可见肿块较大占据整个乳房者，边界欠清，形态欠规则，可与皮肤粘连。肿块直径多为1～8 cm，以2～4 cm多见。脓肿型多由肿块型发展而来，皮肤红肿，脓肿形成，有波动感。脓肿可自行破溃或经穿刺、切开等引流操作后形成瘘管或窦道。

（2）浆细胞性乳腺炎3期中的急性期主要表现为乳房红、肿、热、痛，有疼痛性肿块或脓肿形成，病灶多位于乳晕深部，或有乳头脓性、浆液性或血性溢液，腋下淋巴结可肿大，偶见全身发热；亚急性期可见局部红肿减轻，有肿块，无波动感，与皮肤粘连；慢性期可见乳房瘘管、窦道，或伴有局部肿块质韧硬、边界不清，可残留数年。

（3）浆细胞性乳腺炎的3个阶段中的慢性炎症期突出表现为输乳管扩张，伴有输乳管内、管周炎症反应；亚急性炎症期表现为输乳管内、外炎症逐步严重，有轻微疼痛，有多发、散在慢性微脓腔形成，但尚未出现明显脓液；急性炎症期表现为局部肿块伴红、肿、热、痛表现，或有明显脓肿形成，或有全身轻度发热。

2. 特发性肉芽肿性乳腺炎

特发性肉芽肿性乳腺炎在临床上比较常见的症状就是乳腺肿块，形态、形状均不规则，质地比较坚硬，还会产生疼痛的感觉，同侧腋下的淋巴结也可能会出现肿大的情况。肿块可在短时间内增大，短短几天后皮肤就会变红，慢慢地就会出现小脓肿。脓肿破溃之后流出的脓液并不多，但长时间都不能愈合。

3. 导管周围乳腺炎

（1）隐匿型。输乳管周围乳腺炎中的隐匿型一般表现以乳房的无规律性疼痛为主，多发生在单侧乳房。除乳晕下区外，可累及每一象限。乳房的皮肤外观无明显变化，常易被忽视而失治，或又常被误诊为“乳腺增生”，延误病情。

（2）溢液型。溢液型患者常以出现不正常的乳头溢液而就诊。溢液性质多样，如淡黄色的浆液样、脓液样或血样。该疾病出现臭味，或有乳房疼痛，常常被误诊为乳腺癌。

（3）肿块型。肿块型患者常因发现单侧乳晕周围肿块而就诊，常伴触痛、乳头溢液，有时在患侧乳头下可以触及条索状的、扩张的输乳管。肿块与周围组织的边界不清晰，推行不移动，形态不规则且表面不光滑。同侧的淋巴结也有肿大及压痛。

（4）脓肿型。脓肿型多为导管周围乳腺炎并发急性细菌感染所致，因此，其临床表现与急性乳腺炎的较为相似，如局部的红、肿、热、痛及全身的炎性反应。炎症常发生在乳晕周围。脓肿形成后指尖进行触诊时可有波动感，且容易反复。反复复发的导管周围乳腺炎，肿块破溃后常伴有奶酪样物排出，久不愈合，可形成瘘管、窦道，反复出现红、肿、疼、痛。进行触诊时可触及边界不清的肿块。形成的瘢痕组织致使乳头回缩和局部皮肤发生橘皮样改变。

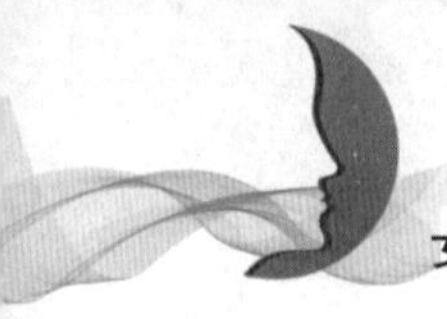

五、 乳腺炎的预防

1. 哺乳期乳腺炎

如果从一开始就避免可能导致乳汁淤积的情况发生，哺乳期乳腺炎和乳腺脓肿可得到有效预防。产妇须注意以下事项：

（1）采用正确的哺乳方式，养成定时哺乳，婴儿不含乳头而睡的良好习惯。

（2）对各种原因导致的乳汁淤积问题都应该立即采取有效措施加以解决，切忌暴力排乳。

（3）要充分、有效地休息并保持愉悦的心情。

（4）如果乳头内陷，可经常挤捏、提拉以矫正。乳头或乳晕上若有皲裂或破损，应及时治疗。

（5）保持良好的卫生习惯。应经常用温水或肥皂水洗净两侧乳头，每次哺乳后均应清洗乳头。此外应注意婴儿的口腔清洁卫生。如果婴儿发生口腔炎症，要立即进行有效的治疗。

（6）产后抑郁、焦虑也是乳腺炎形成的诱因之一，一旦出现，应及时到心理科就诊。

2. 非哺乳期乳腺炎

由于非哺乳期乳腺炎的发病原因尚未明确，因而缺乏有效的预防措施。

六、 乳腺炎的预防与治疗

（一）乳腺炎的治疗

1. 哺乳期乳腺炎

若哺乳期乳腺炎治疗不及时，可由急性单纯性乳腺炎发展为急性化脓性乳腺炎。因此，发生哺乳期乳腺炎时要及时对症治疗。哺乳期乳腺炎的治疗原则是保证充分休息，不中断母乳喂养，有效排出乳汁，合理使用抗生素、止痛药物，必要时适当补液。对于形成脓肿者，提倡微创治疗。

（1）局部治疗。局部治疗的主要目的是减轻局部水肿，有效排出淤积的乳汁，以利于炎症消散。

A. 乳房按摩。有效的乳房按摩可以排出淤积的乳汁，刺激泌乳反射，保持输乳管通畅，减轻乳房肿胀。此法适用于任何情况引起的乳汁淤积及输乳管堵塞。但在乳房严重水肿时应避免局部直接按摩，应在该输乳管走行的其他无肿胀区域进行适当力度按摩，以保持输乳管通畅，达到刺激泌乳反射的目的即可。在婴儿吸奶前，应先对乳房进行负压软化（reverse pressure softening）。其目的是在婴儿含住乳头前，在乳晕周围建立

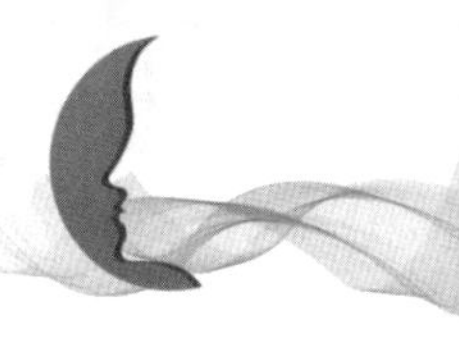

一个环形凹陷区域以便于婴儿含接。

注意事项：按摩前注意洗手、保暖。按摩的力度要适度，切忌暴力按摩。应避免导致疼痛的按摩和各种形式的强力按压，因为这会增加乳腺组织的损伤及水肿，从而加重病情。

B. 物理治疗。①使用吸乳器。可以使用吸乳器进行吸乳治疗；可佩戴大小合适的吸乳护罩，通过刺激泌乳反射促进乳汁排出。注意吸力要适度，吸乳时间不宜过长。使用吸乳器时，最重要的就是将吸乳护罩放置在正确的位置。此法适用于所有哺乳期患者，禁用于中央区严重水肿者，因吸乳护罩会压迫中央区而加重局部水肿。②进行超声药物透入治疗。可使用超声脉冲电导于患处进行治疗。该法适用于局部皮肤无破损的患者，禁用于电导贴片过敏者。

C. 炎症区域（红、肿、痛部位）的药物治疗。①湿敷。用25%硫酸镁注射液进行湿敷，每次20 min，每天3次；用3%高渗生理盐水进行湿敷，每次20 min，每天3次。此法适用于局部皮肤红肿的患者，但禁用于皮肤破损处。②中药外敷。将如意金黄散用蜂蜜调糊，均匀地涂抹在大纱布上，再以一张纱布将其覆盖成片，将制成的如意金黄散敷贴在患处，每天1次。此法适用于急性炎症型及脓肿型患者，禁用于对金黄散过敏或局部已有皮疹者。

D. 乳头皲裂及疼痛的处理。每次排乳后以母乳或羊脂膏外涂，并注意母乳喂养时的正确含接。羊脂膏能有效缓解乳头干燥疼痛，滋润肌肤。用水凝胶护垫贴覆盖乳头，能缓解疼痛，以湿性愈合疗法促进伤口愈合并保护伤口。可以使用亲密接触型乳头护罩贴覆盖乳头后再行哺乳，避免乳头反复受损。戴乳头保护罩，以减少衣物摩擦影响创面愈合。伴有乳头红肿者，可口服抗生素治疗3～5天，以预防感染。如果婴儿含接乳头时疼痛严重，导致母亲不能继续以患侧乳房哺乳，无论是用手法还是用吸乳器排乳，均须确保有效排出乳汁（按哺乳的频率进行）。母乳中有血液不是停止母乳喂养的理由。

（2）全身治疗。主要治疗方法如下。

A. 抗生素治疗。抗生素使用指征：发病时症状较重。症状包括全身症状及局部症状，如局部明显红肿、压痛，体温高于38.5 ℃，血常规结果显示白细胞计数大于$12 \times 10^9/L$；乳头皲裂伴感染；对于症状轻微的乳腺炎患者，经保守疗法24～48 h没有得到改善，或病情进一步加重，应使用抗生素；乳汁培养结果显示明确存在致病菌。

B. 疼痛及发热的处理。①非药物治疗。热敷和冷敷交替作用于乳房可以促进乳汁排出和减轻疼痛。热敷适用于哺乳前，并在热敷过程中按摩乳房，可以刺激泌乳，但在局部明显红肿的情况下不推荐局部热敷。冷敷适用于哺乳后、乳房按摩后或吸乳器使用后，可以减轻乳房肿胀和疼痛。②药物治疗。服用可以继续母乳喂养的药物，如对乙酰氨基酚或布洛芬。止痛有助于喷乳反射，促进乳汁有效排出。发热不需要停止母乳喂养，可以口服布洛芬及物理降温对症治疗。

（3）哺乳期乳腺脓肿的处理。哺乳期乳腺脓肿的处理包括超声引导下脓肿穿刺冲洗术、小切口置管冲洗引流术、乳腺脓肿切开引流术。中央区乳腺脓肿首选穿刺治疗，

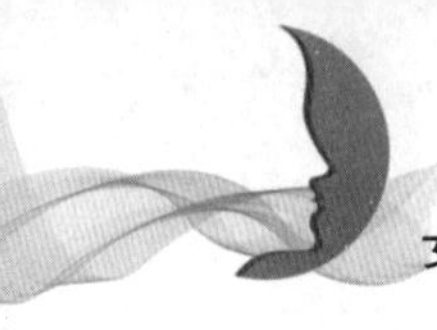

若发现治疗效果不佳应尽早改为手术治疗（首选小切口置管冲洗引流术）。

（4）回乳的处理。回乳药物的选择：①患者可口服或肌内注射雌激素类药物。如口服乙烯雌酚，每次 5 mg，每天 3 次，连服 3 ～ 5 天；或肌内注射苯甲酸雌二醇，每次 2 mg，每天 2 次，连续注射 3 ～ 5 天。②口服中药回乳也有较好效果。如准备炒麦芽 120 mg，加水煎汤，分 3 次温服。

2. 哺乳期乳腺炎治疗举例

如急性乳腺炎治疗包括早期治疗、脓肿形成治疗及回乳治疗。

（1）早期治疗。①早期未形成脓肿前，可让患者多休息，清洁乳头、乳晕。②用吸乳器经常吸尽乳汁，并用绷带、布巾或乳罩将乳房托起。③用湿热毛巾热敷患处，每次 20 ～ 30 min，每天 2 ～ 3 次。④或用金黄散、鲜蒲公英捣烂外敷。⑤或将仙人掌 2 块剥去外皮，捣烂加入乙醇调匀外敷。⑥水肿明显者，用 25% ～ 50% 硫酸镁溶液进行湿热敷。⑦理疗。⑧使用止痛药膏，如酒花素、鱼肝油铋剂，以促进破口愈合。

A. 抗菌治疗。可使用青霉素、耐青霉素酶的苯唑西林钠（新青霉素Ⅱ）或头孢拉定进行治疗。对青霉素过敏者可使用红霉素。应避免使用对婴儿有影响的四环素、氨基糖苷类、喹诺酮类、磺胺药和甲硝唑等药物。

B. 中药内服。可用蒲公英、野菊花各 9 g，水煎服；或用熟牛蒡、金银花、连翘、黄芩各 9 g，全瓜蒌（打碎）、蒲公英各 12 g，橘皮、橘叶、柴胡各 5 g，水煎服；或用地坦头 120 g，捣烂，加白酒适量煎服，药渣外敷患处；或用犁头草、半边莲各 15 g，捣烂，加白酒适量煎服；或用野菊花（或叶）适量，捣烂，加白酒后适量煎服，药渣外敷患处；等等。

C. 中药外敷。可用双柏散（侧柏叶、大黄各 6 g，黄柏、薄荷、泽兰各 3 g，共研细末）、金黄散（大黄、黄柏、姜黄、白芷各 2 500 g，制天南星、陈皮、苍术、厚朴、甘草各 1 000 g，天花粉 5 000 g，共研细末）、四黄散（黄连 30 g，黄柏、大黄、黄芩各 90 g，共研细末），用水、蜜调煮热敷，每天 1 ～ 2 次；或用蒲公英 60 g，捣烂，加白酒适量，外敷患处；或用仙人掌 100 ～ 150 g，捣烂取汁，或用新鲜仙人掌茎 100 ～ 150 g，剥掉外皮捣成泥糊状，加入适量鸡蛋清，搅匀后摊于纱布或敷料上敷于患处，固定包扎，每天换 1 ～ 2 次；或用芙蓉叶 60 g，晾干研末，加醋拌匀，敷患处，用胶布固定，每天 1 ～ 2 次；等等。

（2）脓肿形成治疗。脓肿形成后，主要是及时将脓肿切开引流。手术时要采用适宜的麻醉方式。浅而较小的脓肿，可用局部麻醉；深而较大或多房性脓肿，以全身麻醉为宜。为避免损伤输乳管而形成乳瘘，应做放射状切口，对乳晕下的脓肿应沿乳晕边缘做弧形切口。对深部脓肿或乳房后脓肿可沿乳房下缘做弧形切口，经乳房后间隙引流。切开后以手指轻轻分离脓肿的多房间隔。必要时做多处切口。脓腔较大时，可在脓腔的最低部位另加切口做对口引流。切开所有脓肿后应放置引流物，每天换药，保持引流通畅。患者一般不停止哺乳。但患侧乳房应停止哺乳，并借助吸乳器吸尽乳汁，促使乳汁排出通畅。感染严重或脓肿引流后并发乳瘘的患者应停止哺乳，并进行回乳治疗。

(3) 回乳治疗。口服溴隐亭1.25 mg，每天2次，服用7～14天；口服己烯雌酚1～2 mg，每天3次，共2～3天；肌内注射苯甲酸雌二醇，每天1次，至乳汁停止分泌为止。

3. 非哺乳期乳腺炎

非哺乳期乳腺炎治疗主要包括药物治疗和手术治疗，以手术治疗为主。手术治疗方式可选择肿块切除术、区段或象限切除术、皮下腺体切除术等，原则是必须完整、充分切除病灶。对脓肿形成者须切开引流，引流要彻底。对已经形成乳腺瘘管或窦道者可以行瘘管切除术。对广泛多发病变或反复发作者可行单纯皮下腺体切除术。对反复发作、窦道经久不愈或病变广泛不适合手术者，可先给予三联抗分枝杆菌药物治疗，病情缓解后再行手术治疗。不同类型的非哺乳期乳腺炎的治疗方式须根据个体情况进行调整，具体的主要治疗方式如下：

(1) 浆细胞性乳腺炎。

A. 药物治疗。药物治疗包括抗生素治疗、抗结核药物治疗、免疫抑制剂治疗、内分泌治疗。关于浆细胞性乳腺炎急性炎症期，学者多认为混合有细菌感染，常给予甲硝唑联合其他广谱抗生素以控制炎症，再运用纤维乳管镜将抗生素（如甲硝唑、庆大霉素等）与糖皮质激素（如地塞米松等）多次灌洗、扩张输乳管。这些治疗方法对部分乳管镜下仅表现为乳管炎的浆细胞性乳腺炎患者的治疗效果好。

B. 手术治疗。尽管药物治疗能取得一定效果，但手术切除病灶仍是治疗浆细胞性乳腺炎最彻底、有效的方法。临床上在治疗时将浆细胞性乳腺炎分成肿块型浆细胞性乳腺炎、脓肿型浆细胞性乳腺炎和瘘管型浆细胞性乳腺炎，根据各型的临床表现有不同的治疗方法。对肿块型浆细胞性乳腺炎以手术治疗为主。对乳晕区肿块须切除并扩张导管。对伴乳头内陷者可联合乳头畸形矫正。对乳腺边缘的肿块可行乳腺区段或象限切除术。对脓肿型浆细胞性乳腺炎，多数学者建议先行抗感染治疗以局限炎症，再行手术治疗。脓肿形成后可在超声引导下多次行穿刺抽吸，并予甲硝唑注射液冲洗，待炎症范围与肿块均缩小后再切除病变的输乳管和乳腺组织。一些学者认为，对脓肿型浆细胞性乳腺炎患者不宜采取切开引流的方法，因为这样可能形成迁延不愈的窦道。对瘘管型浆细胞性乳腺炎，唯一可靠的治疗方法是在抗感染与糖皮质激素治疗炎症后，再行手术完整切除瘘管或窦道及周围部分正常组织。如病变范围大、皮肤受累范围大，可使用皮瓣转移技术，以避免进行除乳房切除术。此外，对炎症侵及整个乳房、乳房表面皮肤无大溃疡面、没有多发窦道口的患者，可以实施保留乳头、乳晕的皮下腺体全切术。对患侧乳房表面有多处瘘口、溃疡面大并伴有严重感染的患者，应考虑做单纯乳房切除。

(2) 特发性肉芽肿性乳腺炎。特发性肉芽肿性乳腺炎患者的治疗方法主要包括手术治疗和非手术治疗。运用手术治疗是对肿块及扩大的乳腺区域进行切除，但这种方法会对手术后的复发率造成一定的影响。非手术的治疗方法则多种多样，可以采用类胆固醇以及抗炎药物进行治疗，也可以选择中医缓慢地调理。目前，临床上并没有一种比较完善的治疗方法和标准。通过手术切除肿块及扩大的乳腺区域在临床上的应用比较广

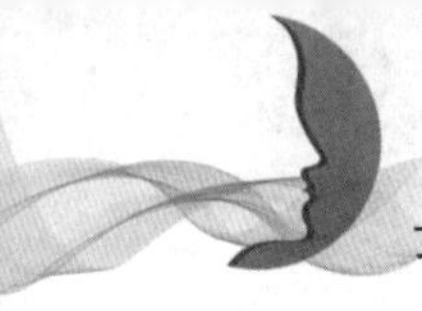

泛，但易引起不良反应，较高的复发率也会对患者造成更多的伤害。

（3）导管周围乳腺炎。

A. 外科手术治疗。导管周围乳腺炎治疗以外科手术治疗为主，根据不同的类型和分期，各阶段的治疗方法不同。窦道和脓肿反复发作，治疗困难，乳管切除术、乳腺区段切除术、瘘管或窦道切除术为主要手术方式。广泛手术切除、瘘管切除和随机转移乳腺真皮腺瓣扩大切除是不同类型导管周围乳腺炎的有效手术方式。经药物治疗或中医药治疗后如病变范围不减，甚至扩大，或出现多发病变，急性炎症无法控制，经保守治疗后经久不愈等可选择手术治疗。切开引流多用于脓肿形成的患者，可在超声引导下进行穿刺抽脓冲洗，或微创旋切置管负压吸引引流。临床上很少用单纯乳房切除术治疗导管周围乳腺炎。当出现多发病灶，脓肿反复发作，瘢痕性乳房形成，其他治疗方法均无效，并给患者带来极大的生理和心理痛苦等情况时可行乳房切除术。此外，乳管镜在本病中应用广泛。纤维乳管镜系统的临床应用提高了人们对该病的认识。研究结果显示，纤维乳管镜系统对该病诊断准确率可达 81%～95%。纤维乳管镜系统可经溢液输乳管对病变部位行药物冲洗及灌注，并可对输乳管内病变进行详细探查，减少对乳房肿块的过度手术治疗，对乳房外形的影响小。

B. 药物治疗。脓肿型导管周围乳腺炎合并细菌感染，病原菌以需氧菌、厌氧菌为主，须用广谱抗菌药物及抗厌氧菌药物治疗。雌激素受体拮抗药物（如他莫昔芬）能阻断女性体内雌激素对乳腺组织的刺激作用，并有一定的免疫调节功能，可以将其用于导管周围乳腺炎的治疗。

七、 炎性乳腺癌

（一）炎性乳腺癌概述

1. 炎性乳腺癌的定义

炎性乳腺癌（inflammatory breast cancer，IBC）是一种罕见的、侵袭性乳腺癌，其特点是病程发展迅速，早期易发生转移，预后差。炎性乳腺癌首次被描述于 1814 年，因病程发展快，外观与乳腺急性炎症相似而得名。Lee 和 Tannenbaum 在 1924 年将其命名为炎性乳腺癌。炎性乳腺癌是一个临床诊断名称，不是一个独立的病理诊断类型。其组织学类型无特殊性，各种组织学类型的乳腺癌都可见炎性乳腺癌。

2. 炎性乳腺癌的临床表现

炎性乳腺癌典型的临床表现为乳房迅速肿大，皮肤发红，皮温增高，超过 1/3 的乳房出现红斑和水肿（橘皮征）。充血和水肿区有明显的边界而肿块边界触诊不清，可有触痛。部分患者就诊时已出现皮肤破溃，这类患者往往伴有远处转移。炎性乳腺癌的局部炎性体征须与肉芽肿性乳腺炎、细菌性乳腺炎等良性乳腺炎症性病变相区别。炎性乳腺癌的病情进展迅速，病程一般不超过 6 个月，甚至仅几周时间，不伴有中性粒细胞升

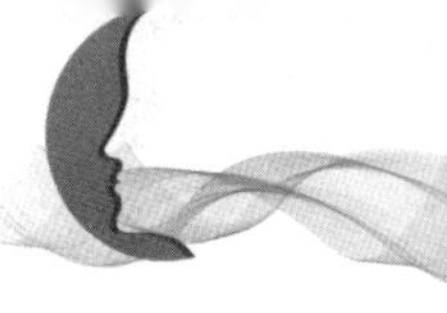

高等细菌性炎症的血象表现，抗炎治疗无效。此外，约50%炎性乳腺癌患者经临床体检、影像学检查均无法发现明显肿块，且因与乳腺炎存在相似的临床表现，使炎性乳腺癌的及时诊断存在困难。而且因炎性乳腺癌疾病进展快、恶性程度高等，约30%炎性乳腺癌患者确诊时已发生远处转移。

3. 炎性乳腺癌的分类

炎性乳腺痛发病率占全部乳腺癌的5%，非洲裔美国妇女的发生率更高。临床上将炎性乳腺癌主要分为原发性炎性乳腺癌和继发性炎性乳腺癌。原发性炎性乳腺癌指发生于原本正常的乳腺组织，起病初期就已累及乳腺皮肤，使乳腺皮肤表现红、肿、热、痛等炎性特征；继发性炎性乳腺癌主要指在原发性炎性乳腺癌、乳腺已存在癌性肿块，非炎性乳腺癌术后局部复发的基础上因疾病进展而导致皮肤红肿、皮温升高伴橘皮样变的乳腺恶性肿瘤。

4. 炎性乳腺癌的治疗

目前，主要采取多学科综合模式治疗炎性乳腺癌。术前化学治疗、手术、放射治疗、靶向治疗以及内分泌治疗均能够显著改善炎性乳腺癌患者预后。

（1）化学治疗。术前化学治疗可缩小大多数患者的原发肿瘤和肿大淋巴结，缩小皮肤的炎性改变面积，使原来不能手术的患者可以进行手术治疗，也使手术局部治疗效果更好、更彻底。临床上应用于炎性乳腺癌术前新辅助治疗的化学治疗方案主要是以蒽环类化学治疗药为基础的化学治疗方案。其中，常用的化学治疗方案是以蒽环类联合紫杉类为主的化学治疗方案。

（2）手术治疗。对炎性乳腺癌患者进行单纯手术治疗的失败率非常高。炎性乳腺癌患者经新辅助化学治疗后达到病理局部或完全缓解，在身体状况允许的条件下，可以对患者进行手术治疗，以改良根治术为主。对于经新辅助化学治疗后病理未部分或全部缓解的患者，手术并不能改善其预后，建议更换化学治疗方案或进行术前放射治疗后再评估。

（3）放射治疗。炎性乳腺癌患者通常会被推荐接受放射治疗，放射治疗范围包括胸壁、同侧腋窝及锁骨上、下区淋巴结。虽然术后放射治疗并不能改善患者的生存获益，但是可以改善患者的局部控制，因此，放射治疗仍然是炎性乳腺癌综合治疗中非常重要的组成部分。对于新辅助化学治疗有效的炎性乳腺癌患者，放射治疗一般是在术后进行而不是在术前，因为术后放射治疗能更容易地达到更大放射剂量。重要的是，新辅助化学治疗后的炎性乳腺癌患者不管是否降期或者获得病理完全缓解，都必须要接受术后放射治疗。

（4）靶向治疗。靶向治疗药物包括曲妥珠单抗、拉帕替尼、贝伐单抗、帕妥珠单抗等。靶向治疗药物的联合应用明显提高了炎性乳腺癌患者术前化学治疗缓解率，显著提高了病理完全缓解率，患者预后也因此得到改善，但是曲妥珠单抗所带来的心功能损伤等危害也是临床上应注意的问题。

（5）内分泌治疗。炎性乳腺癌患者的内分泌治疗原则与非炎性乳腺癌患者的一致。

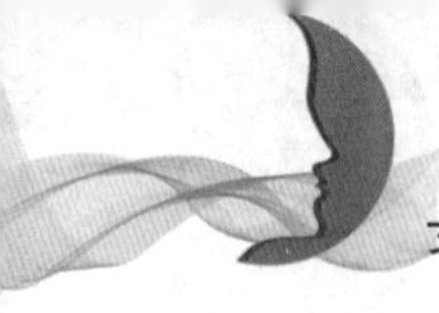

辅助内分泌治疗是激素受体阳性乳腺癌患者全身治疗的基石。激素受体阳性的炎性乳腺癌患者，后续还应接受内分泌治疗，治疗方案与非炎性乳腺癌患者的相似，治疗时间为5～10年。2019年，中国临床肿瘤学会乳腺癌诊疗指南（指南）指出：对晚期乳腺癌且未经内分泌治疗的患者，内分泌治疗药物Ⅰ级推荐为氟维司群、芳香化酶抑制剂。无论一线内分泌治疗，还是联合靶向治疗，氟维司群均可给激素受体阳性乳腺癌患者带来更多生存获益。对绝经前低危患者推荐他莫昔芬，高危患者应用“卵巢功能抑制（手术、放射治疗或药物去势）+第三代芳香化酶抑制剂”。对绝经后患者推荐第三代芳香化酶抑制剂。

（二）炎性乳腺癌的鉴别诊断

1. 急性化脓性乳腺炎

急性化脓性乳腺炎通常发生于哺乳期妇女，多局限于乳房某一部位，有急性炎症的全身和局部表现，白细胞计数明显增高。短期严格抗感染治疗后临床症状及影像学有改善。穿刺时可见脓液和坏死组织，涂片时可见炎性细胞。

2. 乳房蜂窝织炎

乳房蜂窝织炎是皮下、筋膜下、肌间隙或深部蜂窝组织的一种弥漫性化脓性感染，其特点是病变不易局限，扩散迅速，与正常组织无明显界限；局部红、肿、热、痛，有显著的指压性水肿，有压痛。一些患者伴有全身淋巴结炎、淋巴管炎、坏疽、转移性脓肿或严重败血症。抗生素治疗有效。

乳腺炎防治知识小贴士

（1）中央型哺乳期乳腺炎，治疗困难，容易形成脓肿，发病时应予以重视。

（2）哺乳期乳腺炎具有典型的局部蜂窝织炎样表现（乳房局部的红、肿、热、痛）。

（3）导管周围乳腺炎中的隐匿型一般表现以乳房的无规律性疼痛为主，多发生于单侧乳房，除乳晕下区外，可累及每一象限。乳房皮肤外观并无变化，常易被忽视失治。

（4）哺乳期乳腺炎的治疗原则是保证充分休息，不中断母乳喂养，有效排出乳汁，合理使用抗生素、止痛药物，必要时适当补液。

（5）哺乳期乳腺炎乳房按摩适用于任何情况引起的乳汁淤积及输乳管堵塞，但在乳房严重水肿时应避免局部直接按摩。

（6）吸乳器适用于所有哺乳期乳腺炎患者，禁用于中央区严重水肿者。

（7）哺乳期乳腺炎湿敷方法：以25%硫酸镁湿敷，每次20 min，每天3次；以3%高渗盐水湿敷，每次20 min，每天3次。

（8）哺乳期乳腺炎湿敷适用于局部皮肤红肿的患者，禁用于皮肤破损处。

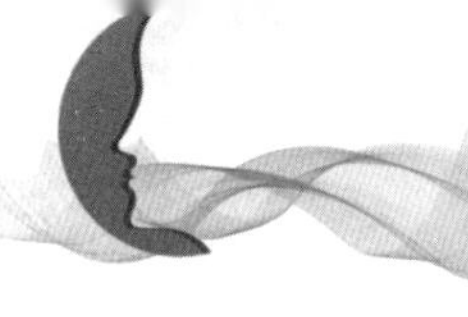

(9) 中药（如金黄散）外敷适用于急性炎症型及脓肿型哺乳期乳腺炎患者，禁用于对金黄散过敏或局部已有皮疹者。

(10) 哺乳期乳腺炎乳头皲裂及疼痛患者可在每次排乳后以母乳或羊脂膏外涂。

第二节　乳腺增生的预防与治疗

一、乳腺增生

（一）乳腺增生概述

1. 乳腺增生定义

乳腺增生（hyperplasia of mammary gland）属于乳腺疾病，是一种临床上比较常见且多发的乳腺疾病，主要体现在乳腺主质及间质之间存在不同程度的复旧不全或增生而导致乳腺在结构上产生的异常。大多数学者公认的发病原因为内分泌异常，激素失调。乳腺增生在中医学范畴中属于"乳癖"，是一种乳腺发育和退化失常的良性乳腺疾病，多由肝气郁结、气血痰浊郁结产生。

乳腺增生既不是肿瘤，也不是炎症，而是女性机体内分泌失调引起的乳腺腺体层次结构的紊乱，可以被认为是一种正常的生理性改变。这种生理改变除了称为乳腺增生，还可以称之为乳腺腺病、良性乳腺结构不良、乳腺良性上皮增生病、乳腺小叶增生症等。乳腺增生症是以乳房出现肿块和胀痛为主要临床表现的一种增生性病变。

2. 乳腺增生流行特点

乳腺增生的临床发病率较高，在成年女性中常见和多发，好发于 20 ～ 44 岁的女性，在育龄妇女中的发病率约为 40%，发病率几乎占所有乳腺疾病的 70% 以上，具有发病率高、治愈率低、易复发、可癌变、病情复杂的特点，严重影响女性健康。近年来，乳腺增生发病率呈逐年上升的趋势，70% ～ 80% 的女性都有不同程度的乳腺增生，且发病年龄有年轻化趋势。

（二）乳腺增生分类

根据增生部位不同，乳腺增生可以分为单纯性增生、腺病性增生、乳腺囊性增生等，占我国因乳房疼痛结块就诊的乳腺疾病的 80% 以上，占乳腺良性病变的 65%。

1. 单纯性增生病

单纯性增生病又被称为乳痛症。患有这类增生病的患者最多，以明显的周期性乳房疼痛为特征，月经后疼痛往往缓解或消失。这种类型增生病，触摸乳房时可扪及弥散性

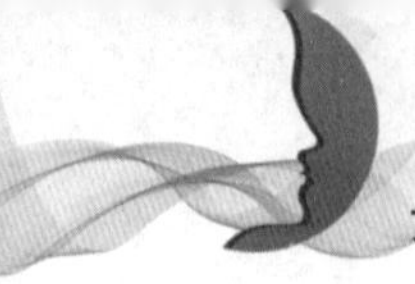

增厚的片状乳腺叶，有时也可扪及颗粒状、结节状物，质地柔软，与周围乳腺组织的分界不清楚。对这类增生，即使采用手术治疗，也不可能将其完全切除。

2. 乳腺腺病

乳腺腺泡和小导管明显地局灶性增生，并有不同程度的结缔组织增生，小叶结构基本失去正常形态，分为3个亚型，即小叶增生型、纤维腺病型、硬化性腺病型。①小叶增生型，小叶内导管及腺泡均增生，纤维组织轻度增生，可见淋巴细胞浸润，小叶境界清楚。②纤维腺病型，小叶内腺管和纤维组织进一步增生伴淋巴细胞浸润，小叶结构紊乱，腺管上皮增生呈多层或形成乳头状、筛状甚至充满管腔，小叶内导管扩张形成微囊。③硬化性腺病型，小叶内纤维组织过度增生，致使管泡萎缩乃至消失，腺管受挤压扭曲变形，上皮细胞体积变小、深染，但细胞无异型。

3. 囊性增生病

囊性增生病以输乳管上皮细胞增生为病理表现。乳房内的肿块为局限性或弥漫性增厚，有些呈圆形、椭圆形的囊样物，酷似乳腺纤维腺瘤。这一类型增生病主要表现为乳房一侧或双侧呈月经周期性或非周期性胀痛、触痛，乳腺内出现结节、肿块，部分还会出现乳头溢液。该病在中医学中的病位主要在肝、脾、肾，发病不外乎气、血、痰的病变。

（三）乳腺增生诊断要点

乳腺增生的临床诊断包括完整的病史采集、体格检查、影像学检查及必要时的病理学检查。采集病史的内容主要包括疼痛的类型、与月经的关系、持续时间、位置及相关问题。全面的乳腺检查非常重要。任何肿物或结节都要进行仔细的检查，对疼痛的部位也应进行深入的检查。患者取侧卧位，使乳房组织从胸壁下垂，常常可以用来鉴别疼痛是来自乳房还是来自肋骨。对乳腺增生症患者的影像学检查建议首选彩色超声检查。对年龄较大且腺体并不丰富者宜首选钼靶X线检查，必要时可行二者联合检查。此外，部分病例因肿块或结节形成，不易与纤维腺瘤和乳腺癌相鉴别，其乳腺影像报告与数据系统缺乏对乳腺增生症的诊断标准。因此，对存在乳腺肿块、局限性乳腺腺体增厚、乳腺内可疑的结节及微小钙化灶的患者，须结合必要的病理组织学检查（如空芯针穿刺活检、细针穿刺细胞学检查或手术活检）以对其病情进行明确的诊断。

二、 乳腺增生的病因

西医认为乳腺增生的发病与内分泌紊乱相关。卵巢分泌功能紊乱导致孕酮分泌减少，雌激素分泌相对增多，最终造成乳腺上皮和纤维组织增生，乳腺组织输乳管和乳腺小叶在结构上的退行性病变及进行性结缔组织生长。乳腺增生的发病机制如下。

1. 神经－内分泌－免疫系统失调

人体是一个非常复杂且庞大的体系，各种器官和组织之间相互联系、相互影响。神

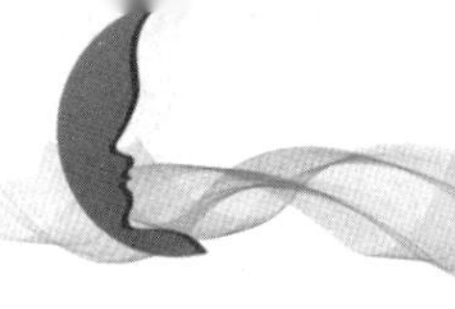

经系统、内分泌系统及免疫系统之间构成相互影响的网络体系。这三个系统当中的任一系统出现功能上的紊乱，均会导致另两个系统也相应地出现功能方面的改变。

（1）研究报道指出，女性体内的雌二醇和催乳素水平过高，或雄激素和孕激素分泌量不足，均会导致女性乳腺组织在一定时间内处于过度刺激状态。不良身体状态会对乳腺造成影响，导致乳腺增生。学者对女性体内血清催乳素与孕酮水平进行对比研究，将绝经前出现乳腺增生症状的女性患者与绝经后无乳腺增生症状的女性进行对比，发现前者的血清催乳素水平与孕酮水平明显升高，此类女性患者在绝经后体内雌二醇的含量也较正常组的更高一些。还有研究结果表明，若女性体内出现神经递质异常释放，如β－内啡肽的异常释放，则会对大脑皮层与下丘脑神经中枢造成不良影响，直接影响到下丘脑－垂体－卵巢轴这一系列生理调节过程，这与女性患乳腺增生存在密切关联。

（2）正常的乳腺组织在不断病变过程中，先由正常状态转变为增生状态，最后癌变。在这一系列转变过程中，雌激素受体的阳性表达量呈现渐进式的进展。相关学者进行大鼠实验研究后发现，乳腺增生可能与乳腺组织当中的某种蛋白表达存在关联。而另有实验结果证明，大鼠乳腺增生可能与血管内皮生长因子、增殖细胞核抗原、微血管密度的表达存在一定关联。研究者将大鼠乳腺增生模型与正常组进行对比，发现实验组血清中超氧化物歧化酶的活性相对而言有所降低，而丙二醛的含量表现为明显增加的变化趋势。从统计学角度分析，两者之间存在显著差异，可以认为乳腺增生与超氧化物歧化酶的活性和丙二醛的含量存在一定关联。此前的诸多研究中，研究人员发现多种细胞因子和生长因子对细胞外调节蛋白激酶信号转导途径有激活作用，并且有乳腺增生症状的大鼠体内细胞外调节蛋白激蛋白的表达水平较正常组的高。这一现象提示乳腺增生可能与细胞外调节蛋白激信号转导异常存在关联。肿瘤坏死因子是一种比较常见的细胞因子。研究者研究此种细胞因子与乳腺增生之间的关系后发现，大鼠肿瘤坏死因子和白细胞介素的含量都可能与大鼠乳腺增生的发病相关。

2. 精神因素的影响

人的生存环境、人际关系及生活条件等诸多因素，都会引发不良心理情绪，对人体内心的情绪状态造成影响。女性极易因此出现内分泌系统功能紊乱的情况，导致激素分泌失衡。

（1）相当一部分学者认为，精神因素是女性出现乳腺增生的主要致病因素。从乳腺增生年轻化的发展趋势来看，很多年轻女性体内均存在内分泌功能失调的情况，雌激素、孕激素代谢异常，导致乳腺增生现象发生，这也与当前生活压力增大、生活环境变化息息相关。年轻女性群体需要承受巨大的生活压力，影响自身的精神状态。

（2）研究结果显示，若人长期处于焦虑、紧张、暴躁、担忧的不良情绪中，则会增加机体分泌催乳素。部分有肝气郁结现象的患者还可能存在雌激素降解障碍问题，导致体内雌二醇的水平升高。从临床研究结果来看，存在心理障碍的患者更容易出现乳腺增生问题，心理障碍还会对患者的预后造成影响。再加上出现乳腺增生，会进一步影响患者的心理，进而形成恶性循环，导致患者的病情反复。

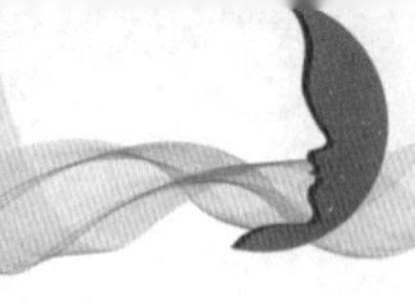

（3）学者发现，人受精神刺激后，会导致体内一种及以上的激素出现分泌异常。原本可以复原的乳腺增生组织在此刺激下可能出现无法复原或复原不完全的情况。重复的精神刺激，久而久之会导致乳腺增生，这也再次印证了精神因素与乳腺增生疾病相关。

3. 其他因素的影响

以上提及的两种影响因素是临床上乳腺增生主要致病因素，除此之外还有多种因素也会对女性的乳腺增生产生影响。

（1）学者通过对中国女性乳腺增生危险因素进行荟萃分析，发现月经紊乱、流产次数多、不合理饮食结构、痛经、初产年龄早、怀孕次数多是我国女性乳腺增生发病的主要危险因素，母乳喂养为保护性因素。从女性年龄段来看，30～45岁是女性乳腺增生的高发年龄段。专业人员分析这可能与女性性成熟相关。这一年龄段的女性刚经历性成熟阶段，雌激素分泌处于较高水平，体内激素水平与其他年龄段相比存在明显差异。而更年期是女性乳腺增生的又一高发时期，这主要是由于处于更年期的女性比较容易出现肥胖问题，体重增加导致雌激素的分泌水平随之升高。临床研究结果提示，生产次数较多且哺乳时间较长的女性在乳腺增生方面有一定优势，亲自哺乳且持续时间较长的女性普遍表现较低的乳腺增生发病率。专家分析，哺乳过程可能对女性乳腺起了生理上的调节作用。未经历哺乳或哺乳次数较少的女性，乳汁淤积在乳腺中，并造成输乳管的堵塞，容易引发乳腺疾病，增加乳腺增生的发病率。

（2）日常工作竞争压力较大、自身文化程度较高的女性更容易出现乳腺增生。女性在日常工作中处于超负荷的状态，大脑长时间高度运转，给自身的心理和生理都带来过重的压力，容易导致自身出现内分泌紊乱，最终引发乳腺增生。摄入体内的物质也会对女性机体造成一定影响，影响体内稳定的激素分泌平衡状态。若雌激素受到过度的刺激，则会引发乳腺部位的疾病。例如，长期存在营养摄入不均衡问题。口服避孕药或保健类药品，这些潜在的致病因素都是女性在日常生活中容易忽视的。在饮食摄入方面，学者研究了动物源性蛋白摄入量与女性乳腺增生发病率之间的关联，认为绝经之前的女性如果摄入过量的动物源性蛋白，有可能诱导乳腺增生。

（3）中医认为乳腺增生属“乳癖”范围，并提出其发病机制：“妇人以任冲为本，若失于调理，任冲不和，或风邪所袭，则气壅不散，结聚乳间，或硬或肿，疼痛有核。”传统中医理论认为，气血流通失度，痰凝、气滞、血瘀结聚都可能是乳腺增生的发病原因。患者由于情志、劳倦、饮食及体质等，导致肝气郁结、肝肾不足、任冲失调、痰凝血瘀，最终引发乳腺增生。学者指出，紧张、焦虑、压抑、孤僻、抑郁、易怒等不良心理因素容易导致内分泌紊乱，增加乳腺增生发生的风险。

三、 乳腺增生的临床表现

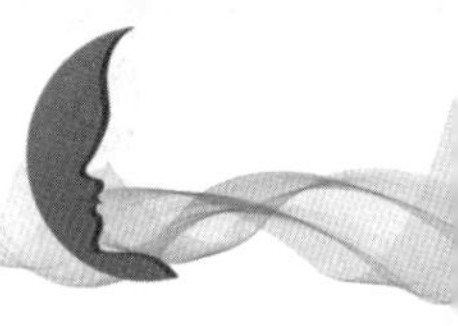

1. 乳房肿块

乳房肿块是乳腺增生最常见的症状之一，主要指在患者单侧或双侧的乳房内，存在多个大小不同的颗粒状或条索状肿块，其边界不清，质硬不坚，边缘光滑；或呈结节状，推之可动。乳腺增生的乳房肿块常为多发性，可见于一侧乳房，也可见于双侧；可局限于乳房的一部分，也可分散于整个乳房。肿块随患者的喜怒而消长，或在经前增大，经后缩小，但不会溃破。于大部分乳腺增生患者而言，触碰肿块会有触痛的感觉。此外，乳房肿块的大小、形状往往也有不同。如果出现乳房肿块，患者必须重视。

2. 乳房有疼痛感

乳腺增生有疼痛感，表现为乳房胀痛，胀痛程度不一。乳房疼痛程度视患者症状的轻重程度而定，轻者并不为患者所注意；部分乳房疼痛比较严重，会对患者的生活和工作造成较大的影响。于多数乳腺增生患者而言，乳房疼痛的部位大部分在乳房肿块处，疼痛感常为乳房胀痛或刺痛感，多为一侧乳房疼痛感偏重。胀痛具有周期性，与月经相关。

3. 乳头溢液

极少数乳腺增生患者的乳头会有溢液现象，溢液颜色不一，一些为血色，而一些为黄绿色或棕色，偶尔呈无色。

4. 心烦易怒

乳腺增生对患者的精神方面有一定的影响，很多患者会经常出现心情不畅，容易烦躁、发怒等情绪。

5. 月经不调

很多乳腺增生患者也常有月经不调的症状。有一些患者还会表现在月经前1周左右或经期乳房出现胀痛或胀痛加重，而月经后患者的乳房胀痛会自行缓解。出现这类情况也需要引起重视，尽早进行临床治疗。

四、乳腺增生的检查项目

（一）彩色超声检查

1. 彩色超声检查概述

彩色超声检查是临床上常用的诊断乳腺增生的影像学检查手段之一。对乳腺增生患者进行彩色超声检查，侧重的是鉴别诊断其致密腺体中的结节、囊性肿块和实性肿块。

（1）彩色超声检查的优点。乳腺增生类型各异（生理性增生无须治疗，可自行消退；病理性增生则需要开展治疗），再加上乳腺增生组织及其增生严重程度不相同，导致其超声图像复杂。普通超声检查操作简便，可对乳腺进行动态观察，但分辨率较低，图像不够清晰，因此，误诊率较高。彩色超声检查能通过彩色血流成像了解病灶的血液供应情况，清晰呈现病灶与周围相邻组织的关系，能更准确地判断疾病性质，具有更高

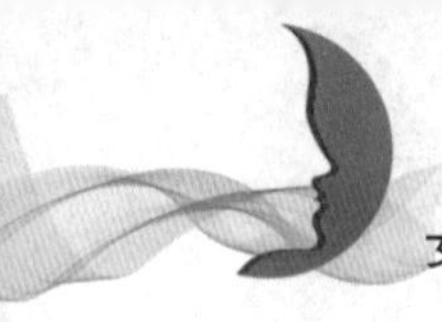

的诊断准确率。通常情况下，乳腺增生良性征象为病灶边缘清晰、无血流、环状与点线状的血流信号。恶性征象为病灶边缘模糊，呈现刺毛状，内部回声不匀，点状钙化，血流丰富等。但有少数乳腺增生病变超声征象表现为肿块不规则、边缘清晰，极易被误诊为乳腺癌。此外，借助彩色超声检查诊断乳腺增生症不但能够有效地降低漏诊率和误诊率，还具有无创、无痛、操作简便、重复性好、费用低廉、成像清晰等诸多优点。

（2）彩色超声检查注意事项。由于乳腺增生的彩色超声声像图复杂多样，且诊断结论并不统一，在进行诊断时要注意与乳腺癌相鉴别，避免出现误诊。当患者有乳腺小叶增生时，会出现花斑状或豹皮样改变，并可闻及较多的低回声斑块，但没有出现明显的占位，且周围有乳纹理深入其中，需要注意与乳腺癌相区别。乳腺纤维腺瘤样增生的患者，其增生结节无包膜包被，与周围边界较清晰且纹理清楚，且包块处无穿入性的血流信号，其周边的超声声影外展等均与乳腺癌区别明显。另外，患者发生乳腺囊性增生或输乳管扩张并伴有纤维瘤样增生时，其彩色超声声像图复杂难辨，且回声异常，无特异性的表现。因此，对这类患者行超声检查时，要仔细观察，必要时可借助病理穿刺细胞学检查来确诊，以免出现误诊和漏诊。除此之外，也需要将其与乳腺纤维腺瘤等相区别。

2. 彩色超声检查临床应用

王艳等根据乳腺增生的彩色多普勒超声声像图特征等，将乳腺增生分为 4 种类型：单纯性增生型 30 例，确诊 24 例，临床符合率为 80%；纤维腺病增生型 42 例，确诊 36 例，临床符合率为 85.7%；纤维化增生型 55 例，确诊 49 例，临床符合率为 89.1%；混合增生型 73 例，确诊 68 例，临床符合率为 93.2%。

（二）钼靶 X 线检查

1. 钼靶 X 线检查临床应用

钼靶 X 线检查同样是临床上应用广泛的诊断乳腺增生的影像学检查手段之一。

2. 钼靶 X 线检查优点

进行钼靶 X 线检查侧重的是筛查乳腺的早期癌和微小癌。该检查尤其擅长发现乳腺组织中微小的钙化灶。因此，对于临床乳腺增生症诊断困难的患者，乳腺钼靶 X 线检查可提高乳腺增生症的诊断准确率，早期诊断、及早治疗，对阻断乳腺癌前病变显得尤为重要。此外，钼靶 X 线检查还具有简便、无创、价廉、符合率高，避免过度诊断给患者造成不必要的手术和心理创伤的优点。

（三）病理检查

病理检查是诊断乳腺疾病的金标准。结合必要的病理组织学检查（如空芯针穿刺活检、细针穿刺细胞学检查或手术活检）可以进一步确诊。

此外，乳腺增生的检查项目还包括乳管镜检查、乳管造影检查、乳腺 MRI 检查及 CT 检查。

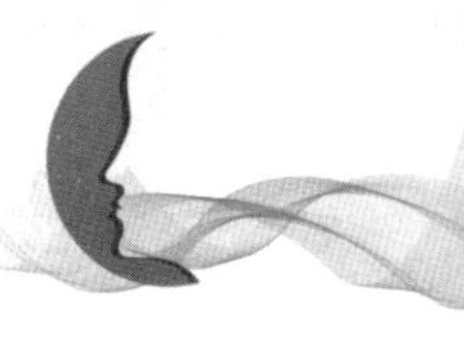

五、乳腺增生的预防

（一）保持心情舒畅、情绪稳定

预防乳腺增生症，应保持情绪稳定、乐观开朗。情绪不稳或长期的压抑会抑制卵巢的排卵功能，出现孕酮减少，雌激素水平相对增高，导致乳腺增生。

（二）积极治疗妇科疾病

患有其他妇科疾病的患者，如月经周期紊乱、附件炎患者等，也容易患乳腺病。子宫肌瘤患者乳腺增生的发生率较高。因此，积极防治妇科疾病，也是减少乳腺增生诱发因素的一个重要环节。

（三）定期体检

1. 及时就医体检

乳腺增生虽然以乳房存在肿块为主要病症，但是，肿块的性质是良性的。当患者触按自己的乳房，发现有大小不一的肿块或有增厚感，推之会移动，出现轻度或中度疼痛，1 年内病情有增无减，此时，应积极就医。确定诊断后，消除心理上种种不必要的顾虑，治疗效果就会更好。

2. 检查项目

为早期发现乳腺增生症，除了定期行 B 超检查，还应做到每年进行 1 次乳腺 X 线摄影，每 4～6 个月进行 1 次临床乳房检查，每月进行 1 次乳房自我检查等。乳房自我检查的最佳时机通常是月经来潮后的第 9 至第 11 天，方法如下。

（1）对镜自照法。面对镜子，双手叉腰，先大体观察一下乳房的外形。接着双臂高举过头，仔细观察两侧乳房的形状、轮廓有无变化；乳房皮肤有无异常（如红肿、皮疹、浅静脉怒张、皮肤皱褶、橘皮样改变等）；乳头是否在同一水平线上，是否有抬高、回缩、凹陷，有无异常分泌物自乳头溢出，乳晕颜色是否有改变。最后，放下两臂，双手叉腰，两肘努力向后，使胸部肌肉绷紧，观察两侧乳房是否等高、对称，乳头、乳晕和乳房皮肤有无异常。

（2）平卧触摸法。取平卧位，右臂高举过头，并在右肩下垫一小枕头，使右侧乳房变平；然后将左手四指并拢用指端掌面检查乳房各部位是否有肿块或其他变化。

（3）淋浴检查法。淋浴时，因皮肤湿润更容易发现乳房问题。方法是用一手指指端掌面慢慢滑动，仔细检查乳房的各个部位及腋窝是否有肿块。

（四）注意个人卫生

应注意个人卫生，特别是经期和产褥期乳房的卫生。不穿过紧的内衣，经常清洁乳

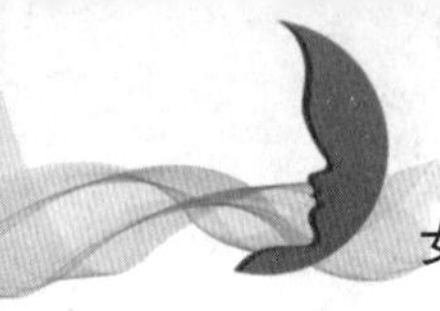

头，防止感染。

（五）增强体质，提高自身免疫力

生活安排上注意劳逸结合，做到充实而有规律，多参加体育锻炼，多运动，防止肥胖，提高免疫力，多进食富含维生素的新鲜蔬果。

六、乳腺增生的治疗

（一）西医治疗方法

西医治疗乳腺增生主要以激素和外科治疗为主，临床上多采用激素抑制剂进行治疗，对内科保守治疗效果不明显的患者，临床上多采用手术切除治疗。

1. 性激素类药物

性激素类药物主要有如下 4 种：

（1）三苯氧胺。三苯氧胺是一种能与雌二醇竞争雌激素受体的合成抗雌激素药物。用法：每天口服三苯氧胺 2 次，每次 10 mg，3 个月为 1 个疗程。效果：通常服药 7～10 天后症状开始减轻。其不良反应主要为干扰月经，表现为经血减少、月经提前或推迟。此疗法治疗结束后复发率较高。

（2）溴隐亭。溴隐亭是多巴胺受体的长效激动剂，作用于垂体催乳细胞上的多巴胺受体，通过释放多巴胺抑制催乳细胞合成与释放催乳素。溴隐亭对催乳素有较强的抑制作用，可调节激素平衡，有助于月经和排卵的恢复。用法：首次每天口服溴隐亭 1 次，每次 1.25 mg；6 天后加量至每天口服 2 次，每次 5 mg，持续服用 3～5 个月。效果：患者好转率达 83.3%～98.7%。其主要不良反应为头晕、恶心、呕吐、腹痛、血压下降及失眠。

（3）丹那唑。丹那唑为合成激素，通过抑制促性腺激素释放，降低雌激素对乳腺组织的作用。用法：患者月经开始后第 2 天开始服药，第 1 个月每天 2 次，每次 100 mg；第 2 个月开始每天 1 次，每次 100 mg，疗程为 5 个月。效果：90% 的患者症状消失。其主要不良反应为月经延缓，部分患者出现乏力、恶心、体重增加、毛发增多等症状。

（4）托瑞米芬。托瑞米芬是雌激素受体拮抗剂，可阻止细胞的增生及分化，能在较短时间内减轻患者不适。用法：每天口服 1 次，每次 40 mg，连续服用 3 个月。不良反应主要包括潮红多汗、体重增加、白带增多、失眠、子宫内膜增厚等。

2. 非性激素类药物

非性激素类药物主要包括碘剂、夜樱草油、甲状腺素等。碘剂（碘化钾或复方碘溶液）可减轻患者疼痛，改善临床症状。夜樱草油是前列腺受体，用药后可致某些前列腺素增加并降低催乳素活性。甲状腺素可调节甲状腺功能。乳腺增生可能与甲状腺功

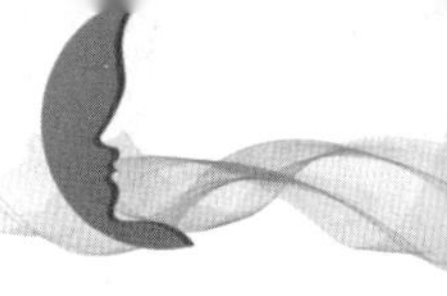

能失调相关，故选用非性激素类药物。

3. 手术治疗

目前学术界普遍认为乳腺增生具有一定癌变倾向，因此建议对某些患者进行手术治疗，如原有增生性肿块短时间内增大者，绝经后出现乳腺增生者，35 岁以上有母系乳腺癌家族史，且肿块呈结节状，经其他方法治疗未见明显缩小者，等等。手术方法主要包括肿块切除术和乳腺单纯切除术。

（二）中医治疗方法

1. 中医治疗方法优点

单纯外科治疗存在一定的局限性，一般有复发的可能性。临床上一般采用外科手术前后辅以口服中药来治疗乳腺增生，能在一定程度上缩小肿块体积，降低手术的风险及难度，辅助治疗效果显著。中药内服是治疗乳腺增生的首选用药方式，方剂多以柴胡、当归等药物为代表。中药复方可根据不同的临床症状进行配伍，降低药物毒性，增加药物疗效，在乳腺增生治疗中具有一定优势。中药复方也可配合西药共同使用。中医外治法在临床中也可运用于乳腺增生治疗。另外，也有通过透皮吸收治疗乳腺增生的相关方法。

2. 中医内治

中医内治包括辨证治疗、周期性治疗及专方验方治疗。

（1）辨证治疗。辨证治疗是目前中医治疗乳腺增生的主要方法，优点是从整体出发并能兼顾个体化治疗。按照中医辨证理论，乳腺增生主要包括任冲失调型、肝郁脾虚型、肝郁气滞型、痰瘀凝结型等。邱幼东辨证治疗肝郁气滞型乳腺增生 43 例。患者服用中药乳癖消 1 号方（含枸杞子、山药、熟地黄、菟丝子、鹿角胶、海藻、夏枯草、昆布、皂角刺、白芍、路路通、红花、华鼠尾草、桃仁），每天 1 剂，每天 3 次，餐后温服，连服 2 个月，经期停服，治疗总有效率为 95.3%。田新民自拟疏肝活血散结法以治疗乳腺增生，基础方：香附、柴胡、当归、丹参、昆布、浙贝母、芍药、夏枯草、郁金香、蒲公英、甘草。气滞甚者，加柴胡、木香以疏肝解郁、行气止痛；血瘀甚者，加乳香、没药以活血化瘀、散结止痛；痰阻甚者，加陈皮、瓜蒌以理气化痰、散结止痛。每天 2 次，温服，月经来潮前 3 天停用，经期结束 3 天后继续服用，3 周为 1 个疗程，总有效率为 90.83%。

（2）周期性治疗。一些中医医生根据月经周期变化治疗乳腺增生。

3. 中医外治

中医外治包括外敷、针灸推拿、穴位注射、刮痧拔罐。

（1）外敷。郑杉以中药膏（含柴胡、芍药、枳实、甘草、冰片等）进行穴位敷贴，取穴乳根、期门、阿是，隔日贴敷，持续用药 3 个月，总有效率为 68.0%。

（2）针灸推拿。针灸中的针刺法在乳腺增生疾病的治疗上有着方法多样、简单方便、安全可靠、疗效显著等优点。针刺法包括浮针、火针、针刀、刺血、蜂针、针挑、

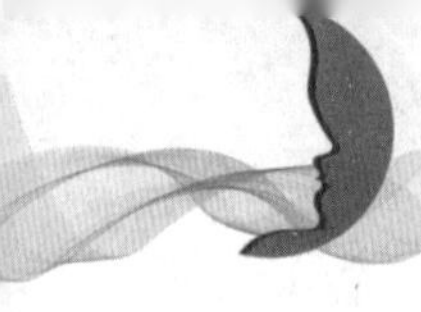

磁针、腹针等方法，不同的针刺方法拓展了乳腺增生的治疗思路，丰富了中医针刺的方法。中医外治法在治疗过程中直接刺激病所，不需要通过肠胃吸收，避免口服药物引起的胃肠道反应及长期服药可能引起的不良反应。

（3）穴位注射。穴位注射是将药物通过注射方式作用于穴位，使药物进入经络，直达病所，从而治疗疾病的一种方法。

（4）刮痧拔罐。方芳采用在期门穴刺络拔罐法治疗乳腺增生，治疗总有效率达96.4%。

七、乳腺增生是否会发展为乳腺癌

尽管乳腺增生症作为乳腺良性疾病，仅有1.17%的乳腺增生最终会发展为乳腺癌，但是反复的乳房疼痛及存在的乳房肿块给患者心理带来极大的压力，是影响患者情绪的重要原因，诊断为抑郁或焦虑的患者可达到11.8%，抑郁和焦虑同时存在的可达3.9%。而情绪的波动会加剧患者临床表现，形成互相影响的局面。

乳腺增生症与乳腺癌的关系是临床研究的热门课题。传统医学和现代医学都认为乳腺增生症是乳腺癌的一种癌前病变。该发展过程遵循“正常组织—单纯性增生—非典型性增生—原位癌—浸润性癌”的规律。随着病理组织学研究的不断深入，学者发现并非每种类型的乳腺增生症都属于乳腺癌的癌前病变。其中，不典型乳管增生、不典型小叶增生、小叶原位癌、导管内原位癌被认为是乳腺癌的高危病变类型。此类乳腺病变的长期存在会增加患者罹患乳腺浸润性癌的风险。研究者发现，导管上皮细胞出现增生（特别是伴有异型上皮细胞增生）是诱发乳腺癌的危险因素。相关研究的结果显示，临床上应对缺乏肌上皮细胞或肌上皮细胞层不完整的乳腺增生症患者加以重视，须对乳腺增生症与微小细胞浸润癌进行鉴别诊断。另外，血管内皮生长因子的过度表达也是增生的乳腺组织发生癌变的重要信号。

乳腺增生防治知识小贴士

（1）病理组织学检查是诊断乳腺疾病的金标准。

（2）乳腺增生的症状包括乳房肿块、乳房有疼痛感、乳头溢液、心烦易怒、月经不调。

（3）保持心情舒畅、情绪稳定，积极治疗妇科疾病，定期体检，注意个人卫生，增强体质，提高自身免疫力是预防乳腺增生的有效手段。

（4）定期行B超检查，每年进行1次乳腺钼靶X线摄影，每4～6个月进行1次临床乳房检查，每月进行1次乳房自我检查等是早期发现乳腺增生症的重要手段。

（5）触按乳房发现有大小不一的肿块或有增厚感，推之会移动，轻度或中度

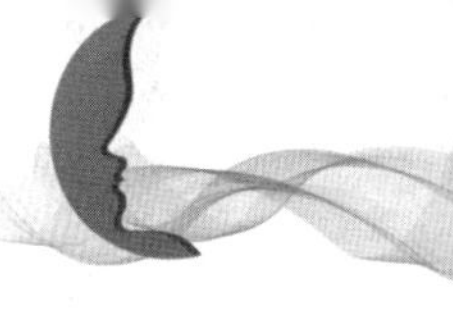

疼痛，1 年之内病情有增无减时，应积极就医。

(6) 乳房自我检查的最佳时机通常是月经来潮后的第 9 至第 11 天。

(7) 乳房自我检查包括对镜自照法、平卧触摸法、淋浴检查法。

(8) 西医治疗乳腺增生临床上多采用激素抑制剂。对于内科保守治疗效果不明显的患者，临床上多采用手术切除治疗。

(9) 临床一般采用外科手术前后辅以口服中药的治疗方法，这能在一定程度上缩小肿块体积，降低手术的风险及难度，辅助治疗效果显著。

(10) 中药内服是治疗乳腺增生的首选用药方式。方剂多以柴胡、当归等药物为代表。

第三节　乳腺纤维腺瘤的预防与治疗

一、 乳腺纤维腺瘤

(一) 乳腺纤维腺瘤概述

1. 乳腺纤维腺瘤定义

乳腺纤维腺瘤（breast fibroadenoma）为腹壁外韧带样瘤、侵袭性纤维瘤，是一种局部呈浸润性但不转移的交界性肿瘤，既可以发生在乳腺实质内，也可以发生在胸肌筋膜上，并可延伸至乳房，故来源于乳腺实质及胸壁的纤维瘤病均可被归为乳腺纤维腺瘤病。乳腺纤维腺瘤病变来源于乳腺组织的成纤维细胞和肌成纤维细胞，临床上以乳腺内圆形或椭圆形无痛性肿块，质地坚实，表面光滑，活动度好，边界清楚，与皮肤无粘连，生长缓慢，不溃破为特点。乳腺纤维腺瘤又有纤维瘤、腺瘤之称，由构成肿瘤的纤维成分和腺上皮增生程度的不同所致：①当肿瘤构成以腺上皮增生为主，而纤维成分较少时，被称为纤维腺瘤。②若纤维组织在肿瘤中占多数，腺管成分较少时，被称为腺纤维瘤。③肿瘤组织由大量腺管成分组成时，则被称为腺瘤。上述三种类型只是病理形态学方面的差异，其临床表现、治疗及预后并无不同，故统称为纤维腺瘤。

2. 乳腺纤维腺瘤临床特点

乳腺纤维腺瘤是由腺上皮和纤维组织两种成分混合组成的良性肿瘤，好发于青年女性，与患者体内性激素水平失衡相关。乳腺纤维腺瘤病罕见，占乳腺肿瘤的 0.2%，绝大部分发生在 20 ～ 25 岁，临床多见于女性，男性罕见，与高雌激素状态相关，如怀孕。虽然乳腺纤维腺瘤多为散发病例，但是具有家族性腺瘤息肉病的患者中 10% ～ 20% 患者会患有纤维瘤病。30% 的纤维瘤病患者有外科手术创伤史。乳腺纤维腺瘤好发部位为乳房外上象限，呈圆形或卵圆形，临床多见直径为 1 ～ 3 cm，生长缓慢，妊娠或

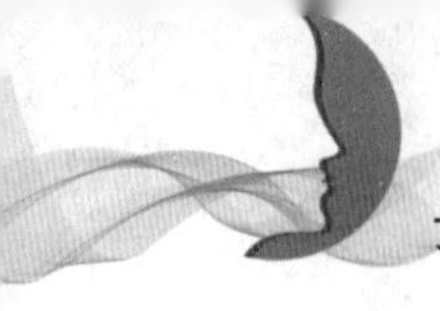

哺乳期时可急骤增长。极少数青春期发生的纤维腺瘤可在短时间内迅速增大，直径可达8～10 cm，被称为巨大纤维腺瘤，但仍属良性肿瘤。纤维腺瘤恶变成纤维肉瘤或乳腺癌者极少见，不到1%。

3. 乳腺纤维腺瘤病理结构

显微镜下可见乳腺纤维腺瘤由梭形细胞和胶原纤维组成。梭形细胞为增生的成纤维细胞或肌成纤维细胞，呈束状、条带状交错排列，蔓延在小叶导管间，瘤组织间可见不同程度的胶原化及玻璃样变。细胞核呈梭形或卵圆形，染色质稀疏，可见核仁，胞质丰富，淡伊红色。细胞异型不明显，病变周围瘤组织呈特征性指突样浸润性生长。

（二）乳腺纤维腺瘤的鉴别诊断

1. 乳腺纤维腺瘤与浸润性导管癌的鉴别

乳腺纤维腺瘤脂肪坏死与浸润性导管癌在整体上表现相似，患者一般均有外伤和手术史。钙化和中央区回声增强提示脂肪坏死。Ⅰ型糖尿病患者的糖尿病性乳腺病也可有相似的超声表现。叶状肿瘤表现为增长较快的乳腺肿物，肿物具有光滑的边界，没有钙化。

2. 乳腺纤维腺瘤与浸润性乳腺癌的鉴别

有学者按照2013年BI-RADS第5版超声影像词典对肿块的超声特征进行评估并记录数据资料得出一些结论。由于乳腺纤维腺瘤病的生物学特性为浸润性生长方式，与典型的浸润性乳腺癌相似，故超声上常被归为乳腺影像报告和数据系统4类。乳腺实质内的纤维瘤病与浸润性乳腺癌在超声上均可表现为形态不规则，边缘不光整，弹性评分较高。而年龄具有鉴别诊断价值，乳腺纤维腺瘤病好发于年轻女性；而浸润性乳腺癌发病年龄较大，平均发病年龄大于40岁。超声上浸润性乳腺癌还表现为病灶内部簇状钙化、病灶周围稍强回声晕、血管走形杂乱迂曲，病灶内部血管较丰富，可探及高阻血流频谱且常伴有腋下肿大淋巴结等，造影后病灶内部可观察到粗大扭曲的血管或穿支血管，病灶范围有增大；而乳腺纤维腺瘤病一般不会出现上述表现，且血流常以周边为主。但是当乳腺纤维腺瘤病患者年龄较大，病灶形态不规则，内部出现强回声或富血流信号时难以与乳腺癌相鉴别。其中最难鉴别的是浸润性小叶癌，其影像上常表现为非肿块的病变，早期仅表现为结构扭曲或局部结构排列紊乱，临床及影像上诊断困难；晚期肿块初步形成，超声上表现为肿块边缘毛刺成角，其与乳腺纤维腺瘤病相比较，超声常表现为周围高回声晕，病灶的肿块感更强，血流也相应更丰富，并且常伴腋下小淋巴结转移。

3. 乳腺纤维腺瘤与梭形细胞癌和纤维瘤病的鉴别

乳腺纤维腺瘤与梭形细胞癌、纤维瘤病在影像学上难以区别。

4. 乳腺纤维腺瘤与假血管瘤样间质增生的鉴别

乳腺纤维腺瘤病由梭形细胞和胶原纤维组成，梭形细胞为增生的成纤维细胞或肌成纤维细胞，呈束状、条带状交错排列，蔓延在小叶导管间，瘤组织间可见不同程度的胶原化及玻璃样变。细胞核呈梭形或卵圆形，染色质稀疏，可见核仁，胞质丰富，淡伊红

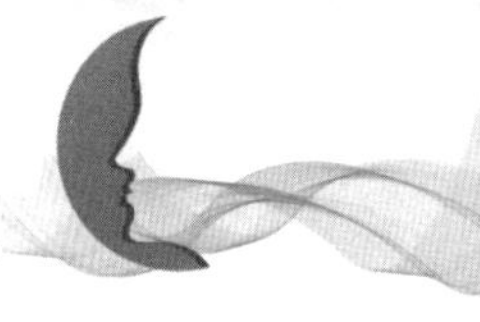

色。细胞异型不明显，病变周围瘤组织呈特征性指突样浸润性生长。瘤细胞 vimentin 和 SMA 呈阳性，钙调节蛋白、结蛋白少数细胞阳性，CK（AE1/AE3）、ER、PR、P53、CK5/6、CD34 和 S-100 蛋白均呈阴性，Ki-67 增殖指数小于 5%。假血管瘤样间质增生是良性肿瘤，该肿瘤常见于绝经前妇女。

二、乳腺纤维腺瘤的病因

乳腺纤维腺瘤的病因及发病机制尚未明确，可能与体内内分泌激素紊乱相关。女性正常生理代谢主要依靠体内性激素的平衡。雌激素主要包含雌二醇、雌三醇、孕酮等。雌二醇为育龄妇女雌激素中受体活性最强的，由卵巢滤泡、黄体等分泌，其分泌增多可促使乳腺上皮组织过度生长且又无法自我恢复，出现乳房肿胀的表现。雌三醇水平升高可致乳房充血肿胀。孕酮也由卵巢分泌，正常分泌可使乳腺细胞发育成熟，一旦过多则会使凋亡的乳腺细胞分解缓慢。因此，总体而言，乳腺纤维腺瘤病可能的发病机制如下。

1. 雌、孕激素分泌失衡

乳腺纤维腺瘤好发于雌激素分泌较为旺盛的时期。女性在 30 岁左右，雌激素水平相对或绝对升高。雌激素的过度刺激可导致输乳管上皮和间质成分异常增生，形成肿瘤。

2. 局部乳腺组织对雌激素过度敏感

乳腺不同部位的腺体组织对雌激素敏感性不一，敏感性较高的乳腺组织易发生纤维腺瘤。不同妇女乳腺组织对雌激素刺激的敏感性不同，易感女性得病概率大大增加。饮食及身体因素（如高脂肪、高热量饮食，肥胖，肝功能障碍，精神抑郁或脾气暴躁等）都通过上述机制增加乳腺纤维腺瘤的发病风险。另外，妇女的妊娠行为还会使患者的乳腺纤维腺瘤在短时间内不断生长。

3. 遗传倾向

20%～30% 的乳腺纤维腺瘤患者存在基因异常。

三、乳腺纤维腺瘤的临床表现

乳腺纤维腺瘤病的典型症状表现为患侧乳腺出现单侧孤立性、无痛性、质地较硬的肿块，双侧发病少见。肿瘤可以累及皮肤，部分乳腺纤维腺瘤患者还伴随出现皮肤或乳头皱缩等临床表现，极少出现乳头溢液。

（1）乳腺纤维腺瘤好发于青春期及其以后任何年龄的女性，多见于青年女性。大多数患者起病初期无任何明显症状。绝大多数患者都是在沐浴和偶然无意中发现自己乳房内有无痛性肿块，可以单侧或双侧发生，一侧乳房可以有单个或多个肿块，不痛或仅有轻微的胀痛、钝痛。这种疼痛和肿块大小与月经周期无关，只有极少数患者会在月经

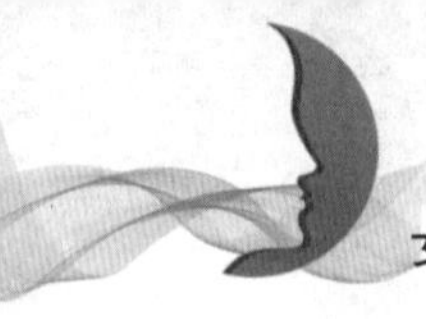

来潮前出现胸部局部隐痛、钝痛及胀痛等现象。

（2）普通型的乳腺纤维腺瘤一般生长较缓慢，大多数长到一定大小后会停止生长，直径一般不超过 3 cm。肿瘤外形多为圆形或椭圆形，结节状，质地韧实，表面光滑，大多数边界清楚，活动度良好，触诊有滑动感。也有少数肿瘤与周围组织分界不很清楚，活动受限。切除后的大体标本上常具有包膜。

（3）乳腺纤维腺瘤一般与皮肤和深部组织不粘连。在妊娠期、哺乳期，随着体内激素水平的变化，肿瘤可出现导管增殖和形成腺泡，导致瘤体迅速增大，甚至有乳汁产生。绝经后乳腺纤维腺瘤可与周围腺体一样退化萎缩。

四、乳腺纤维腺瘤的检查项目

（一）乳腺纤维腺瘤检查项目概述

乳腺纤维腺瘤检查最好的方式为妇女自行乳腺检查和医师触诊。触诊患者乳房的肿块呈圆形或椭圆形，质地韧实，边界清楚，活动度好，与皮肤不粘连，结合患者年龄，应考虑纤维腺瘤的可能。但同时也需要接受乳腺钼靶 X 线摄片、乳腺超声波、乳腺核磁共振等检查。

（二）乳腺纤维腺瘤检查具体项目

1. B 超检查

B 超检查能显示乳腺各层次软组织结构及肿块的形态、大小和回声状况。B 超检查图像显示有较弱回声肿块，具有清晰的轮廓和整齐的边界，肿块内部具有均匀的回声，也会出现侧边回声的情况，而后壁的回声呈现增强的状态。但超声检查与病理检查不同，无法显示肿块边缘的浸润性状态。

2. 彩色超声检查

彩色多普勒超声检查在临床运用上存在操作简单、检查快速的特点。对乳腺纤维腺瘤进行鉴别时可首选彩色多普勒超声检查。该检查对乳腺纤维腺瘤的诊断符合率较高，且无创伤。乳腺纤维腺瘤彩色多普勒超声图像所显示的肿块形状为卵圆形或圆形，具有光滑的表面和清晰的边界，活动度大，不与周围组织产生粘连。何珉珉的研究结果显示，乳腺纤维腺瘤的彩色多普勒超声检查诊断符合率为 100%，整体诊断符合率为 98.33%，彩色多普勒超声诊断准确率较高。因此，彩色超声检查的效果较为明显，能够准确、快速地反应乳腺纤维腺瘤患者的病情，做出准确的诊断。

3. 钼靶 X 线摄片

钼靶 X 线摄片呈现椭圆形、圆形的阴影，具有均匀的密度和光整、锐利的边缘。肿块大多位于外上象限，在脂肪组织的衬托下病灶周围会出现细窄透明晕。少数肿瘤发生钙化，可为片状或轮廓不规则的粗颗粒钙化灶，与乳腺癌的细沙砾样钙化完全不同。

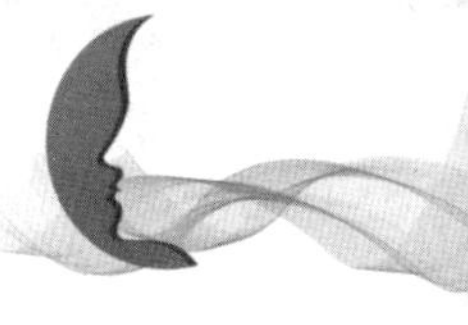

致密型乳腺者，由于肿瘤与乳腺组织密度相似，在 X 线片上显示不清。因此，对于年轻女性，由于乳腺腺体结构相对致密，如无特殊必要，可不行钼靶检查。

4. 高频超声

高频超声检查是乳腺病变诊断非常重要的检查项目，诊断乳腺纤维腺瘤的准确率较高，适用于无症状乳房的筛检或是疑似恶性病灶的双重确诊，可达到早期发现、早期治疗的目的。

（1）高频超声的优缺点。高频超声具有以下优点：①探头长，可扫描较大范围的乳房，防止病灶遗漏。②模拟 CT、MRI 的断层扫描方式，取得体积资料（volumetric data），提供整个乳房的解剖构造，可重复以不同角度重组影像，协助医师更好判读图像。③具有较好的病灶重现率（reproducibility），可作为随访对照使用。④快速完成扫描检查，取得影像信息，受检者的检查时间较短。⑤操作较为简易，训练操作检查时间短，可减少放射技师训练成本。

但是，高频超声尚有下列限制：①无法有效地涵盖腋下，乳房体积过于庞大、经电疗所造成的纤维化、乳房全切除或整形，皆会因为接触面不良导致效果不佳。②尚不支持彩色多普勒、弹性超声波等功能。

（2）高频超声的临床应用。陈颖艳等的病理检查结果显示，用高频超声检查诊断乳腺纤维腺瘤的准确率为 93.81%。乳腺纤维腺瘤病变区边界清楚，与周围组织分界明显，大多呈椭圆形、扁平形或圆形；轮廓光滑整齐，少数可呈分叶状或结节状；直径一般小于 3 cm。大部分乳腺纤维腺瘤均可见有完整的中等强度包膜回声，伴侧壁声影；部分因包膜纤薄，其回声强度较低，致包膜回声和侧壁声影不很明显；而在病变早期时包膜回声可不完整或不清楚，一般均无侧壁声影。肿块内部有回声，强度为低至中等，分布较均匀，有的也可见条索状高回声及小片的无回声区。某些实质腺纤维瘤透声性很好，与囊性纤维瘤相似。少数腺纤维瘤由于大量胶原纤维增生或钙化而显示明显的肿块后方声影，易被误诊为乳腺癌。一些腺纤维瘤的形态不规则，内部回声不均，难以与乳腺癌相区别。

5. 核磁共振检查

核磁共振检查虽然不能替代乳腺 X 线片和乳腺及相应淋巴引流区域的超声检查，费用也较高，但能检出 X 线片和 B 超不能查出的病变，可对乳腺肿块是否累及胸壁组织、胸大肌及肋骨等部位进行判断，具有非常好的效果。此外，核磁共振检查同时能进行立体测量、功能诊断，大大提高诊断准确率。乳腺纤维腺瘤核磁共振成像的典型特征为 T_1 加权成像呈现不规则信号，而 T_2 加权成像则呈现不均质的高信号。

6. CT 检查

多层螺旋 CT 的检查结果显示乳腺纤维腺瘤肿块呈椭圆形或圆形，边界清晰呈光滑或分叶状。乳腺纤维腺瘤肿块内有斑片状钙化的现象存在，增加扫描强度时能够呈均匀性强化。体积比较大的肿块可能会由于中心缺血坏死，其检查结果显示肿块周围有明显强化，而中心无强化现象。乳腺纤维腺瘤患者大多数都会合并有输乳管扩张的并发症，

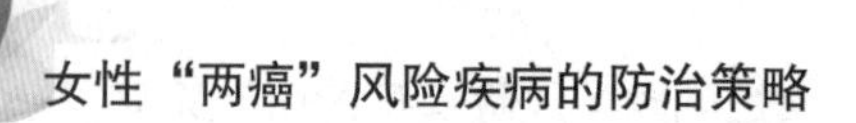

此时检查结果将显示肿块形状为圆形，边界非常光滑，有致密影存在，且其形状呈斑片状和条索状；乳腺内的斑片状钙化现象呈散在性分布，增强扫描强度时没有明显的强化现象。

7. 穿刺活检

当临床包括影像学检查不能明确诊断时，可考虑穿刺活检。常用的有细针穿刺细胞学检查和空芯针穿刺组织学检查。细针穿刺细胞学检查的创伤小，诊断符合率也可达90%以上。空芯针穿刺组织学检查准确率更高。真空辅助乳腺活检系统可以对体积较小的肿瘤进行微创切除活检，兼顾了诊断和治疗的作用。

五、 乳腺纤维腺瘤的预防

1. 合理饮食

饮食要有规律，定时、定量、少食多餐。饮食应保持新鲜，不食用发霉变质的食物，不吃盐腌、烟熏、火烤和油炸的食物，特别是烤煳焦化了的食物。多吃富含维生素A、维生素C、维生素E的食物（尤其是绿色蔬菜水果），但需要注意少食用反季节蔬果；坚持低脂饮食，常食用瘦肉、鸡蛋及酸奶，但要少食用快速催熟的禽畜；常食用富有营养的干果种子类食物，如葵花籽、芝麻、南瓜子、西瓜子、花生、核桃、杏干、杏仁、葡萄干等；多食用粗粮杂粮，如糙米、玉米、全麦片，少食用精米、精面；常食用具有抗癌作用的食物，如包心菜、胡萝卜、油菜、蒜、植物油、鱼等。

2. 保持良好的生活习惯

在日常生活中养成良好的生活习惯，须戒烟戒酒。

3. 保持大便通畅

保持大便通畅，便秘患者多食用富含纤维素的食物。

4. 适当运动

控制饮食，保持适量的运动以避免肥胖。

5. 慎用含雌激素类的食品与用品

慎用保健品、美容化妆品、丰乳产品，少用一次性塑料制品。

6. 保持良好的心态和健康的生活节奏

保持良好的心态和健康的生活节奏。例如，培养乐观积极的心态，与亲朋好友分享心情，寻求支持与帮助；保持规律的作息时间，确保充足的睡眠；培养自己的兴趣爱好，丰富业余生活等。

7. 选用合适的文胸

少穿束胸衣或紧身衣，选用型号合适、柔软、透气、吸水性强的棉制文胸，睡眠时可去除文胸。

8. 适度进行性生活

适度、规律的性生活能促进乳房的血液循环，有利于女性乳房的健康。

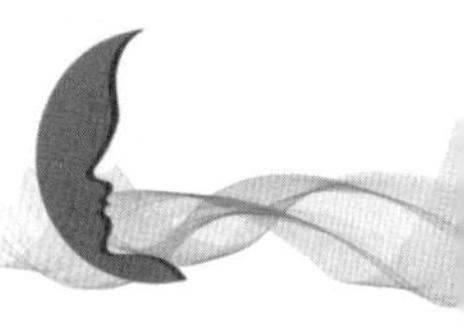

9. 乳房自检

进入青春期后，建议女性朋友坚持每月正确的乳房自查。

10. 定期体检

建议 30 岁以上的女性每年到乳腺专科进行 1 次体检。40 岁以上的女性每半年请专科医生体检 1 次，必要时可定期做乳腺 B 超和 X 线片检查。未绝经的女性在月经干净 3～4 天后检查效果最佳。

11. 及时就医

及时就医，正确对待乳腺疾病。发现乳房有肿块等问题时，应及时就诊，以利于早期诊断、早期治疗。

六、 乳腺纤维腺瘤的治疗方法

（一）乳腺纤维腺瘤的治疗概述

对明确诊断的普通型纤维腺瘤可不行手术治疗，但需要严密观察，定期复查。提高乳腺纤维腺瘤诊断准确率是降低手术率的关键。但手术切除可能是乳腺纤维腺瘤唯一彻底有效的治疗方法，药物治疗和中医治疗大多数只能暂时控制病情，无法根治。手术不仅能够一次性治愈，而且对患者的乳腺功能无太大影响。临床上最常用的手术方法是乳腺肿块切除术，对单发性肿瘤做单个肿瘤切除术，而对多发者则可以做区段切除术或腺叶切除术。

（二）乳腺纤维腺瘤治疗方法

1. 手术治疗

手术可能是乳腺纤维腺瘤最有效的治疗手段。无论是普通型纤维腺瘤，还是幼年型、巨纤维腺瘤等特殊型纤维腺瘤，只要完整切除都可暂时治愈。单发性乳腺纤维腺瘤的手术治疗较容易，多发性乳腺纤维腺瘤的手术治疗就相对困难些。对散在分布的多发性乳腺纤维腺瘤，如果全部切除，乳腺上将满布切口，显然患者难以接受。可考虑选择较大的肿瘤或怀疑有恶变的肿块予以切除，而对那些典型纤维腺瘤肿块予以观察。在观察过程中，如发现肿块增大或不能排除恶性肿瘤的可能性，可及时再行手术治疗。部分患者完整切除肿块后仍在原手术部位或乳房其他部位（甚至对侧乳腺）再出现新的肿瘤，这并不是原来肿瘤的复发，而是第二原发肿瘤的出现。所谓“切除了乳腺纤维腺瘤会导致另外肿瘤的发生”的说法是可能依据。

（1）手术时机。①对未婚女性，诊断基本明确者可在严密随访下，根据患者的意愿考虑婚前或婚后选择手术切除。②对婚后拟妊娠的患者，多建议在计划怀孕前手术切除，有助于避免妊娠、哺乳期手术，因怀孕和哺乳均可使肿瘤生长加快。③对怀孕后发现肿瘤者，宜在孕 4～6 个月行手术切除。④对无妊娠、哺乳、外伤等促使肿瘤生长的

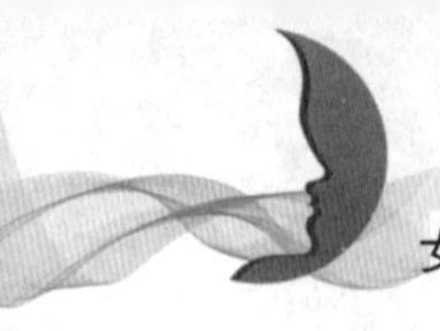

情况，若肿瘤短期内突然生长加快，则应及时手术切除。⑤手术时间最好避开月经前期及月经期。

（2）手术方式。由于乳腺纤维腺瘤是一种良性肿瘤，目前常采用的手术方式是对其进行完整切除，复发概率小。乳腺纤维腺瘤手术包括传统手术切除术和微创手术切除术。

A. 传统手术切除。根据美学和手术完整切除的便利性选择手术皮肤切口，沿乳晕边缘的弧形切口愈合后瘢痕小且在视觉上不那么明显，对肿瘤多发者可考虑行乳腺下缘褶皱处切口。手术时要贯彻分层切开的原则，对皮肤及皮下层可顺皮纹方向，而对乳腺腺体层须行以乳头为中心的放射状切开以减少对输乳管的损伤。手术要完整切除整个肿瘤。虽然传统手术一般均可完成对肿瘤的定位及手术切除，但是传统手术可能会对患者的乳房造成较大的创伤，尤其是对多发性肿瘤需要做多个切口，会留下皮肤切口瘢痕，严重影响创口愈合后的美观性。因此，对肿瘤大、切除范围较大影响乳房美容效果者，可以酌情考虑合并行乳房成形重建术。

B. 微创手术切除。一般选择乳腺纤维腺瘤诊断明确者进行微创手术。在腋下或乳晕等隐蔽的地方戳孔（直径约为3 mm），在超声或钼靶引导下应用麦默通或旋切系统将肿物旋切出来，一次进针，多次切割。微创手术切除的痛苦小，术后只留下 1 个直径 3 mm左右的孔痕，恢复快，切口不需缝合所以不用拆线，几乎不会遗留瘢痕，美观度高，更受年轻女性的青睐。可以通过一个切口一次性同时切除多个肿瘤，对临床上摸不到的微小肿瘤特别适合采用这种手术方式。另外，使用该术式可直达病灶，无须层层切开患者肌肉、腺体等组织，可有效减少术中失血量，且对周围组织损伤较小，可有效避免伤害乳晕区神经，有利于促进患者术后乳晕区感觉恢复。同时，微创旋切术全程是在超声引导下进行的，纤维瘤清除准确率更高，可有效避免因术中切除不干净而造成的后期复发。由于微创旋切术操作较为精细、复杂，手术时间较长，临床上可通过不断提高操作者的熟练程度来缩短手术时间。但是微创手术切除也存在一定的缺点——费用较高，易出现局部出血、皮下瘀斑，有时不能保证完全切除。

（3）手术切口。手术切口一般与乳头呈放射状，因为放射性切口与乳腺管是平行的，能够极大程度上避免乳腺管损伤。

（4）术前麻醉。乳腺纤维腺瘤切除术一般都采用局部麻醉的形式，局部注射 2% 普鲁卡因或利多卡因。首先在拟切口处进行皮内皮肤麻醉。一般而言，在找寻肿瘤的过程中皮内皮肤麻醉可以帮助患者完全维持无痛状态。但在做乳腺组织切除时，患者就会出现明显的痛感，此时应通过切口向患者乳腺腺体内再次注射麻醉药物。

（5）手术过程。取一手术切口，逐层切开深达乳房腺体组织，用手指寻找肿块的生长部位，确定肿块位置后将乳腺组织钳起并向肿块位置延伸手术创口即可看见肿块。仔细分离肿块包膜与周围腺体组织，待周边完全分离后完整取出乳腺肿块。避免切除过多正常乳腺组织。仔细探查术腔防止遗漏其他肿块。

（6）术中止血。逐一为创面上的小血管进行缝扎止血，用缝线将腺体和皮下组织

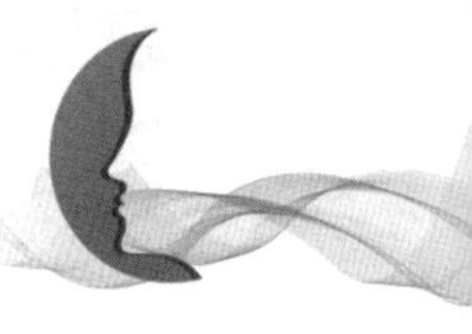

缝合起来。缝合方式为间断缝合，消灭无效腔。肿块较大，渗血渗液较多的情况下应先于切口内放置橡皮引流条，再进行皮肤缝合，24 h 后方可拔除引流条。

（7）术后处理。切口用无菌敷料加压包扎或缠绕绷带加压包扎。拆线时间为术后第 10 天。过早拆线，会由于乳罩挤压、乳房重量等使切口裂开，导致切口无法很好地闭合，引发瘢痕宽大等不良预后。

（8）预后。乳腺纤维腺瘤是一种良性乳腺肿瘤，采用手术的方式完全切除后便极少出现复发的情况。少数患者的复发是由于肿块周围的乳腺组织的病理结构发生了过度瘤变，主要与手术时肿瘤周围乳腺组织切除太少相关。因而，手术时应注重肿瘤及其周围乳腺组织的适当切除。

因为存在临床误诊漏诊的可能性，所以手术切除的标本应常规行病理检查。根据病理检查的结果给予相应的恰当处理。对传统手术切除的标本也可以先行术中冰冻快速切片病理检查。乳腺纤维腺瘤术后，其他部位（如乳房）依然有相似概率再生长纤维腺瘤，因此，术后依然要重视定期体检和影像学检查。

2. 药物治疗

药物治疗包括西药治疗和中医药治疗。

（1）西药治疗。西药治疗主要方法如下：

A. 非细胞毒性方法。非细胞毒性方法包括单独采用抗雌激素受体药物他莫昔芬，或与非甾体类药物舒林酸联合应用。15%～20% 的纤维瘤病应用他莫昔芬后肿瘤缩小，25%～30% 的保持稳定。另一项回顾性研究结果提示，应用他莫昔芬能够使 65% 的患者获益，病变保持稳定、缩小甚至完全缓解。

B. 联合非甾体药物比单药能够提高抗激素治疗的效果。舒林酸作为一种非细胞毒性治疗方法，临床数据越来越支持将其应用于硬纤维瘤治疗，对保持肿瘤的稳定性有明显效果，一年肿瘤无进展率和两年肿瘤无进展率分别为 66% 和 55%，但是部分或完全缓解率非常低，为 6%～9%。非细胞毒性治疗需要 6～8 个月，部分病例的肿瘤在缩小和稳定之前会有所增长，因此，治疗乳腺纤维腺瘤病早期肿瘤的轻度增大不应当被视为治疗失败。

C. 细胞毒性治疗。在非细胞毒性治疗无效时可以采用细胞毒性治疗。多柔比星联合其他药物是最为常用的治疗方案，有效率为 40%～100%。一项包括 30 名患者，随访 62 个月的研究结果提示，氨甲蝶呤联合长春新碱能使 70% 的患者获益。

（2）中医药治疗。乳腺纤维腺瘤归于中医学的乳癖。乳房、乳头分归胃、肝，痰湿、血瘀、肝郁、气滞皆可成因，气血不畅、经脉阻滞为其病机。肝郁气滞，乳络不畅，累及于脾，脾虚湿聚，气机失常，无以行津，日久成痰，痰湿内蕴，结为肿块，终成乳癖，故治以疏肝理气、化痰消癖。消癖散结汤主要包含柴胡、香附、三七、黄芩、青皮、僵蚕、浙贝母、路路通、王不留行、牡蛎、白芍、当归共 12 味药。香附、三七解郁宽胸、活血调经；柴胡、青皮疏肝理气，气行瘀自除，与香附、三七相伍，可治气滞、血瘀、肝郁型乳腺良性肿瘤、月经不调等；黄芩清热燥湿；浙贝母消痰除痞；僵蚕

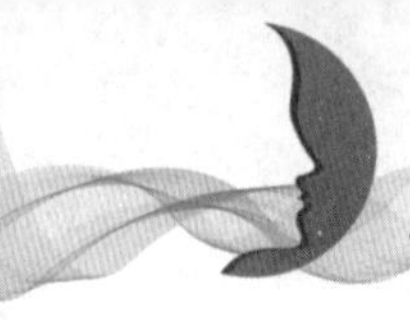

通畅经络；牡蛎化痰软坚；路路通、王不留行利水、通乳、活血、通经，针对乳房肿胀、瘀血痈肿疗效甚佳；白芍、当归养血柔肝。上方药物攻补兼施，使肝郁疏、湿浊除、气滞通、血瘀化。现代药理学研究结果显示，香附具有平衡雌激素、维持机体内分泌稳定的作用；三七可增强免疫力，具有抗炎、抗癌功效。

对乳癖可考虑中医治疗，治疗原则为疏肝解郁、化痰散结，可用于小的基本确诊的患者或多发性乳腺纤维腺瘤患者选择性切除术后。一般不建议应用内分泌药物治疗。学者应用将微创旋切术联合消癖散结汤治疗乳腺纤维腺瘤患者，研究结果显示患者术后恢复较好，可显著降低相关雌激素水平。

3. 放射治疗

越来越多的证据支持采用放射治疗的方法可治疗硬化性肿瘤。这些证据多源自乳腺外的硬化性肿瘤，控制率为 73%～94%。放射治疗的控制率好于单纯应用外科治疗，并且在切缘阴性和初次术后病例的效果比复发病例的更好。关于术后放射治疗，一些支持者建议，无论是切缘阳性病例还是切缘阴性病例，均应进行术后放射治疗；但是一些专家仅推荐其用于切缘阳性病例。腹膜外局部复发的可以考虑进行放射治疗。

七、 乳腺纤维腺瘤是否会发展为乳腺癌

乳腺纤维腺瘤与乳腺癌的发展关联性尚存争议。但研究结果表明，单纯良性乳腺纤维腺瘤发生癌变的可能性极小，而非单纯良性乳腺纤维腺瘤发展为乳腺恶性肿瘤的概率则是正常健康女性发病率的 3 倍左右。

乳腺纤维腺瘤防治知识小贴士

（1）乳腺纤维腺瘤最好的防治方式为妇女自行乳腺检查和医师触诊，但同时也需要定期接受乳腺钼靶 X 线摄片、乳腺超声、乳腺核磁共振等检查。

（2）合理饮食，保持良好的生活习惯，适当运动，保持良好的心态，慎用含雌激素类制品，少穿束胸衣或紧身衣，坚持每月正确的乳房自查，定期体检等是预防乳腺纤维腺瘤的重要方法。

（3）对明确诊断的普通型纤维腺瘤可不行手术治疗，但需要严密观察，定期复查。

（4）手术是乳腺纤维腺瘤最有效的治疗手段。对其进行完整切除，复发概率小。

（5）对未婚女性，诊断基本明确者可在严密随访下，根据患者的意愿考虑婚前或婚后行手术切除。

（6）对婚后拟妊娠的患者多建议在计划怀孕前行手术切除。

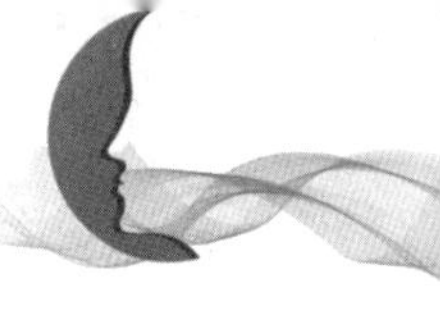

（7）对怀孕后发现肿瘤的患者宜在孕4～6个月行手术切除。

（8）对乳腺纤维腺瘤患者，手术最好避开月经前期及月经期。

（9）西药治疗包括非细胞毒性方法治疗、联合非甾体药物（与单药治疗相比能够提高抗激素治疗的效果）方法治疗、细胞毒性治疗。

（10）中医治疗原则是疏肝解郁、化痰散结。

第四节　乳腺囊肿的预防与治疗

一、乳腺囊肿概述

乳腺囊肿属于乳腺囊性增生病范畴，以上皮组织增生和囊肿形成为特征，研究者一般认为是乳腺末梢导管高度扩张形成所致。乳腺囊肿发生率通常占乳腺疾病的3.60%～7.10%，以单纯性乳腺囊肿良性病变为常见的表现形式，在中年妇女群体中具有集中、高发特点。

二、乳腺囊肿的发生与相关因素

乳腺囊肿由多种因素（包括年龄、饮食、精神压力、生活方式、月经、生育、哺乳、肥胖等）引起。

（一）年龄因素

乳腺囊肿的发病与年龄关系密切。乳腺囊肿的发病年龄段多为中年，35岁后患病概率会更大，在40～50岁时发病率是最高的。通过对40 000多人次的乳腺彩超结果进行分析，结果提示，乳腺囊肿的检出率高发于40～49岁年龄段。乳腺囊肿高发的时间是绝经前，这是女性体内雌激素水平最为波动性下降的一个时间点，因此，不可忽略乳腺囊肿的发病与年龄、激素变化的关系。

（二）饮食因素

膳食习惯与乳腺囊肿的发生有不可忽视的关系。摄入过多的含雌激素、高脂肪、高蛋白类食物或药物可以造成体内雌激素分泌量增加。而煎炸食物、牛奶、咖啡、豆类及乳制品、蜂蜜、蜂胶等食物同样会大大增加患乳腺疾病的风险，甚至加大患乳腺癌的风险。故多摄入水果、蔬菜、维生素等能降低乳腺疾病的发生风险。

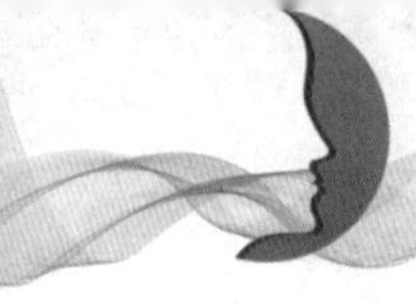

（三）精神压力因素

当今社会，女性不但面临繁重的家庭生活压力，而且还面临工作方面的激烈竞争。心情压抑、生活不规律、过度劳累导致一些女性无法承受，长此期以往脑垂体激素分泌代谢失衡，抑制卵巢的排卵功能，使孕酮量相对减少，雌激素水平相对增高，患乳腺囊肿的风险大大增加。

（四）生活方式因素

现代女性面临生活和工作等方面的多重压力，生活节奏快，饮食作息不规律，生活方式不良，如熬夜、吸烟、饮酒等都是引发乳腺疾病的高危因素。

（五）月经、生育因素

女性的月经情况、生育次数、流产次数及哺乳情况等因素会影响乳腺囊肿的发生。女性固有的生理特点对乳腺组织结构有着深远的影响。例如，初潮年龄过小或绝经年龄过大、月经周期延后或缩短都会使体内血液循环中雌激素长时间维持高浓度状态，加大患乳腺疾病风险。另外，不生育或产龄较大都对乳腺的正常发育有不利影响，增加罹患乳腺疾病的风险。女性流产次数较多或经常口服避孕药物也可引起卵巢功能紊乱，导致内分泌激素调节功能紊乱，这也是乳房发病的重要因素。

（六）哺乳因素

女性生育后进行母乳喂养可降低乳腺的患病概率。哺乳可以推迟卵巢的排卵时间，使乳腺细胞的成熟期相对延长，降低患乳腺疾病的发病风险。国外也有长期哺乳者患乳腺疾病风险下降的报道。同时，哺乳期若曾患乳腺增生症、炎症或肿瘤压迫，或因哺乳习惯不良造成乳腺小叶导管堵塞，容易使乳汁积聚在输乳管内而形成乳腺囊肿。因此，女性不要因为害怕产后长期的哺乳影响自己的形体美，从而人为终止或缩短哺乳时间，这样不但对乳房健康会造成很大的威胁，而且对产后子宫收缩、调整产后机体代偿变化等都会造成不必要的伤害。

（七）肥胖因素

女性的脂肪组织中含有雌激素受体，尤其是成熟脂肪组织细胞，这样会使血液中性激素结合球蛋白能力降低。而肥胖者的脂肪堆积，来自脂肪中的雌激素能够转化为雌二醇，增加了血液中雌二醇的含量。因此，乳腺囊肿的发病率随肥胖者脂肪含量的增多而表现逐年增加的趋势。

（八）其他外源因素

随着现代医学水平的提高，对很多疾病都应用激素类药物治疗，出现很多激素替代

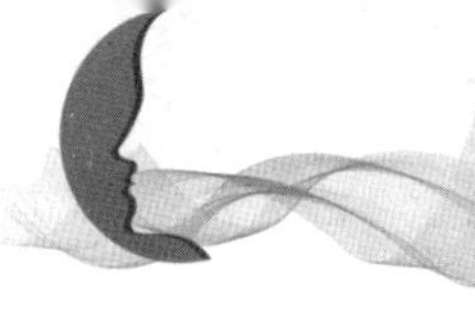

疗法，加之患者本身可能存在遗传病史、慢性病史等其他因素，使体内雌激素代谢水平过高或反应性增多，从而对乳房组织产生过多干预，增加患乳腺囊肿的风险。

三、乳腺囊肿的临床表现

乳腺囊肿的主要临床表现是乳腺疼痛、乳房肿块及乳头溢液。乳腺囊肿分为单纯囊肿、积乳囊肿和纤维囊肿，三者的临床表现有所差异。

（一）单纯囊肿

单纯囊肿在乳腺囊肿中最为多见，主要由内分泌紊乱引起。上皮增生，管内细胞增多，致使输乳管延伸、迂曲、折叠，折叠处管壁因缺血而发生坏死，形成囊肿。单纯的乳腺囊肿好发于中年女性，以圆形或卵圆形乳房肿块为主要症状，囊肿可单发，亦可多发。单发者肿块常迅速生长，易与乳腺癌相混淆。囊肿常随月经周期而变化，并伴有经前乳房胀痛。为明确诊断，可行钼靶 X 线摄片、超声及针吸细胞学检查。如果经多次穿刺治疗后仍无效，或经细胞学或组织学检查证实有上皮增生或乳头状瘤病者，则宜手术治疗。

（二）积乳囊肿

积乳囊肿又被称为乳汁潴留样囊肿，较单纯囊肿少见，主要是由于哺乳期某一导管阻塞，引起乳汁淤积而形成囊肿。积乳囊肿可见于乳房的任何部位，以发生于乳房深部者常见，常发生于妊娠期、哺乳期或哺乳期过后。积乳囊肿在临床上以乳房肿块为主要症状。肿块多为圆形或卵圆形，表面光滑，有囊性感，边界清楚，活动度大，与皮肤无粘连。继发感染时，可见局部红、肿、热、痛等炎症反应，在同侧腋窝可触及肿大淋巴结。对囊肿较大，病史较长，反复发生感染者，宜手术切除囊肿。

（三）纤维囊肿

纤维囊肿是一种良性肿瘤，多发于 30 ～ 50 岁的女性，研究者认为更年期妇女乳腺囊肿的发病率较高。乳房深受激素的影响，在经期和哺乳期，激素分泌较旺盛。在过量的刺激下乳房的分泌物也较多，易产生水泡。纤维囊肿就是在这种情况下出现的成串水泡。在水泡比较小的时候患者通常没有任何感觉。但当其增大到某一程度，在激素旺盛时期，患者会出现疼痛的感觉，严重者可摸到乳房有硬块。

四、乳腺囊肿的检查项目

（一）乳腺超声检查

乳腺彩超是乳腺囊肿最主要的检查方法，尤其适用于年龄较小、乳腺腺体较丰富的

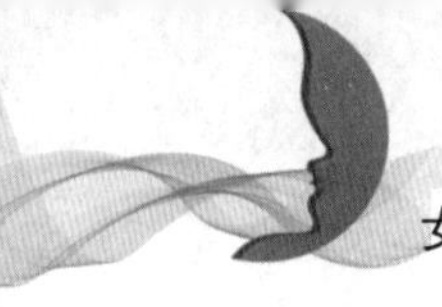
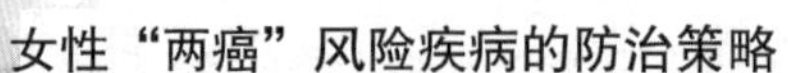

患者。相对于乳腺X线检查，乳腺超声更有优势。而且超声检查对囊实性的鉴别效果好于乳腺X线检查、乳腺磁共振等。乳腺囊肿在乳腺超声中的表现为乳腺结构紊乱，腺体内见多个散在、大小不等、形状有异的液性暗区，边界清晰，壁薄光整，透声好。

（二）乳腺X线检查

X线检查亦是诊断乳腺囊肿的一种检查方法。它的优势是可以更容易发现乳房钙化，尤其是微钙化，是乳腺超声等其他检查所不及的。单纯囊肿的X线检查表现为圆形或椭圆形致密阴影（单发者常为圆形，多发者常为椭圆形），边缘光整，密度均匀，周围常伴“透亮晕”，密度与腺体相似或稍致密。积乳囊肿X线检查表现为圆形或椭圆形透亮区，边界光滑整齐，密度与脂肪密度相同，常发生于乳房深部。

（三）病理学检查

病理学检查是乳房良恶性疾病诊断的金标准，属于有创范围的检查手段，若非必要，临床中不会泛滥使用。若在体检、影像学检查、超声检查中发现可疑结节，行钼靶X线检查时发现可疑钙化灶，就必须进一步行病理组织学检查，以明确诊断。检查手段有空芯针穿刺活检、细针穿刺细胞学检查、手术活检。

（四）其他检查方法

乳腺MRI、CT、红外乳腺扫描等检查方法亦在临床上被用于乳腺检查。

五、 乳腺囊肿的预防

疾病应重在预防，有效的预防方式比病后的治疗更有效。女性应保持良好的心态和健康的生活节奏，克服不良的饮食习惯和嗜好，有规律地工作和生活，少穿束胸衣或紧身衣，并合理佩戴文胸。型号合适的文胸对乳房健康很重要。最好选用柔软、透气、吸水性强的棉质文胸。女性应慎用含雌激素类药物和保健品，慎用丰胸产品。在洗澡时避免长时间用热水刺激乳房，更不要在热水中长时间浸泡。规律的性生活能促进乳房的血液循环及性激素分泌的增加，有利于女性乳房的健康。保持适量运动，运动不仅有助于乳房健美，还能降低乳腺疾病的发病率。

每月进行乳房自检，每年进行乳房专业检查。一般月经后的1～2周为检查的最佳时期。如果发现乳房有肿块、乳房局部皮肤或乳头凹陷、腋窝淋巴结肿大，一定要及时就诊。

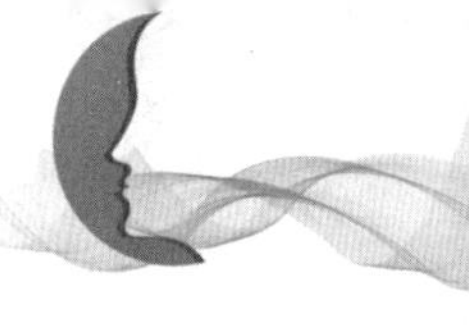

六、 乳腺囊肿的治疗

（一）西医治疗方法

1. 药物治疗

现在大家普遍认可的是乳腺囊肿的发病是女性内分泌失调所致。关于调整激素水平失衡，临床主要采用口服激素受体阻断剂（如他莫昔芬等）进行药物治疗。但长期服用此类药物可能会产生不良反应，因此，临床上并不常用。

2. 穿刺疗法

目前，临床治疗乳腺囊肿时多采用穿刺疗法，这是治疗本病的主要方法之一。具体步骤是患者取平卧位，术者先将患处做常规消毒，再用利多卡因溶液局部皮下浸润麻醉。术者的左手食指和拇指按住包块，右手持无菌注射器缓慢刺入囊腔内，抽净囊液，并记录囊液性质及数量。抽净囊液后，直接加压，注射药物或注射硬化剂（如葡萄糖高渗溶液醇溶液）。但在 Vargas 的研究中，研究者对 145 名乳腺囊肿患者行囊肿穿刺抽液，随后进行随访，随访时间为 378 天，乳腺囊肿复发的频率高达 29%。

3. 手术疗法

手术治疗也是本病治疗的手段之一。但乳腺囊肿由内分泌失调引起，手术治疗并非最佳方法，且手术后复发率很高，多数患者难以接受二次手术的痛苦。而且手术治疗不但费用高，还创伤大，易形成瘢痕。因此，考虑到经济与美观因素，现在临床上多数患者不易接纳本疗法。但是，为了避免临床出现误诊、漏诊一些恶性病等情况发生，同时避免严重乳腺囊肿向乳腺癌方向发展，医生在某些情况下应建议患者考虑手术治疗。

（二）中医治疗方法

1. 中药内服法

（1）疏肝理气。肝气郁结乃乳腺囊肿发生的重要病机，因此，古今治疗乳腺囊肿时常从疏肝理气入手治疗。余听鸿认为乳腺囊肿的治疗重在调气。清代顾世澄认为治肝为治疗该病的根本，使用加味逍遥散，实土御木侮，肝解胃气自解，痰气自消。高秉钧及《医宗金鉴》均认为“气实者，宜服清肝解郁汤；气虚者，宜服香贝养荣汤。若郁结伤脾，食少不寐者，服归脾汤。外俱用木香饼熨法，消之甚效”。

（2）健脾祛湿。脾虚湿盛也是乳腺囊肿发病的重要病机之一，故有医家从健脾祛湿论治乳腺囊肿。明代薛立斋《女科撮要》中以益气养血的八珍汤、人参养荣汤等为主方进行辨证加减，即以健脾益气、和血化瘀为法治疗乳腺囊肿。李琳、卞卫和、任晓梅采用健脾祛湿、健脾消食的方法来治疗乳腺囊肿，运用健脾利湿消食之法以化蕴结于乳络之痰。王万林在认识和治疗乳腺囊肿时，常把中焦肝脾视为一个整体，疏肝同时重视健脾。因此，王万林常使用黄芪、党参以补气健脾，配合柴胡、枳壳、川楝子、青皮

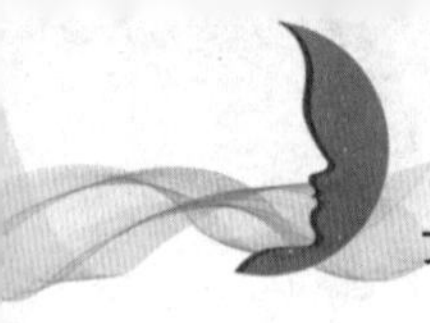

等疏肝理气药物。一方面，补益中焦，使气血有源；另一方面，也防止单纯补益而气行呆滞。以健脾祛湿法治疗乳腺囊肿在临床上有所应用，但古今医家对此运用较少。

(3) 补肾助阳，调摄冲任。古代医家治疗乳腺囊肿多以治气为主，但不可忽略冲任调和乃治疗乳腺囊肿的根本。当代名医陆德铭提出，冲任失调导致乳腺囊肿发生，以调摄冲任为根本大法。顾伯华提出乳腺囊肿的发生与冲任失调关系密切，从而更丰富了乳腺囊肿的辨证与治法。王万林认为妇女先天肾精亏虚，或经孕产乳损伤精血，或后天失于充养而致肾精不足，冲任气血周流失度，下可影响胞宫，月事紊乱，上可致乳房胃络气机郁滞，痰瘀互结而形成癖核。

2. 中药外治法

元朱丹溪《丹溪心法》中以三圣膏和琥珀膏外敷治疗乳腺囊肿。《张氏医通》提出用鲫鱼膏外敷治乳腺囊肿。《先醒斋医学广笔记》以活鲫鱼同生山药捣汁，敷于乳上。而另有一种记载，见于《本经逢原》，则是以生鲫鱼脑同鲜山药捣烂，并调入芎末及白糖霜，敷于乳腺囊肿结块疼痛处，“不过数次即愈”。此外，还有《疡科心得集》的肉桂膏、清代陈修园《医学从众录》的虾蟆饼方、清代程钟龄《医学心悟》的香附饼方，均为当时较为实用的外用治疗方法。

3. 其他方法

灸疗法和情志疗法也可辅助治疗乳腺囊肿。薛立斋《女科撮要》中有以隔蒜灸配合治疗乳内硬肿的记载。明张景岳《景岳全书》认为精神疏导疗法应该贯穿于乳腺囊肿的治疗之中。朱丹溪曰：“若于始生之际，便能消释病根，使心清神安，然后施之以治法，亦有可安之理。”由此可见情志疗法在乳腺囊肿治疗中的重要性。

七、 乳腺囊肿是否会发展为乳腺癌

乳腺囊肿与乳腺癌的相关性，目前研究者对此存在一定的争议。流行病学的研究结果显示，乳腺囊肿患者发生乳腺癌的机会较正常人群高 2 倍左右。20 世纪末研究者提出的乳腺癌“多阶段发展模式”假说认为，乳腺囊性增生病是“乳腺单纯增生—纤维囊性乳腺增生—乳腺不典型增生—乳腺癌”发病路线图的重要一环。乳腺囊肿为乳腺单纯性增生到乳腺非典型性增生中的一个重要阶段。因此，良好控制乳腺囊肿有可能可以降低乳腺癌的发病率。相关研究结果显示，到 2021 年，我国 55 ～ 69 岁女性的乳腺癌发病率大于 100/10 万，35 ～ 49 岁女性乳腺癌患者总人数达到 250 万人。如何预防乳腺癌是一个重要的亟待解决的问题，从乳腺囊肿的防治入手将会是乳腺癌“治未病”的重要思路。学者指出，乳腺囊肿属于良性的乳腺病变，一般情况下不会恶化，目前还没有确切的证据证实乳腺囊肿会导致乳腺癌。对乳腺囊肿进行积极的治疗，无论是手术治疗还是药物治疗，都能取得良好的疗效，癌变的可能性很小。吴海珍在研究结果中表明，尽管乳腺囊肿病变的可能性比较小，但也不能忽视。虽然乳腺囊肿不会直接引起乳腺癌，但是若未得到及时的治疗，则可能会引发其他的并发症，增加治疗的困难程度。

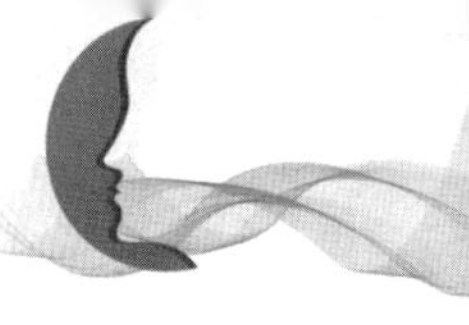

乳腺囊肿防治知识小贴士

（1）乳腺囊肿是乳腺末梢导管高度扩张形成所致乳腺囊性增生疾病。

（2）乳腺囊肿由多种因素（包括年龄、饮食、精神压力、生活方式、月经、生育、哺乳、肥胖等）引起。

（3）乳腺囊肿的主要临床表现是乳腺疼痛，出现乳房肿块及乳头溢液。

（4）乳腺彩超是乳腺囊肿最主要的检查方法。

（5）合理地佩戴文胸，少穿束胸衣或紧身衣对乳房健康非常重要。

（6）女性应慎用含雌激素类药物及保健品，慎用丰胸产品。

（7）保持适量的运动不仅有助于乳房健美，还能降低乳腺疾病的发病率。

（8）月经后的 1 ～2 周为乳房自检的最佳时期。如果发现乳房有肿块、乳房局部皮肤或乳头凹陷、腋窝淋巴结肿大时，一定要及时就诊。

（9）穿刺疗法是治疗乳腺囊肿的主要方法之一。

（10）乳腺囊肿患者不一定会发生乳腺癌。一旦发生乳腺囊肿应该积极治疗，减少乳腺囊肿引发的并发症。

第五节　乳腺癌的预防与治疗

一、 乳腺癌概述

乳腺癌是发生于乳腺上皮组织的恶性肿瘤，是女性常见的恶性肿瘤。其发病率和死亡率分别位列我国女性恶性肿瘤的第 1 位和第 4 位。2015 年，我国女性乳腺癌新发病例约 30. 4 万例，占女性全部恶性肿瘤发病的 17. 1%；死亡病例约 7. 0 万例，占女性全部恶性肿瘤死亡的 8. 2%。2020 年，我国女性乳腺癌发病率为 59. 0/10 万，居全国女性恶性肿瘤发病谱首位。不同地域的女性乳腺癌发病率存在差异，总体为城市乳腺癌发病率（54. 3/10 万）高于农村的（33. 6/10 万）。女性乳腺癌发病率在城市和农村分别居女性恶性肿瘤发病率首位和第 2 位。不同地区之间女性乳腺癌发病率也存在差异（东部的高于中部的，中部的高于西部的）。2015 年，我国东部地区女性新发乳腺癌为 14. 6 万例，发病率为 57. 4/10 万。中部地区新发病例为 9. 5 万例，发病率为 42. 4/10 万；西部地区新发病例为 6. 3 万例，发病率为 32. 7/10 万。女性乳腺癌发病率分别位列东部地区、中部地区和西部地区女性恶性肿瘤发病率的第 1 位、第 2 位和第 3 位。

2020 年，中国女性乳腺癌死亡率为 16. 6/10 万，居全国女性恶性肿瘤死亡谱第 4 位。国家癌症中心公布的数据显示，2015 年，中国女性乳腺癌死亡病例为 7. 0 万例。

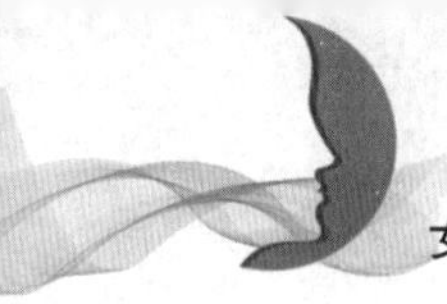
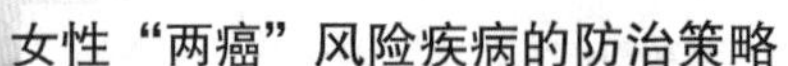

不同地域女性乳腺癌死亡率存在差异，总体为城市女性乳腺癌死亡率（12.2/10 万）高于农村的（8.4/10 万）。女性乳腺癌死亡率在城市和农村分别位列女性恶性肿瘤死亡率第 3 位和第 6 位。不同地区之间女性乳腺癌死亡率也存在差异。2015 年，我国东部地区女性乳腺癌死亡病例为 3.1 万例，死亡率为 12.0/10 万；中部地区死亡病例为 2.4 万例，死亡率为 10.8/10 万；西部地区死亡病例为 1.6 万例，死亡率为 8.2/10 万。女性乳腺癌死亡率在东部、中部和西部地区分别位列女性恶性肿瘤死亡率的第 4 位、第 4 位和第 5 位。我国女性乳腺癌死亡率呈上升趋势。乳腺癌年龄别死亡率随年龄的增长而上升，在 85 岁及以上年龄组达到最高。国家癌症中心公布的数据显示，2014 年，85 岁及以上年龄组女性乳腺癌死亡率高达 52.8/10 万。

二、 乳腺癌的易感人群

乳腺癌发生与乳腺癌危险因素具有显著相关性，国内外学者的普遍共识是多个危险因素的叠加势必会导致乳腺癌危险性的增加。当危险因素叠加超过一定范围后，患癌症风险处于较高水平。下面从乳腺癌危险因素及乳腺癌高危人群两个方面进行论述。

（一）乳腺癌危险因素

1. 乳腺癌家族史

一级亲属（如母亲、女儿、姐妹）中有乳腺癌患者的人群，被视为有乳腺癌家族史。部分荟萃分析结果显示，有乳腺癌家族史人群患乳腺癌风险为正常人群的 3.34 倍。一项对纳入的 21 511 例乳腺癌患者进行分析的结果显示，有乳腺癌家族史人群的乳腺癌发病风险为健康人群的 5.33 倍。

2. 良性乳腺疾病

部分良性乳腺疾病（如乳腺囊肿、乳腺上皮不典型增生等）患者的乳腺癌发病风险增高。李红等对 2002—2012 年发表的良性乳腺疾病与乳腺癌关系的 7 项研究进行荟萃分析，结果显示，良性乳腺疾病者患乳腺癌的风险是无良性乳腺疾病者的 2.24 倍。戴琼等对 1997—2007 年发表的良性乳腺疾病与乳腺癌关系的 31 项研究（16 611 例）进行荟萃分析的结果显示，良性乳腺疾病者患乳腺癌的风险是无良性乳腺疾病者的 1.95 倍。

3. 子宫内膜异位症

相关研究结果表明，有子宫内膜异位症患者发生乳腺癌的风险是无子宫内膜异位症者的 1.04 倍。

4. 雌激素水平

无论是绝经前还是绝经后女性，高内源性雌激素水平均会增加乳腺癌发病风险。长期服用外源性雌激素也会增加乳腺癌发病风险。

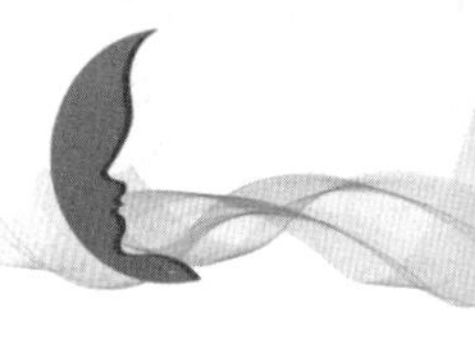

5. 月经、生育、哺乳因素

已知影响乳腺癌的非膳食危险因素大部分与生育相关。月经初潮早、未生育、高龄初产、绝经晚等均会增加乳腺癌的性病风险。①初潮较早。统计数据表明，月经初潮年龄每提前 4 ～5 岁，患乳腺癌的概率就增加 1 倍。初潮年龄在 13 ～15 岁以上者，患乳腺癌的机会比初潮年龄在 12 岁以下者少 20%。15 岁或之后初潮的女性患雌激素受体/孕激素受体阳性乳腺癌的风险低于 13 岁之前初潮的女性。一项基于美国人群的病例对照研究结果显示，初潮年龄不低于 14 岁的女性患乳腺癌的风险降低。②绝经较晚。绝经期在 55 岁以下者，乳腺癌的发病率则较低。结婚年龄较早、婚姻维持时间较长者，比独身、结婚迟、婚姻维持时间短者乳腺癌的发病率低。一项纳入 51 篇文献的研究结果显示，在从未接受过激素治疗的人群中，绝经年龄每推迟 1 年，患乳腺癌的相对危险度增加 3%。③未经产与初次妊娠的年龄较高。生育过多的妇女比未生育过的妇女患乳腺癌的危险性小。35 岁以上首次生育的妇女或 35 岁以上未育的妇女患乳腺癌的风险更大。在绝经期或接近绝经期的女性中，与未经产女性相比，首次生产年龄为 20 岁、25 岁和 35 岁的女性乳腺癌的累积发病率（直到 70 岁）分别降低 20%、10% 和升高 5%。④流产。一项针对有人工流产史中国女性的荟萃分析共纳入 36 篇文献，结果显示，与没有人工流产史的女性相比，人工流产使其患乳腺癌的风险增加 44%；人工流产达到 2 次或 2 次以上的女性，患乳腺癌风险分别增加 76% 和 89%。没有证据证实自发性流产与乳腺癌发病相关。⑤哺乳。哺乳次数和时间少的妇女患乳腺癌的机会要比经常哺乳者的高。

6. 携带与乳腺癌相关的突变基因

乳腺癌易感基因（breast cancer susceptibilitygenes，BRCA）会增加乳腺癌发病风险。具有 *BRCA1* 或 *BRCA2* 病性突变的患者发生乳腺癌、卵巢癌及其他癌症的风险增加。*BRCA1* 突变携带者，不大于 70 岁时乳腺癌累积风险为 55%～70%，*BRCA2* 突变携带者的相应累积风险为 45% ～70%。*BRCA1* 突变携带者从成年早期到 30 ～40 岁时的乳腺癌发生率升高，*BRCA2* 突变携带者从成年早期到 40 ～50 岁时的乳腺癌发生率升高。此后至 80 岁为平台期，每年发生率为（20～ 30）/1 000。与 *BRCA2* 突变携带者，或 *BRCA1* 或 *BRCA2* 突变阴性者相比，*BRCA1* 突变携带者更可能发生三阴性乳腺癌。

7. 肥胖

一项纳入 12 项观察性研究的系统评价和荟萃分析结果显示，在队列研究中脂肪含量最高的人群患乳腺癌风险是脂肪含量最低的人群的 1. 44 倍。世界癌症研究基金会和美国癌症研究所在 2018 年发布的《癌症预防和发展报告》（第 3 版）中汇总了肥胖与绝经前或绝经后女性乳腺癌发病风险的相关证据，大量流行病学证据和剂量—反应关系分析结果支持同样的结论，即肥胖会增加绝经后乳腺癌发病风险。

8. 生活方式因素

（1）饮酒。饮酒人群的乳腺癌发病风险增高，每天摄入 10 g 乙醇可使乳腺癌发病风险增加 50%；绝经后乳腺癌发病风险结果显示，每天摄入 10 g 乙醇可使乳腺癌发病

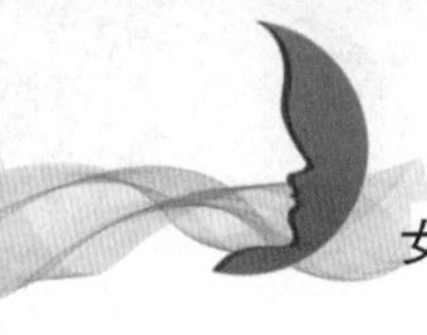

风险增加 7%～10%。有饮酒史人群患乳腺癌风险是无饮酒史人群的 1.16 倍，重度饮酒人群患乳腺癌风险是不饮酒和偶尔饮酒人群的 1.61 倍。

（2）吸烟。吸烟人群乳腺癌的发病风险增高。美国卫生与公众服务部于 2014 年系统地汇总的吸烟与乳腺癌发病风险的相关证据显示：曾经吸烟使乳腺癌发病风险升高 10%。吸烟时间长（20 年及以上），每天吸烟量多（20 支或以上），则使乳腺癌发病风险显著增加 13%～16%。

9. 暴露于治疗性电离辐射

暴露于治疗性电离辐射的女性患乳腺癌的风险增高。研究结果显示，行多次胸部透视检查的女性肺结核患者患乳腺癌的风险增加。年轻时胸部暴露于电离辐射（如接受过放射治疗的霍奇金淋巴瘤）的女性患乳腺癌的风险增加。女童肿瘤患者接受高剂量放射治疗后乳腺癌标化发病率为 24.20%。

（二）乳腺癌高危人群

乳腺癌高危人群患乳腺癌的危险性势必增加。中国抗癌协会乳腺癌专业委员会于 2021 年发布的《中国抗癌协会乳腺癌诊治指南与规范》将符合以下条件之一者定义为乳腺癌高危人群：①至少 2 位直系亲属既往患乳腺癌。②至少 1 位直系亲属携带已知致病性 *BRCA1/BRCA2* 基因突变。③直系亲属中有遗传性肿瘤综合征患者。④既往患输乳管或小叶中重度不典型增生或小叶原位癌的女性。⑤既往接受胸部放射治疗。⑥初潮早，绝经晚，未生育或首次生育年龄晚，长期服用避孕药或者雌激素替代品等。

当然，乳腺癌高危人群只是经流行病学研究后认为比普通人群有更大的患乳腺癌可能性，并不意味着百分之百的乳腺癌高危人群都会患乳腺癌，因此，不必过于担心，认为自己必患乳腺癌无疑。该人群应该正视目前身心状况，采取积极预防措施。

三、 乳腺癌的疾病类型

通常采用组织学分型［《WHO 乳腺组织学分类（第 4 版）》，来自《中国抗癌协会乳腺癌诊治指南与规范》（2021 年版）第 787 页］将乳腺癌分为以下类型。

（一）非浸润性癌

1. 导管原位癌

肿瘤细胞仅限于导管内，没有间质浸润。导管内的癌细胞可排列成实性、筛状、乳头状、低乳头状、匍匐状等。依据核异型程度，结合管腔内坏死、核分裂及钙化等，通常将导管原位癌分为 3 级。当不同级别的导管原位癌混合存在或在同一活检组织或同一管腔中存在不同的导管原位癌结构，可能提示各种级别的导管原位癌所占的比例。

2. 小叶原位癌

病变位于末梢导管小叶单位，75% 的病例可出现伴有末梢导管的 Paget 扩展。低倍

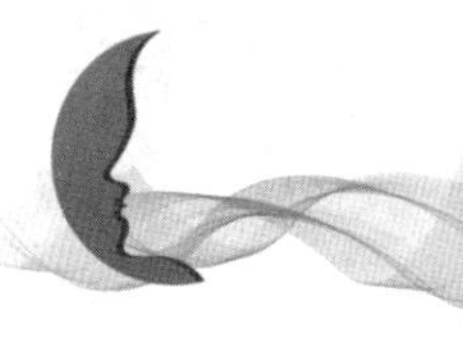

镜下可见小叶结构存在，1 个或多个小叶的腺泡由于细胞的增殖导致不同程度扩张。常见类型（经典型）的增殖细胞单一，体积小，核圆形，大小均匀，核仁不清楚，染色质均匀分布，胞质稀少，细胞轮廓不清，排列松散，坏死、钙化及核分裂均少见。变异型包括大腺泡型、多形细胞型、印戒细胞型、大汗腺细胞型、粉刺型等。

3. 乳头佩吉特病

乳头佩吉特病患者在乳头、乳晕鳞状上皮内出现恶性腺上皮细胞，其下方常伴有导管内癌。若伴有显著的浸润性癌，则按浸润性癌的组织学类型进行分类，并注明伴发乳头佩吉特病。

（二）原位癌早期浸润

1. 导管原位癌早期浸润

导管原位癌的局部少量癌细胞可突破基底膜，向间质生芽浸润，浸润的癌细胞没有脱离导管壁。

2. 小叶原位癌早期浸润

小叶原位癌的癌细胞突破末梢输乳管或腺泡的基底膜，浸润到小叶内间质，但仍局限于小叶内，没有小叶间间质的浸润。

3. 微浸润性癌

微浸润性癌指在原位癌的背景上，在小叶间间质内出现 1 个或几个镜下明确分离的微小浸润灶。当不能确定是浸润时，应诊断为原位癌。

4. 浸润性癌

（1）浸润性导管癌。①非特殊型。非特殊型浸润性导管癌是最大的一组浸润性乳腺癌，由于缺乏典型特征，不能像小叶癌或小管癌那样被单独分为一种特殊的组织学类型。当浸润性导管癌伴广泛的导管原位癌成分时（指导管内癌成分占整个癌组织的 4/5 以上），提倡在诊断为非特殊型浸润性导管癌的同时，应注明导管内癌所占比例。②混合型。根据取材的切片，对超过 50% 的肿瘤区域表现为非特殊型形态者，诊断为非特殊型浸润性导管癌。否则将其归入混合型，并提倡标注伴有的特殊型癌分类及比例。③多型性癌。多型性癌是高分级的非特殊型浸润性导管癌的一种罕见变型，以奇异的多型性肿瘤巨细胞占肿瘤细胞的 50% 以上为特征，背景多为腺癌或腺癌伴梭形或鳞状分化。④伴有破骨巨细胞的癌。肿瘤间质中可见破骨细胞样巨细胞，并伴有炎细胞浸润、成纤维细胞增生、血管增生，可见外渗的红细胞、淋巴细胞、单核细胞，与组织细胞排列在一起，其中一些组织细胞含有含铁血黄素。巨细胞大小不一，围绕在上皮成分周围或位于由癌细胞构成的腔隙内，含有数目不等的细胞核。此型肿瘤中的癌组织部分常为高至中等分化的浸润性导管癌，但其他所有类型的癌均可出现，特别是浸润性筛状癌、小管癌、黏液癌、乳头状癌、小叶癌、鳞癌和其他化生性癌。⑤伴有绒癌特征的癌。非特殊型浸润性导管癌的患者血浆中 β－绒毛膜促性腺激素可升高，60% 的病例可找到 β－绒毛膜促性腺激素阳性细胞。伴有绒癌特征癌的病例极少，仅有个别报道，均发生

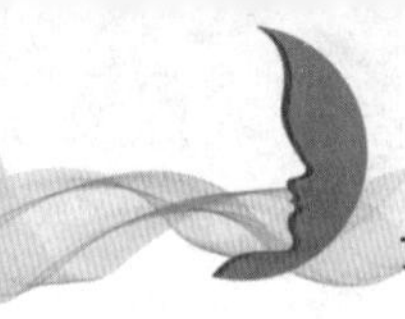

在女性，年龄为 50～70 岁。⑥伴有黑色素特征的癌。一些发生于乳腺实质的罕见肿瘤表现导管癌和恶性黑色素瘤共同的特征，有的还可出现一种细胞向另一种细胞过渡的现象。

（2）浸润性小叶癌。浸润性小叶癌的组织形态学可分为经典型和变异型。经典型的癌细胞常呈单个散在，弥漫浸润于乳腺小叶外的纤维间质中或呈单行线状排列，也可围绕输乳管呈同心圆样靶环状排列。癌细胞体积较小，均匀一致，彼此之间缺乏黏附性，胞核呈圆形或不规则的卵圆形，分裂象少见，胞质少，位于细胞边缘，细胞内偶见黏液。肿瘤背景结构紊乱，宿主反应较轻。大多数经典型浸润性小叶癌伴有小叶原位癌成分。变异型中较为常见的包括实性型、腺泡型、多形型。

（3）小管癌。小管癌为一种特殊类型的乳腺癌，预后良好，其特征是具有高分化的小管结构，小管由单层上皮细胞组成。

此外，乳腺癌还存在浸润性筛状癌、髓样癌、分泌黏液的癌、原发性神经内分泌肿瘤、浸润性乳头状癌、浸润性微乳头状癌等多种分型。乳腺癌病理学分类随着新研究发现及技术发展而在不断更新和增加内容，朝着更加适合临床治疗需求，体现同病异治、异病同治新理念的方向发展和完善。乳腺病理及其新进展、新理念已成为临床对患者进行规范化、个体化、精准化治疗的重要依据。临床疗效的大量循证医学结果和现代分子生物技术的迅猛进展都将促使乳腺肿瘤病理分类和诊断的进一步发展。这些对改善乳腺肿瘤的治疗带来令人期待的光明前景。

四、 乳腺癌的临床表现

早期乳腺癌往往不具备典型的症状和体征，不容易引起重视，通常由体检检查发现并诊断。乳腺肿块是患者最突出的早期表现，在此基础上出现的任一症状都能帮助患者识别疾病。

（一）乳腺肿块

乳腺肿块是早期乳腺癌最早出现、最为常见的表现，早期表现为患侧乳房无痛、单发小肿块，约 90% 的患者以该症状前来就诊。乳腺肿块多为单发，质硬，边缘欠规则，活动欠佳，大多数为无痛性肿块，仅少数伴有不同程度的隐痛或刺痛。

（1）部位。以乳头为中心，做一十字交叉，可将乳腺分为内上、外上、内下、外下及中央（乳晕部）共 5 个区。乳腺癌以外上区发生乳腺肿块多见，其次是内上区发生乳腺肿块。内下区发生乳腺肿块、外下区发生乳腺肿块较少见。

（2）数目。乳腺癌以单侧乳腺的单发肿块为多见，单侧多发肿块及原发双侧乳腺癌临床上并不多见。

（3）大小。早期乳腺癌的肿块一般较小，有时与小叶增生或一些良性病变不易区分。但即使很小的肿块有时也会累及乳腺悬韧带，而引起局部皮肤的凹陷或乳头回缩等

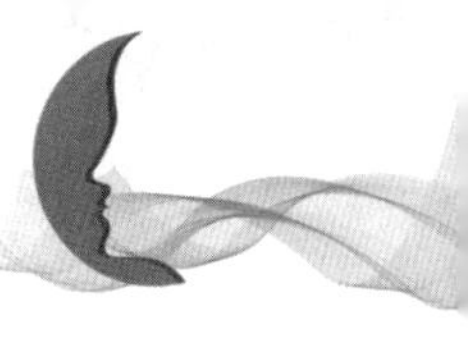

症状，较易在早期发现。

（4）形态和边界。乳腺癌大多数呈浸润性生长，边界欠清。有的可呈扁平状，表面不光滑，有结节感。但需要注意的是，肿块越小，上述征象越不明显。而且少数特殊类型的乳腺癌可因浸润性较轻，呈膨胀性生长，表现为光滑、活动、边界清楚，不易区别于良性肿瘤。

（5）活动度。肿块较小时活动度较大，但这种活动是肿块与其周围组织一起活动。若肿瘤侵犯胸大肌筋膜，则活动度减弱；若肿瘤进一步累及胸大肌，则活动消失。让患者双手叉腰挺胸使胸肌收缩，可见两侧乳腺明显不对称。晚期乳腺癌可侵及胸壁则完全固定，肿瘤周围淋巴结受侵，皮肤水肿可以呈橘皮状，即“橘皮征”，肿瘤周围皮下出现结节呈卫星结节。

（二）乳头溢液

乳头溢液多为血性乳头溢液，发生于单侧、单孔。病理性乳头溢液是指非生理状态下的输乳管泌液。乳头溢液可因多种乳腺疾病而引起，也较易为患者注意，是临床上约10%的患者前来就诊的主要原因之一。在各种乳腺疾病的症状中，其发生率仅次于乳腺肿块和乳腺疼痛的。

（三）皮肤改变

乳头皮肤早期出现典型的“酒窝征”改变，随疾病发展呈“橘皮征”“皮肤卫星结节”等改变；乳腺癌侵犯腺体与皮肤之间的韧带，使之萎缩，可出现皮肤凹陷，这也是早期乳腺癌的症状表现。若乳腺癌细胞阻塞了淋巴管，则造成皮肤水肿，毛囊处凹陷，皮肤呈橘皮样改变，这已是晚期乳腺癌的表现。此外，雌激素是乳腺肿瘤发病的先决条件之一。乳腺癌的发病期为 18 ～ 70 岁不等，年龄多为 30 ～ 60 岁。生育期、更年期是女性乳腺癌的高发阶段，应密切监测使用雌激素替代治疗 10 年以上的妇女，有条件的应对其进行基因筛查。另外，乳腺肿瘤可引起皮肤改变，这与肿瘤的部位、深浅和侵犯程度相关，通常表现为皮肤粘连、皮肤浅表静脉曲张、皮肤发红、皮肤水肿。此外，晚期乳腺癌尚可直接侵犯皮肤而引起溃疡。若溃疡并发细菌感染，则气味难闻。癌细胞若浸润皮内并生长，可在主病灶的周围皮肤形成散在的硬质结节，即“皮肤卫星结节”。

（四）乳头异常

乳头异常包括乳头回缩、抬高、糜烂、破溃等。有时乳头扁平、回缩、凹陷，直至完全缩入乳晕下，看不见乳头。有时整个乳房抬高，两侧乳头不在同一水平面上。乳腺癌患者若有乳头异常改变，通常表现为乳头糜烂或乳头回缩。

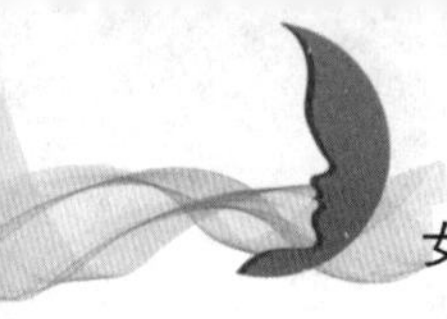

（五）腋窝淋巴结肿大

早期同侧腋窝出现肿大淋巴结，质硬，散在，可推动。随着病情发展，淋巴结可逐渐融合，并在皮肤和周围组织粘连、固定。晚期可在锁骨上和对侧腋窝摸到转移的淋巴结。乳腺癌逐步发展，可侵及淋巴管，向其局部淋巴引流区转移。其中，常见的淋巴转移部位是同侧腋窝淋巴结。淋巴结常由小逐步增大，淋巴结数目由少逐步增多。起初，肿大的淋巴结可以推动，最后相互融合固定。肿大的淋巴结如果侵犯、压迫腋静脉，常可使同侧上肢水肿；侵及臂丛神经时可引起肩部酸痛。检查腋窝淋巴结时，应使患侧上肢尽量放松，这样才可扪及腋窝顶。若能触及肿大淋巴结，尚需要注意淋巴结的数目、大小、质地、活动度及其表面情况，从而与炎症、结核相鉴别。在乳房内未扪及肿块，而以腋窝淋巴结肿大为首发体征来就诊的患者比较少。当腋窝淋巴结肿大，病理诊断证实是转移癌时，除仔细检查其淋巴引流区外，尚须排除肺和消化道的肿瘤。若病理结果提示是转移性腺癌，则要注意“隐匿性乳腺癌”的可能。此时，若未能发现乳房病灶，钼靶摄片或许有助于诊断。淋巴结的激素受体测定结果若为阳性，即使各项检查都未能提示乳房内病灶，仍然要考虑乳腺来源的肿瘤。乳腺癌既可向同侧腋窝淋巴结转移，又可通过前胸壁和内乳淋巴网的相互交通，向对侧腋窝淋巴结转移，发生率为5%左右。此外，晚期乳腺癌尚可有同侧锁骨上淋巴结转移，甚至可有对侧锁骨上淋巴结转移。

（六）乳腺疼痛

乳腺疼痛可见于多种乳腺疾病，但疼痛并不是乳腺肿瘤的常见症状。不论是良性乳腺肿瘤，还是恶性乳腺肿瘤，通常患者并未感觉疼痛。研究结果显示，绝经后出现乳腺疼痛并伴有腺体增厚患者的乳腺癌检出率较高。当然，肿瘤伴有炎症时也可出现胀痛或压痛。晚期肿瘤若侵及神经，或腋窝淋巴结肿大压迫，或肿瘤侵犯臂丛神经，则可出现肩部胀痛。

（七）乳晕异常

炎性乳腺癌患者的乳晕局部皮肤呈炎症样表现，颜色由淡红到深红。开始时炎性样表现比较局限，不久即扩大到大部分乳腺皮肤，同时伴有皮肤水肿、增厚、粗糙，表面温度升高。

五、乳腺癌高风险人群如何预防乳腺癌

乳腺癌为可预防的肿瘤，其防治知识在发达国家较普及，预防治疗、定期筛查及早诊、早治等的医疗资源在发达国家充足；而在发展中国家，受经济基础的影响，资源相对匮乏，这可能是发展中国家与发达国家乳腺癌患者生存率有显著差异的主要原因。在中国乳腺癌防治工作中，城乡差距大、教育水平参差不齐、乳腺癌防治知识普及力度不

足等是需要高度重视的问题。对乳腺癌高危人群的预防应主要从倡导良好的生活方式、合理预防性使用药物及手术切除三个方面着手。制定合理的预防措施已成为对乳腺癌高危人群预防的突破点，既可降低该人群乳腺癌的发病风险，又可减少不必要的医疗消耗，节约社会资源。

（一）生活方式指导

1. 保持适量运动

流行病学研究显示，适当体育锻炼能降低多种肿瘤（如膀胱癌、乳腺癌、结直肠癌、子宫内膜癌、食管癌、胃癌、肾癌等）的发病率和死亡率。对于乳腺癌，中等至高等强度的运动可使发病风险降低10%～25%。虽然具体运动形式及强度尚无规定，但明确合理运动的剂量－反应关系或保持体质量（体重指数为18.5～23.9 kg/m^2）对制定癌症预防指南至关重要。对18～64岁的人群推荐每周坚持至少150 min中等强度运动（每周约5次，每次30 min）或75 min高强度有氧运动，力量性训练2次；对65岁及以上的人群应尽量按照以上建议推荐锻炼。若合并行动受限的慢性疾病，则患者根据医师指导适当调整运动时间和强度。

2. 合理膳食及戒烟限酒

研究结果表明，不健康的饮食习惯（过多摄入红肉和加工肉类、含糖饮料和咸味零食、淀粉类食品和精制碳水化合物）可增加乳腺癌的发病风险。研究者分析整个膳食谱后发现，红肉、加工肉类、煎蛋、黄油、甜食和动物脂肪等可增加乳腺癌的发病风险，而绿色蔬菜、水果、鲜鱼和乳制品等对乳腺有保护作用。可见，合理膳食，尤其是注意添加新鲜蔬果，限制红肉摄入，对预防乳腺癌有不可忽视的作用。吸烟及饮酒与乳腺癌发病风险关系的研究结果提示，摄入大量乙醇既可升高雌激素水平，又可增强细胞膜对致癌物的通透性，增加乳腺癌的发病风险。乳腺癌发病风险在摄入乙醇35～44 g/d后增加32%，摄入即使少量（乙醇摄入量小于15 g/d）或极少量（乙醇摄入量小于7.5 g/d），发病风险也可增加。吸烟及饮酒还可增加乳腺癌患者对侧乳腺的发病风险，尤其吸烟支数大于10支/天者。因此，建议戒烟限酒。即使少量饮酒也应避免长期摄入。成年男性的乙醇摄入量不超过25 g/d，女性的不超过15 g/d。

（二）母乳喂养

研究结果表明，母乳喂养可以减少10%妊娠期乳腺癌的发病风险。母乳喂养还可降低致密性乳腺癌的发病率。每增加12个月母乳喂养时间，乳腺癌发病风险将降低6%。研究结果显示，母乳喂养对妇幼保健，预防乳腺癌、卵巢癌和糖尿病等非传染性疾病，促进婴幼儿智力发育，以及减少超重和肥胖发生都有一定益处。若有条件，推荐母乳喂养宜持续2年，其保护作用更为明显。研究结果显示，母乳喂养12个月可使乳腺癌的发病风险降低26%，这说明母乳喂养是乳腺癌的保护因素。较之从不进行母乳喂养者，曾经进行母乳喂养者的乳腺癌发病风险下降22%。研究结果显示，母乳喂养

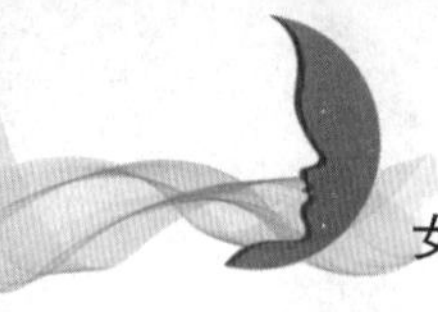

可以预防乳腺癌。将母乳喂养普及化后，每年可减少20 000 名因乳腺癌死亡的患者。

（三）预防治疗

早期药物治疗又被称为化学预防，考虑到该名称会使人联想到癌症和化学治疗，2010 年，其被“预防治疗”所取代。根据《美国国立综合癌症网络指南》和《中国抗癌协会乳腺癌诊治指南与规范》，对乳腺癌高危人群推荐预防治疗。预防乳腺癌的药物种类较多，但有明确循证医学证据的主要包括选择性雌激素受体调节剂和芳香化酶抑制剂/灭活剂。

（四）预防性手术切除

药物预防的不良反应在一定程度上限制其应用。某些特定乳腺癌高危人群也可选择手术预防。乳腺癌预防性手术切除主要包括预防性乳房切除术和预防性输卵管卵巢切除术，其中以预防性输卵管卵巢切除术更常见。预防性手术切除适合于以下人群：①有显著乳腺癌和（或）卵巢癌家族史（一级亲属患双侧乳腺癌，多个年龄小于 50 岁亲属患乳腺癌或卵巢癌）者。②乳腺癌相关基因（*BRCA1*、*BRCA2*、*PTEN*、*TP53*、*CDH1*、*STK11* 等）突变携带者。③患有乳腺小叶原位癌，且有乳腺癌家族史者。④年龄小于 30 岁且接受过胸部放射治疗者，如霍奇金淋巴瘤放射治疗患者。携带 *BRCA1*、*BRCA2* 突变的乳腺癌高危人群，经预防性手术切除肿瘤后发病率显著降低。对乳腺癌患者行对侧乳腺预防性切除后的死亡率降低了 48%。对年龄小于 50 岁的女性行预防性输卵管卵巢切除术后，短期予以激素替代治疗仍可将发病风险降低了 63%。药物和手术预防可能存在的潜在风险包括诱发子宫恶性肿瘤、骨质疏松症、血栓事件、潮热、阴道分泌物增多、出血性功能障碍、疼痛、外形美观受损、焦虑、抑郁等。

六、 乳腺癌早期的自我检查方法

女性经常对乳房进行自我检查对早期发现乳腺癌很有帮助。事实上，90% 乳房肿块，可以由女性规律性的乳房自我检查发现。如果乳腺癌在早期阶段被发现，患者存活的概率会大大提高。80% 的乳房肿块是非癌性的，通过规律地做乳房自我检查可以发现乳房早期的潜在变化。女性应当养成良好的健康保健习惯，20 岁左右就开始进行规律性乳房自我检查，可在每个月月经结束的第 3—第 5 天做自我检查。除此之外，要在月经结束后找个自己容易记忆的时间，在每个月同一天做自我检查。这样自己便会熟悉自身的乳房外形和触感，从而对乳房的变化更敏感。

乳房自我检查的“十步法则”：站在一个光线充足的大镜子前，褪去衣物，观察乳房。如果两个乳房形状和大小不一样，请不必惊慌。大多数女性的乳房大小是不一致的。两臂自然下垂，仔细观察乳房的大小、形状、位置及皮肤的任何变化，看是否有皮肤起皱、小凹、溃疡及变色。检查乳头，看是否有小凹、脱屑及朝向的改变。接着，将

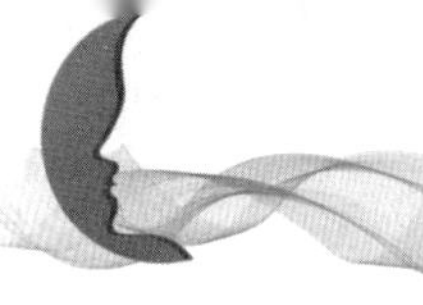

双手掌撑在臀部，并使劲向下压以凸显乳房前的胸肌，转动身体，以便清晰地检查乳房的外部变化。然后，在镜前弯腰，转动手臂和肘部，绷紧胸肌以便乳房向前下坠，观察乳房形状和轮廓的变化。再接着，双手在脑后扣紧，双臂使劲向前压，转动身体以观察乳房的外周部分。记住还要查看乳房的边缘部位，这部分需要用手托起乳房观察。查看乳头是否有液体流出，用拇指和食指捏住乳头外围组织，向乳头方向牵拉，看是否有液体流出。重复同样的动作检查另一侧。检查腋下区域是否有肿块或增生，左手掌按在臀部，右手去触摸左腋窝感觉其变化。用同样的方法检查右腋窝。检查两边锁骨上下是否出现肿块或增生，一侧手臂放于脑后使乳房组织扩展，用另一只手手指掌面部分轻柔地按压感觉乳房，沿着乳房上下来回感觉锁骨到内衣下缘的区域，按此方式直至触摸整个乳房。用同样的方法感觉另一侧。身体平躺在床上，肩下垫小枕头或折叠的毛巾，右手置于脑后，左手手指并拢，用指掌触摸检查右侧乳房的前部。沐浴后可使这部分检查更顺畅，循序对乳房外上、外下、内下、内上象限，最后是中央区做检查，做检查时指掌要紧贴皮肤检查完整个乳房。确定要检查从外侧区域到腋窝下的部分，手指不能脱离皮肤，用力要均匀，用手指夹住乳头看是否有分泌物流出。对另一侧乳房做同样检查。

七、乳腺癌的治疗

影响乳腺癌患者生存的直接因素是骨、肝、肺等脏器的远处转移。对于局限性的乳腺癌，通过彻底的手术切除可以达到治愈目的。乳腺癌的预后与乳腺癌发现时的病期有密切联系。病期愈早，淋巴结无转移，预后愈好，特别是目前乳腺癌以化学治疗为主的综合治疗使乳腺癌成为一种可以治愈的癌症。乳腺癌并非像人们想象的那样可怕，是“不治之症”，只要较早期地发现并予以适当的治疗，其中的许多病例是可以治愈的。乳腺癌的综合治疗如下。

（一）手术治疗

手术治疗是乳腺癌的主要治疗方法之一，乳腺癌手术也从乳癌根治切除术、扩大根治手术、改良根治术向保乳根治术发展。

1. 乳腺癌根治切除术（Halsted 法）

乳腺癌根治切除术（Halsted 法）是标准的乳腺癌根治术。该手术需要切除全部乳房及其周围脂肪组织——切除胸大肌、胸小肌，清除腋窝及锁骨下淋巴结和脂肪组织。切口可采取纵行、横行或梭形切口，但皮肤的切除范围距肿瘤边缘一般不少于 3 cm。手术范围上至锁骨，下至腹直肌上段，外至背阔肌前缘，内至胸骨旁或中线，由乳腺的生理解剖基础所确定。

对需要切除的所有组织应做到整块切除，以防手术中癌组织扩散。乳腺癌根治切除术（Halsted 法）为乳腺癌的基本手术方式。在任何需要廓清腋窝淋巴结的术式中，若要确切地进行廓清，需要掌握乳腺癌根治切除术的手术要领。

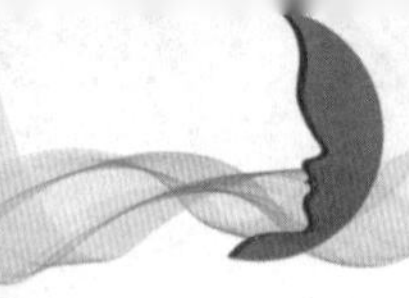

2. 乳腺癌扩大根治手术

乳腺癌的淋巴转移途径最主要的是转移到腋下淋巴结、锁骨下淋巴结，继而转移到锁骨上淋巴结，但是也有相当一部分乳腺癌可以直接转移到胸骨旁的内乳淋巴结，再至锁骨上淋巴结。发生内乳淋巴结转移的概率，与原发肿瘤的部位、疾病分期密切相关，一般以内乳和中央区的肿瘤发生内乳淋巴结转移的机会较大。肿瘤越大，发生该区淋巴结转移的可能性也越大。该手术的主要目的是在乳腺癌根治切除术的基础上清除内乳淋巴结，故而被称为乳腺癌扩大根治术。

3. 乳腺癌改良根治术

乳腺癌改良根治术是乳腺癌的常用外科治疗手段，是早、中期乳腺癌的常用手术方式。该手术要求整块切除全部乳房及其周围脂肪组织、胸大肌筋膜、胸肌间淋巴脂肪组织、腋下淋巴脂肪组织。该术式的特点是保留了胸大肌、胸小肌或只保留胸大肌的功能，故要求保留支配肌肉的胸前神经及伴行血管。胸前神经分为 3 支：①内侧肌支（胸外侧神经）自胸小肌上部内侧穿出，是支配胸大肌的主要神经。②中间肌支自胸小肌中部穿出。③外侧肌支（胸内侧神经）自胸小肌外缘中部穿出，支配胸大肌外 1/3。

4. 保乳根治术

保留乳房的乳腺癌切除术指包括原发病灶在内的部分乳房切除和腋窝淋巴结的切除，术后再对残留乳房进行放射治疗以杀灭可能残存的癌细胞。应用这一方式要确保切除的标本边缘无肿瘤细胞浸润，术后必须进行放射治疗或化学治疗。在获得与根治切除术相同或相似治疗效果的同时，保乳根治术可以保留相对完好的乳房外观，以提高患者的生活质量。此手术方式已有 30 余年的历史。随着对乳腺癌生物特性研究的不断深入，以及放射治疗技术和设备的改进，结合放射治疗的保乳手术已日趋成熟，在西方发达国家开展得尤为广泛。

（二）化学治疗

化学治疗是一种必要的全身性辅助治疗。乳腺癌的化学药物治疗始于 20 世纪 50 年代，开始主要是在乳腺癌术时及术后短程应用，以杀灭由于手术而造成的游离于血循环中的癌细胞。除了 Fisher 应用噻替派及 Nissen-Meyor 的短疗程环磷酰胺化学治疗结果初步提示可提高腋淋巴结转移、绝经前患者的生存率外，其他许多研究均未获得肯定结果。20 世纪 70 年代后为临床辅助化学治疗研究的第 2 阶段。意大利米兰国家癌症研究所和美国乳腺癌术后辅助项目组进行大量前瞻性随机对照试验，并于 1986 年报道了跟踪观察 10 年的结果：两组试验接受化学治疗的患者的无瘤生存期均延长，而尤以 1 ～ 3 年腋淋巴结转移的绝经前患者的效果最为显著。随后的多数研究资料均支持这一结论。自此，乳腺癌辅助化学治疗在乳腺癌综合治疗中的地位得到充分的肯定。近 30 年来，研究者对细胞动力学、药代动力学和临床药理学的认识不断深入，新的抗癌药物得以开发、应用，乳腺癌已成为单用化学治疗或主要通过化学治疗即可治愈的十余种肿瘤之一。化学治疗对提高乳腺癌患者的远期生存率，改善患者的生活质量等有重要

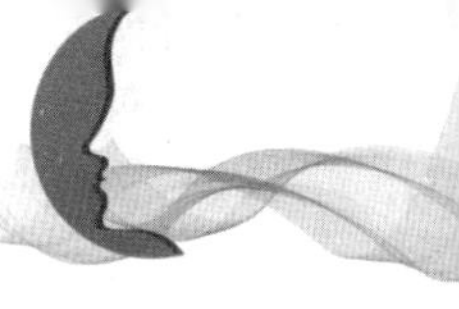

意义。

化学治疗开始前医务人员必须对患者一般情况、肿瘤分期和评价标准等做出准确估计。对于可以进行手术治疗的乳腺癌患者的辅助化学治疗，医务人员寄希望于预防复发转移，彻底治愈；但对于部分复发转移的患者，化学治疗不能治愈，也不能有效延长患者的生存期，盲目使用化学治疗，不仅造成有限的社会资源浪费，也徒增患者的痛苦，甚至可能加速患者的死亡。因此，应根据治疗可能达到的效果，确定不同的治疗目的，并制定相应的治疗策略与具体方案。患者接受化学治疗后，应强化其“根治性化学治疗”的意识，同时尽量使用多种药物进行联合化学治疗。医生对每一具体患者化学治疗方案的制定，必须有前瞻性研究的循证医学理论支持。在此基础上，医生需要综合分析患者诸方面基础条件，应用自己的经验去校正实施方案的细节。常用的乳腺癌化学治疗药物包括多柔比星、表柔比星、多柔比星脂质体、环磷酰胺、紫杉醇、紫杉醇酯质体、白蛋白结合型紫杉醇、多西他赛、氟尿嘧啶、长春瑞滨、顺铂、伊沙匹隆等。

根据治疗目的，化学治疗分为新辅助化学治疗、辅助化学治疗和姑息化学治疗（又被称为挽救性化学治疗）。

（1）新辅助化学治疗。新辅助化学治疗是指在实施乳腺癌手术前进行的化学治疗，主要目的有 3 个：①通过使用敏感的化学治疗药物在手术前杀灭肿瘤细胞，能够减小原发灶的体积，使本来无法手术的患者能够接受手术，或使本来创伤较大的手术变为创伤较小的手术（例如，从无法保留乳腺到能够保留乳腺）。②通过新辅助化学治疗杀伤微小转移病灶，降低手术后远处转移的风险。③部分患者手术治疗后，医生可以根据其病理情况明确新辅助化学治疗疗效，这有助于进行辅助化学治疗的药物选择。

（2）辅助化学治疗。乳腺癌患者经手术后所接受的全身化学治疗被称为辅助化学治疗。辅助化学治疗的主要目的是杀灭手术无法清除的微小病灶或隐匿的远处转移病灶，从而降低肿瘤的局部复发和远处转移概率。

（3）姑息化学治疗。乳腺癌一旦无法手术根治，或手术后出现复发和远处转移，此时所接受的化学治疗即姑息化学治疗。姑息化学治疗的主要目的是控制肿瘤、延缓肿瘤的生长速度，最终提高患者生活质量和延长患者生存期。

（三）放射治疗

放射治疗可以防止局部复发。局部晚期患者或保乳根治术患者应于术后 6 个月内完成在锁骨上、胸骨旁及腋窝等区域的放射治疗。乳腺癌的放射治疗技术主要包括三维适形放射治疗，调强适形放射治疗，图像引导放射治疗，螺旋断层放射治疗机、质子、中子与重离子放射治疗。研究结果显示，保乳根治术及早期乳腺癌保乳手术加术后放射治疗，无论在局部控制率还是在长期生存率上均与改良根治术或根治切除术的相同，术后美容效果和生活质量方面明显优于改良根治术的。值得注意的是，乳腺癌放射治疗的根本目的是最大限度地将照射剂量集中到靶区以杀灭肿瘤细胞，而周围正常组织及器官少受或免受不必要的照射。一些重要器官（如心、肺、脊髓、肝、甲状腺等）则需要特

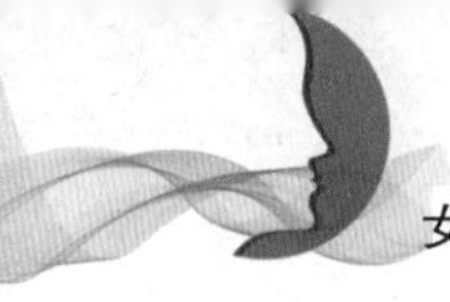

别保护。在实际情况下，完全不照射正常组织是不可能实现的。放射治疗可造成皮肤反应与皮下组织纤维化、乳房纤维化、放射性肺损伤、放射性心脏损伤、放射性臂丛损伤等。

“手术 + 局部放射治疗 + 化学治疗 + 内分泌治疗”的综合治疗模式已成为当前乳腺癌的主要治疗方式。随着对放射生物与放射物理研究的不断深入及放射治疗设备、技术的不断改进，特别是对乳腺癌生物学特征的认识不断深化，放射治疗在乳腺癌的治疗策略中所起的作用越来越凸显，越来越成为关注和研究的重点与焦点。乳腺癌的局部复发多发生于术后 2 ～ 3 年，复发率高达 5%～30%。复发部位以胸壁最为多见，其次为锁骨上淋巴结。放射治疗是乳腺癌综合治疗的重要组成部分，已成为保留乳房的功能保全性手术术后的主流治疗方法，是降低乳腺癌胸壁及区域淋巴结复发、改善预后的有效手段之一。随着放射治疗的理念、原则、治疗技术等诸方面的不断变化，如何进行个体化的解剖区域放射治疗，使放射治疗位置更加精确，靶区适形度更好，已成为乳腺癌术后辅助放射治疗研究的热点和焦点。

（四）内分泌治疗

内分泌治疗受体阳性的乳腺癌患者应用雌激素拮抗药物或消灭雌激素的药物，可以获得较好的抑癌作用。乳腺癌的治疗仍以综合治疗为主，手术、放射治疗、化学治疗、内分泌治疗都是其重要治疗手段，但也各有局限性，临床诊疗中应根据具体病情选择合理的治疗方案。近年来，大量的循证医学证据表明，内分泌治疗在乳腺癌的综合治疗中有着不可取代的地位，无论是作为早期乳腺癌术后预防复发转移的辅助治疗，还是作为复发转移后的晚期乳腺癌解救治疗，都有十分重要的地位。

内分泌治疗的优点主要有以下几方面：①毒副反应一般较轻，对正常组织和器官不引起明显损害，患者耐受性较好，治疗期间患者可以保持较好的生活质量，有利于巩固治疗。②内分泌治疗的中位缓解期可达 12 ～ 18 个月，而联合化学治疗的中位缓解期为 6 ～ 8 个月，仅少数能超过 12 个月。③根据不同状况选择的病例，内分泌治疗的有效率大大提高，疗效与联合化学治疗的相仿。④内分泌治疗交叉耐药现象少，复发的病例采用二线内分泌治疗往往仍可有效。⑤内分泌治疗后病情稳定的患者，其肿瘤量缩减虽未达部分缓解程度，但临床症状明显减轻，可获得与有效病例相仿的缓解期和生存期。⑥口服药使用方便，可以长期使用，而且医疗费用更经济。

乳腺癌内分泌治疗药物品种较多，根据作用机制，内分泌治疗药物可分为选择性雌激素受体调节药、孕激素类、芳香化酶抑制药、促黄体激素释放激素类似物这四类，其中，选择性雌激素受体调节药和芳香化酶抑制药在乳腺癌内分泌治疗中占有主导地位。

我们知道，乳腺细胞中存在雌激素和孕激素受体，在女性不同的生理状态下激素水平会随之发生变化，与此同时，乳腺上皮细胞也会随激素水平的变化而出现相应的改变。乳腺癌细胞同样具有内分泌受体，研究结果表明，约 2/3 的乳腺癌细胞含有定量的雌激素受体，40%～50% 的乳腺癌细胞含孕激素受体。因此，ER 或 PR 阳性的乳腺癌

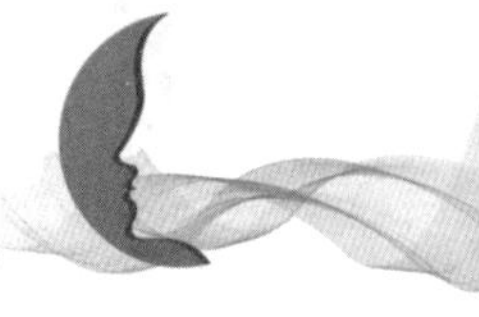

患者对激素治疗敏感，这便构成乳腺癌内分泌治疗的基础。乳腺癌内分泌治疗的适应人群较为广泛，理论上只要雌激素受体或孕激素受体阳性的患者均可以接受内分泌治疗。当然，内分泌治疗的具体时机和使用方式、方法，需要医生根据患者的具体情况灵活选用。内分泌治疗的药物有如下几种：①抗雌激素药物，包括他莫昔芬（三苯氧胺）、托瑞米芬等。②芳香化酶抑制剂，包括来曲唑、阿那曲唑和依西美坦。③卵巢功能抑制剂。卵巢是女性重要的内分泌器官，绝经前女性的雌激素主要由卵巢产生，在一部分乳腺癌患者中需要抑制卵巢功能，从而发挥抗肿瘤的作用，其方法包括卵巢手术切除、卵巢放射治疗和使用药物如戈舍瑞林等。④其他，如孕激素（甲羟孕酮和甲地孕酮）、雄激素。以上方法和药物均可作为乳腺癌内分泌治疗的选择，临床医师会根据患者的具体情况选用最合适的方法进行治疗。

（五）中医治疗

我国特有的中医中药和中西医结合防治肿瘤的研究，取得令人瞩目的进展。中药在化学治疗阶段的主要治则治法包括疏肝健脾法可改善情绪，提高疾病控制率；益气补肾法可增强免疫，降低术后转移率；扶正解毒法可增效减毒，降低不良反应发生率；温阳化痰法可改善症状，提高生活质量。在循证医学背景下，中药联合化学治疗对乳腺癌细胞的生物学作用机制逐渐被挖掘。扶正类中药能够提高胞内药物浓度、调节药物分布，逆转耐药，增效减毒；活血类中药能够调节抑癌基因、增效减毒，下调耐药基因、逆转耐药等。

（六）靶向治疗

乳腺癌分子靶向治疗是指针对乳腺癌发生发展相关的癌基因及其相关表达产物进行的治疗，是继化学治疗和内分泌治疗后的又一种有效的内科治疗手段。这种治疗方法是在细胞分子水平上，针对已经明确的致癌位点来设计相应的治疗药物，分子靶向药物通过阻断肿瘤细胞或相关细胞的信号转导，来控制细胞基因表达的改变，从而抑制或杀死肿瘤细胞。药物进入人体后只会特异性地选择与这些致癌位点相结合并发生作用，最大限度地杀伤肿瘤细胞，而对正常细胞损伤很小。因此，分子靶向治疗又被称为“生物导弹”。

乳腺癌防治知识小贴士

（1）乳腺癌是发生于乳腺上皮组织的恶性肿瘤，是女性最常见的恶性肿瘤。

（2）乳腺癌发生与多个乳腺癌危险因素叠加具有显著相关性。

（3）乳腺癌的危险因素为乳腺癌家族史、良性乳腺疾病、子宫内膜异位症、雌激素水平、月经生育哺乳因素、携带与乳腺癌相关的突变基因、肥胖、生活方式因素和暴露于治疗性电离辐射。

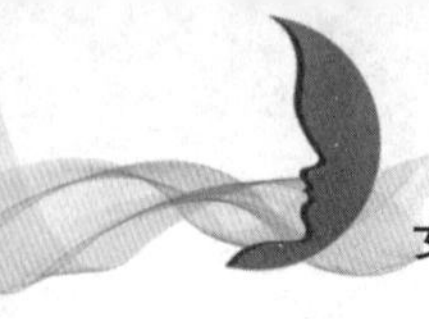

(4) 乳腺癌分为非浸润性癌和原位癌早期浸润。

(5) 早期乳腺癌往往不具备典型的症状和体征，不容易引起重视。乳腺肿块是患者最突出的早期表现。

(6) 指导乳腺癌高风险人群进行生活方式调整，包括保持适量运动、合理膳食及戒烟限酒，能够预防乳腺癌的发生。

(7) 女性20岁左右应开始规律地进行乳房自我检查，以发现乳房早期的潜在变化。乳房自我检查时间为每个月月经结束的第3—第5天。

(8) 乳腺癌并非像人们所想象的那样可怕，只要较早期地发现并予以适当的治疗，其中的许多病例是可以治愈的。

(9) 手术切除可以治愈局限性的乳腺癌。

(10) 化学治疗是一种必要的全身性辅助治疗，对提高乳腺癌患者的远期生存率、改善患者的生活质量等方面有着重要的意义。

第六节 乳腺癌患者的康复指导

一、乳腺癌患者在康复期如何加强营养

越来越多的循证医学证据表明，乳腺癌患者的营养状态与疾病治疗效果、复发风险、死亡风险及生活质量等密切相关。适当的营养治疗不仅可帮助乳腺癌患者保持良好的营养状态和生活习惯，增加治疗耐受性，改善治疗效果，提高生活质量，而且可降低乳腺癌患者的复发和死亡风险。乳腺癌康复期患者合理搭配食物，能够促进身体康复。

在患者居家调养期间，家属应根据患者的身体状况及对治疗的反应做好安排。如果患者术后身体十分虚弱，加之放射治疗、化学治疗后的不良反应严重，则应以卧床静养为主，先不要急于起来活动。饮食上应予比较容易消化的、合患者口味的、富含各种维生素及微量元素的食物，少食油腻的食物。如果患者术后一般状况尚好，但放射治疗、化学治疗后出现骨髓抑制，即血细胞明显减少时，应尽量减少外出，避免与感冒患者接触，减少发生各种感染的机会，如血小板显著下降，还应避免外伤，避免各种出血倾向。若患者放射治疗、化学治疗后出现厌食、恶心、呕吐等消化道反应，则应安排少食多餐，予清淡可口食物；吞咽时宜小口细嚼慢咽；餐后不要平躺，宜半坐卧位，不宜立即活动。

在食物选择中，不同食物有不同的作用：①食用菌类。银耳、黑木耳、香菇、猴头菇、茯苓等是天然的生物反应调节剂，能增强人体免疫能力，增强身体的抵抗力，有较强的防癌作用。②水产品。黄鱼、甲鱼、泥鳅、带鱼、章鱼、鱿鱼、海参、牡蛎及海带、海蒿子等含丰富的微量元素，有保护乳腺、抑制癌症生长的作用。③水果。葡萄、

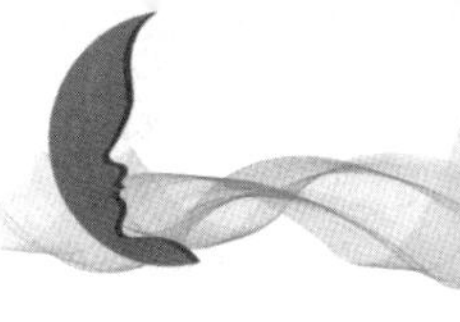

猕猴桃、柠檬、草莓、柑橘、无花果等不仅含有多种维生素，还含有抗癌和防止致癌物质亚硝基胺合成的物质。④蔬菜。番茄、胡萝卜、菜花、南瓜、大蒜、洋葱、芦笋、黄瓜、丝瓜、萝卜和一些绿叶蔬菜等富含大量维生素及膳食纤维等，可补充身体所需要的维生素，促进新陈代谢和胃肠蠕动，有利于身体健康。⑤牛奶及其制品。牛奶及其制品有益于乳腺保健，可以补充钙。⑥谷类。小麦（面粉）、玉米、大豆及一些杂粮等均有利于健康。大麦含有大量的可溶性和不可溶性纤维素。可溶性纤维素可帮助身体对脂肪、胆固醇和碳水化合物的新陈代谢，并降低胆固醇含量。不可溶性纤维素有助于消化系统的健康，并预防癌症。⑦坚果。坚果是食物的果仁和果种，含大量的抗氧化剂，可起到抗癌的效果。

在乳腺癌康复期可以采用中草药进补，但需要根据时期的不同选择合适的补品：①铁皮枫斗，性微寒、甘，归胃、肾经，益胃生津，滋阴清热。体质偏热的患者，即平时表现为怕热、喜冷饮、舌红苔薄脉细滑者，可适当进补一些枫斗；在乳腺癌放射治疗期间，患者易出现口干舌燥等副作用，此时服用枫斗，能益胃生津，缓解症状。②冬虫夏草，性温，归肺、肾经，补肺气，益肾精。体质偏寒的患者，即平时表现为怕冷、喜热饮、舌淡苔白脉细者，可以适当进补一些冬虫夏草，以温补肺气，益气固表，提高患者的免疫力，改善患者生活质量。③灵芝，性平，能补气养血，养心安神，止咳平咳。体质平和、无偏寒和偏热征象的患者可以适当服用。值得注意的是，有临床报告部分肿瘤患者在食用灵芝孢子粉后可出现肿瘤指标升高的现象，此时不必多虑，往往在停服后其指标可恢复到正常水平。

二、 乳腺癌患者在康复期如进行康复锻炼

很多患者都渴望开展一些体育活动进行身体锻炼，但又不知适合做哪些运动。患者可以根据病情进行被动运动、助力运动和主动运动。

（一）被动运动

被动运动是全靠外力帮助来完成的运动，适合于瘫痪卧床的患者，他们可在家属和医护人员的帮助下活动上下肢体、关节等。活动时，要注意锻炼肢体的各个关节和各部位的肌肉，可进行如头部左右、上下扭动，肩部前后绕环、上抬，上肢以肩为轴的上举、以肘为轴的屈伸、以腕为轴的转动等，下肢以髋为轴的上举、以膝为轴的屈伸、以踝为轴的转动等。

（二）助力运动

助力运动主要用于患者肌肉无力或肌肉麻痹的功能锻炼，是由他人或患者本人的健康肢体或利用器械的力量来协助患肢进行的运动。助力运动的方法与被动运动的基本相同，只是患者要以自己锻炼为主，用外力辅助。

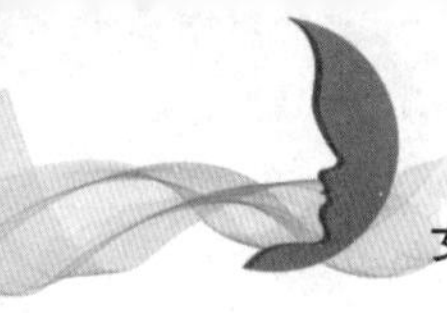

（三）主动运动

主动运动是患者在病情许可的范围内主动进行锻炼的方法，可以帮助患者恢复肌力，增加活动范围，改善肌肉的协调性，提高速度与耐受力。患者可以做全身运动的体操，同时加强局部的锻炼。进行上肢锻炼可以做哑铃操，进行下肢锻炼时可以做抬腿、踢腿、下蹲等活动。身体条件好的患者可进行一些小运动量的活动，如做普拉提、做广播操、散步、慢跑、打太极拳、跳健身舞、练气功等。

1. 做普拉提

普拉提是由德国人约瑟夫．休佰特斯・普拉提（Joseph Hubertus Pilates）创编的一种运动方式和技能。普拉提本人生前称其创编的这一套独特的运动为“控制术”。这是一种温和的锻炼方式，可以舒缓全身肌肉及提高人体躯干控制能力，同时可以促进新陈代谢及呼吸、循环系统功能，还能帮助集中注意力和放松，改善整体健康。而且，这项运动不受活动地点、年龄和身体条件的限制，可以终身练习，因此，于乳腺癌患者而言是一项极好的康复疗法。普拉提可以改善肌肉力量及运动感觉，对手术造成的运动障碍和感觉障碍有一定改善作用。这项运动分为不同的锻炼级别，患者可根据自身具体情况来选择合适强度的练习，术后早期即可开始。通过锻炼核心力量，普拉提可以提高患者的日常生活能力，增加患者的积极情绪，减少抑郁，使患者能更好地面对社会生活。

2. 打太极拳

太极是阴阳的统一体，在拳法中表现为立体圆。太极拳要求练习者的动作在圆的运动中连绵不断，动作且慢且圆，柔和缓慢，动静结合。其练习要求和动作要领恰能使乳腺癌患者在练习过程中平心静气，同时有助于患侧肢体功能的恢复。

3. 打八段锦

八段锦是一种由八节动作组成的健身运动方法，其练法有八句口诀。以其中第一句口诀为“双手托天理三焦”为例，要求练习者双手自体侧缓缓举至头顶，转掌心向上，用力向上托举，托举数次后，双手转掌心向下，沿体前缓缓按至小腹，还原。可以看到，这组动作有利于患者患侧肢体的锻炼，有助于淋巴回流。

三、乳腺癌患者手术后如何预防复发

（一）术后易复发人群

随着现代科技的发展和人类对乳腺癌这种疾病认识程度的逐渐加深，乳腺癌已经被越来越多的肿瘤学家认为是一种“慢性疾病”和“全身疾病”。虽然乳腺癌患者在初次诊断的时候乳腺癌属于早期，手术切除得非常彻底，患者也经历非常规范的放射治疗、化学治疗、内分泌治疗，但术后复发的风险仍然存在，尤其是在术后的 1 ～ 3 年。因此，寻找乳腺癌术后容易复发的人群具有一定的现实意义。

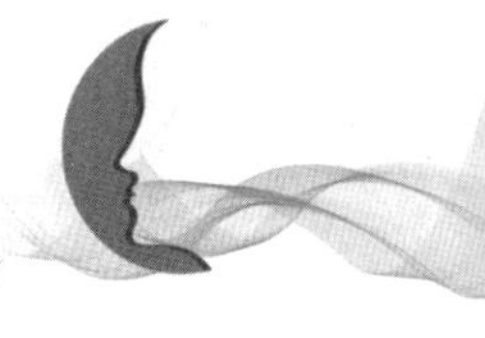

目前已明确的是，具有以下临床因素的患者容易出现手术后复发：①肿瘤直径大于2 cm。②病理组织学分级高。③有瘤周脉管浸润。④HER-2 阳性。⑤年龄小于 35 岁。除以上临床因素外，如果患者接受的手术不规范，没有按照要求进行相应的术后辅助治疗等，也容易导致疾病复发。另外，虽然肿瘤本身的特性也越来越受学者关注，不断有研究者分析肿瘤的基因变化、异常蛋白表达等因素，并试图通过数学模型的方法来预测肿瘤复发和转移的概率，但这些技术仍未在临床上得到广泛的检验和实际应用。

即使具有上述的高危因素，患者也不必过度恐慌，高危并不意味着必然复发和转移，只要接受正规的术后辅助治疗，还是有望根治早期乳腺癌；没有上述高危因素的患者也不可麻痹大意，放松警惕而不接受标准治疗，否则可能会错失治愈乳腺癌的良好时机。

（二）定期复查和随访

随着医学的进步，乳腺癌的生存率有了很大的改善，是预后最好的肿瘤之一。但即便是早期乳腺癌患者，手术之后体内仍可能有残留的癌细胞，肿瘤复发的风险仍然存在。乳腺癌手术后 5 年内是复发高危险期，尤其是在手术后 1 ～ 3 年复发的风险最高。如果是晚期乳腺癌患者，体内的癌细胞很难被完全清除，到一定时间可能还是会重新发展起来。因此，乳腺癌患者定期复查，及时随访，可以尽早发现癌肿有无复发或远处转移，此时癌肿不大，容易治疗和控制。因此，乳腺癌治疗结束后，必须定期复查和随访。

虽然乳腺癌复发早期缺乏明显的临床表现，诊断比较困难，但也有一些“蛛丝马迹”，因此，只要患者留意观察，按时随访，通过各种检查，认真分析，是能够及时发现的。乳腺癌治疗结束的患者在治疗后 2 年内，每 4 ～ 6 个月应复查 1 次；3 ～ 5 年，每半年复查 1 次；5 年以后，每年复查 1 次，持续终身。如果患者身体有任何不适应随时就诊。复查的主要内容包括对患者身体状况和脏器功能的评估，以及检查有无局部复发或远处转移。检查的手段包括体格检查、实验室检查、X 线检查、B 超检查、CT 或磁共振检查、肠镜检查、妇科检查等，必要时还可以做 PET-CT 检查。乳腺癌患者一定要遵照医生的嘱咐，定期到医院进行必要的身体复查。复查时要携带治疗前后的诊断检查报告，以便与复查的检查结果相比较。一次复查没发现转移或复发的征象，也不能认为万事大吉，应坚持定期复查和随访。

四、 乳腺癌患者在康复期如何进行自我心理调适

患者的心理状态对乳腺癌治疗效果有一定影响，乳腺癌患者若能正确认识疾病，与家属共同努力，建立并维持乐观、向上、积极、勇敢的心理防御体系，牢固树立和肿瘤抗争的战斗精神，积极配合治疗，必能提高治疗效果。

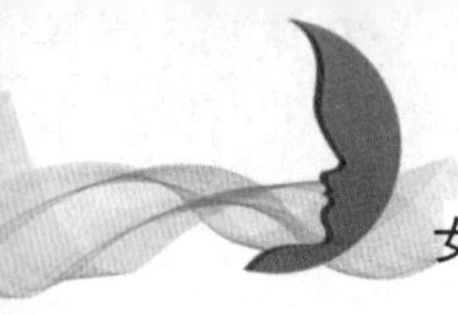

1. 树立和病魔斗争的坚定信念

乳腺癌的发生和发展是一个长期复杂的过程，现代医学对肿瘤的起因、本质，对肿瘤患者的全身免疫情况等，已有较为深入的研究，有关心理干预在肿瘤治疗过程中的积极作用国内外也有大量研究。乳腺癌患者往往会伴随紧张、恐惧、悲观和焦虑等一系列不良心理，这些不良的心理刺激可导致患者的机体免疫功能降低，进而对病情造成不利影响。患者应该在医生及其家属的积极支持和帮助下，正确地认识肿瘤，牢固树立“肿瘤目前已经是一种通过综合治疗可以临床治愈或者长期带瘤生存的可治可防性疾病”的观念，树立和病魔斗争的坚定信念，乐观豁达地对待疾病。

2. 敢于说出自己的心理困惑和情绪障碍

心理的微妙变化是奇特的，患者作为一个个体，与周围的环境和人有着千丝万缕的关系。周围人的一言一行，都可能会对患者和疾病抗争的心态产生影响，从而影响疾病的治疗效果。患者应该勇敢地说出自己的心理困惑和情绪障碍，及时地寻求家人和朋友的关心与帮助，及时地调整自己的心态，宜静而不躁，保持乐观情绪，积极配合治疗。临床上有许多有较长的生存期和较高的生存质量的肿瘤患者。良好的治疗效果固然与正规的中西医结合治疗有密切关系，但与患者能够较早勇敢地说出自己的内心困惑，及时得到亲人的细致呵护和情感支持也是分不开的。

3. 积极参加正常的社会活动

患者在保证体力充沛的情况下，积极地参加正常的社会活动，不仅可以使自身的价值感和与朋友、家人融为一体的归属感增强，而且可以使自己更加珍惜生活，激发自己的内在潜能，更好地与病魔做斗争。对于肿瘤患者，即使是晚期肿瘤患者，培养或者坚持有益的业余爱好，如书法、棋类、钓鱼、绘画、音乐、弹奏等，都是有益的。

4. 采取中医情志治疗方法

中医学认为，喜怒哀乐是人正常的情绪表达，但是过度焦虑、忧伤、思虑会伤及脏腑，对人体健康不利。例如，《黄帝内经》就提出“怒伤肝”“喜伤心”“思伤脾”“忧伤肺”“恐伤肾”等。尤其是中医学还根据五行学说，提出情绪之间可以相互制约、相互牵制，如怒能制忧（思）、喜能制悲、忧能制恐（惊）、悲能制怒、恐能制喜，中医将这种疗法称为“以情制情”，是一种独具特色的情志疗法。如果运用恰当，该疗法在疾病的康复中可以发挥重要作用。

“恐伤肾，思胜恐”，过度的恐惧会伤及肾脏，使肾气涣散，不利于康复或会加重病情，而通过强化“思”这一情绪体验，便有利于收敛涣散的神气，促使患者排解“恐”这一不良情绪的影响。围手术期、化学治疗期及康复期的乳腺癌患者，往往出于对疾病或治疗的过度恐惧而出现失眠、心悸、多愁善感等表现，应充分鼓励患者，让患者展望未来康复后的美好生活，回忆家庭的温馨、社会的关爱，纠正其负性认知，增强战胜疾病的信心。

目前，有不少情志疗法的临床试验，其疗效已逐渐获得临床数据支持，可在乳腺癌患者自我调适中起到一定的治疗效果。

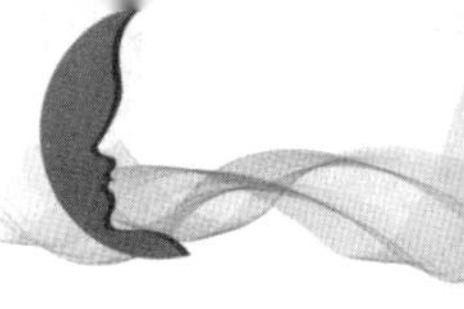

五、 乳房重建

乳房重建已成为乳腺癌治疗中一个不可忽视的重要环节。根据乳房重建时机的不同，乳房重建一般可分为即刻乳房重建（Ⅰ期乳房重建）和延迟乳房重建（Ⅱ期乳房重建）。

（一） Ⅰ期乳房重建

1. Ⅰ期乳房重建的方式

Ⅰ期乳房重建指在乳房切除的同时进行乳房重建，有假体植入、自体移植两种方法。假体植入，指应用乳房假体植入皮下或胸大肌下进行乳房再造。自体肌皮瓣的移植现在有两种：一种是背阔肌皮瓣移植，就是将患者同侧的背阔肌及组织转移过来，填充到乳腺；另一种是腹壁下动脉穿支的腹直肌肌皮瓣移植，将腹壁较多脂肪移至乳房。

2. Ⅰ期乳房重建的优点

（1）即刻乳房重建后患者没有乳房缺失的打击，易于将重建乳房看作自己身体的一部分，可以在无明显身体畸形的状态中生活，从而降低了心理障碍的发生率。从躯体形象、焦虑、精神压抑、自尊自重及满意度等指标考察，即刻乳房重建均优于延迟乳房重建。

（2）由于乳房切除后遗留的组织未受到瘢痕的影响，决定乳房形体效果的重要结构如乳房下皱襞得以保留，即刻重建的乳房形体效果也明显优于延迟重建的乳房。

（3）乳房切除与重建两个手术同时完成，较分次完成节省了时间和费用。

3. 假体乳房重建和自体组织乳房重建选择

假体乳房重建是利用人工材料（如硅胶）填充在已经切除掉的乳腺组织部位，重塑乳房外形的方法。其优点是创伤小，手术易行；缺点是植入物可能不安全（有破裂的风险），组织相容性差，长期异物刺激可能导致局部发生恶变，术后放射治疗可能导致重建失败。自体组织乳房重建是利用自体的组织（一般是其他部位的脂肪组织）填充在切除的乳腺组织部位，重塑乳房外形的方法。其优点是自体组织填充，患者感觉良好，不会有排斥反应以及局部刺激导致恶变的风险；缺点是手术时间长，增加一次创伤（取皮瓣）。

假体乳房重建和自体组织乳房重建到底如何选择，主要取决于两个因素：疾病的状态和患者自身意愿。从疾病状态的角度来说，肿瘤的分期对于选择哪一种重建方法非常重要，如果肿瘤侵犯皮肤，一般就不能选择假体乳房重建；如果腋淋巴结转移较多，一般也不选择假体乳房重建。如果疾病状态没有绝对的禁忌，选择哪种植入方法就主要取决于患者的主观意愿。

4. Ⅰ期乳房重建禁忌证

Ⅰ期乳房重建禁忌证包括：①有全身转移和局部复发，则不宜进行乳房再造手术。

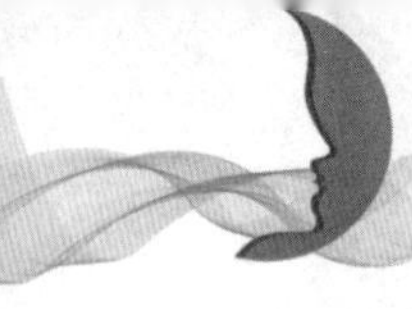

②患者肿瘤分期本身偏晚，乳腺癌术后有高复发的危险因素，预计患者存活时间短者。③乳腺癌患者乳房切除术后6个月内，患者正处于放射治疗、化学治疗等抗癌治疗期间。④大面积胸壁放射性损伤者。⑤瘢痕体质者。⑥正在妊娠或哺乳的患者。

（二）Ⅱ期乳房重建

Ⅱ期乳房重建，指完成乳腺癌手术与辅助治疗后观察数年，确认没有肿瘤复发、转移后再行乳房重建。Ⅱ期乳房重建的优点是能做出理性判断，术后满意度较高；缺点是需要做2次手术，费用高。乳房重建手术是利用自体组织移植或乳房假体重建来弥补因患乳房疾病或乳房切除术后引起的胸壁畸形和乳房缺损。1992年美国食品药品监督管理局限制使用硅凝胶乳房假体以来，应用自体组织移植再造乳房成为主流，有应用下腹直肌肌皮瓣、背阔肌肌皮瓣、臀大肌肌皮瓣和局部胸腹部皮瓣进行移植等方法。

乳腺癌康复知识小贴士

（1）营养治疗不仅能帮助乳腺癌患者保持良好的营养状态和生活习惯、增加治疗耐受性、改善治疗效果、提高生活质量，而且可降低乳腺癌患者的复发和死亡风险。

（2）乳腺癌患者进行康复锻炼应与自身的身体状况相适应。不能自由活动的患者，可以根据病情进行被动运动、助力运动。能自由活动患者可以进行适量的主动活动，如做广播操、散步、慢跑、打太极拳、跳健身舞、练气功、做普拉提等。

（3）乳腺癌手术后5年内是复发高危险期，乳腺癌患者必须定期复查和及时随访。

（4）患者树立积极的肿瘤抗争信念，积极配合治疗，能够提高治疗效果。

（5）家属及朋友帮助患者说出自己的心理困惑和情绪障碍，并给予患者细致呵护和情感支持是至关重要的。

（6）乳房重建已成为乳腺癌治疗中一个不可忽视的重要环节。

参考文献

[1] 安丽颖，王毅，陈园. 女性可触性乳腺囊肿发生乳腺癌的危险性［J］. 中国医药指南，2014，12（30）：61－62.

[2] 岑东芝，丛鹏，全天一，等. 乳腺癌中医辨证分型对新辅助化学治疗疗效及预后的影响［J］. 中医杂志，2016，57（10）：856－859.

[3] 柴铁劬. 火针疗法［M］. 北京：中国中医药出版社，2006：1－198.

[4] 陈万青，李霓，菊芳，等. 中国城市癌症早诊早治项目进展［J］. 中国肿瘤，2019，28（1）：23－25.

[5] 陈英霞. 乳腺囊肿发病与脾虚的相关性研究［D］. 广州：广州中医药大学，2019.

[6] 陈颖艳，陈丽婵，廖燕婷. 高频超声诊断乳腺纤维腺瘤的临床价值研究［J］. 现代医用影像学，

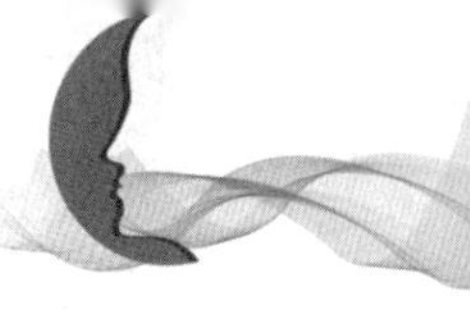

2021，30（5）：934－936.
［7］储天莉．特发性肉芽肿性乳腺炎研究治疗进展［J］．中国城乡企业卫生，2019，34（8）：74－76.
［8］崔超．浆细胞性乳腺炎的诊治进展研究［J］．中国社区医师，2018，34（27）：6－7.
［9］崔健，孙善美，刘晓红，等．宋鲁成综合疗法治疗乳腺增生症经验总结［J］．中国中医基础医学杂志，2020，26（3）：399－400，422.
［10］崔琦，杨接辉，潘承欣，等．微创穿刺置管引流治疗哺乳期化脓性乳腺炎的疗效评价［J］．吉林医学，2020，41（5）：1112－1113.
［11］董蕊娟，张英英，杜海兰，等．乳针平刺配合穴位点击疗法治疗乳汁淤积性乳腺炎100例［J］．陕西中医，2016，37（4）：480，508.
［12］杜雪娇．有氧运动联合认知行为疗法对乳腺癌放射治疗患者癌因性疲乏的效果研究［D］．呼和浩特：内蒙古医科大学，2021.
［13］方芳，郭汝松，刘云涛，等．期门穴刺络拔罐治疗乳腺增生的效果［J］．广东医学，2016，37（12）：1881－1883.
［14］高瑞珂．疏肝健脾法治疗乳腺癌的疗效评价及对瘤前抑郁障碍小鼠乳腺癌作用机制研究［D］．北京：中国中医科学院，2021.
［15］高雅军，马祥君，汪洁，等．非手术治疗脓肿、窦道及瘘管型浆细胞性乳腺炎［J］．中华乳腺病杂志（电子版），2013，7（5）：379－380.
［16］国家肿瘤质控中心乳腺癌专家委员会，北京乳腺病防治学会健康管理专业委员会．中国乳腺癌随诊随访与健康管理指南（2022版）［J］．中华肿瘤杂志，2022，44（1）：1－28.
［17］郝敬春．彩色多普勒超声在乳腺增生性疾病诊断中的应用价值［J］．世界最新医学信息文摘，2016，16（37）：138.
［18］郝敏，马兴久．乳腺癌：诊疗知识手册［M］．济南：山东科学技术出版社，2010：232－290.
［19］何洁，黄伟俊，熊玥．非特异度乳腺炎的声像图表现及鉴别诊断［J］．中国超声医学杂志，2020，36（1）：30－32.
［20］何井华，田文，陈伟．常见疾病防治手册［M］．上海：第二军医大学出版社，2014：144－145.
［21］何珉珉．彩超对乳腺腺瘤样增生与乳腺纤维腺瘤的鉴别诊断价值分析［J］．临床医药文献电子杂志，2018，5（4）：148，151.
［22］赫捷，陈万青，李霓，等．中国女性乳腺癌筛查与早诊早治指南（2021，北京）［J］．中华肿瘤杂志，2021，43（4）：357－382.
［23］洪陈，彭鑫瑜，郭吟，等．乳腺癌运动干预研究进展的可视化分析［J］．肿瘤防治研究，2022，49（1）：32－39.
［24］胡新春．初产妇哺乳期乳腺炎发生的危险因素分析［J］．中国妇幼保健，2020，35（21）：3982－3985.
［25］胡芸，杨帆．炎性乳癌诊断与治疗的现状及研究进展［J］．中国普通外科杂志，2019，28（11）：1421－1430.
［26］胡作为．乳腺肿瘤的诊断与治疗［M］．郑州：河南科学技术出版，2018：398－402.
［27］黄汉源．浆细胞性乳腺炎外科治疗进展：整形外科技术的应用［J］．中华乳腺病杂志（电子

版),2013,7(3):210-214.

[28] 黄静,杨湘红,刘爱,等. 农村地区妇女"两癌"筛查项目实施中的问题与对策[J]. 中国全科医学,2020,23(13):1680-1686.

[29] 贾巍,张红真,王文娟,等. 早期浆细胞性乳腺炎超声引导穿刺抽液与区段切除的效果对比[J]. 实用医学杂志,2017,33(22):3749-3751.

[30] 姜楠. 通络散结汤治疗乳腺增生66例[J]. 河南中医,2016,36(8):1448-1449.

[31] 敬旭军,吴惠慈,林中满,等. 微创旋切术联合消癖散结汤对乳腺纤维腺瘤患者疗效及雌激素的影响[J]. 医学理论与实践,2021,34(15):2630-2631.

[32] 康娅楠,余小敬,牛永志. 彩色多普勒超声对浆细胞性乳腺炎的诊断应用及声像图特征研究[J]. 实用医技杂志,2021,28(10):1194-1197.

[33] 赖丽芳,陈增鹏,邓科穗. 乳腺增生患者与健康女性的五态人格比较研究[J]. 江西医药,2019,54(6):649-651.

[34] 李斌,廖秋月,王兆芬,等. 中国女性乳腺增生危险因素荟萃分析[J]. 中国健康教育,2016,32(5):443-446.

[35] 李冬. 单纯性乳腺囊肿采用消癖散结合曲安奈德注射液治疗的疗效与安全性分析[J]. 临床医药文献电子杂志,2019,6(3):157.

[36] 李红,李朋,陈震. 乳腺癌发病危险因素的Meta分析[J]. 实用预防医学,2014,21(9):1097-1101.

[37] 李卉,黎晓彤,宁平,等. 女性乳腺增生症影响因素研究[J]. 中国慢性病预防与控制,2010,18(1):17-19.

[38] 李利娟,张寰,梁晓峰,等. 乳腺癌高危人群预防措施的研究进展[J]. 中国肿瘤临床,2020,47(1):39-42.

[39] 李树玲. 乳腺肿瘤学[M]. 2版. 北京:科学技术文献出版社,2007:288-291.

[40] 李薇. 乳腺癌患者的营养治疗专家共识[J]. 肿瘤代谢与营养电子杂志,2021,8(4):374-379.

[41] 李泽颖. 云南地区乳腺癌患者宏观营养素摄入调查及分析[D]. 昆明:昆明医科大学,2020.

[42] 林淑雯,李天禹. 乳腺增生症中西医发病机制及治疗的认识[J]. 齐齐哈尔医学院学报,2020,41(6):742-744.

[43] 刘芳,邓妍. 预康复策略在乳腺癌患者中的应用进展[J]. 当代护士,2022,29(1):24-27.

[44] 刘海勇,樊艳,郭琪. 西黄胶囊联合他莫昔芬治疗乳腺增生症的临床研究[J]. 现代药物与临床,2020,35(4):683-687.

[45] 刘晓丹,许文婷,杨亮,等. 非家族性青年三阴性乳腺癌与BRCA1基因突变的关系[J]. 安徽医科大学学报,2015,50(8):1168-1172.

[46] 刘淑珍,马骁骏,杨丽君,等. 酒精摄入与女性乳腺癌发病风险的Meta分析[J]. 现代预防医学,2018,45(20):3707-3711.

[47] 刘真真,李连方,张崇建. 河南省肿瘤医院临床早期乳腺癌手术治疗专家共识[J]. 中华肿瘤防治杂志,2019,26(24):1833-1837.

[48] 刘子梅,沈赞. 三阴性乳腺癌靶向治疗最新进展[J]. 中国癌症杂志,2017,27(1):36-40.

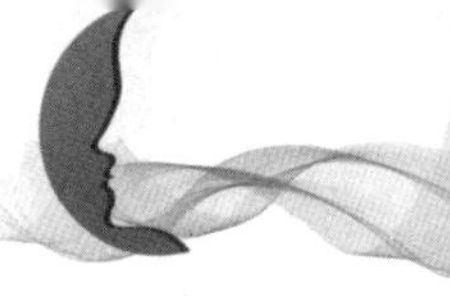

[49] 鲁瑞婷. 超声引导下微创旋切术治疗乳腺纤维腺瘤效果分析［D］. 新乡：新乡医学院，2020.

[50] 陆恒. 现代家庭医生［M］. 武汉：湖北科学技术出版社，2018：753－756.

[51] 罗舟，章佳新，符德元，等. 炎性乳腺癌诊治进展［J］. 中华乳腺病杂志（电子版），2015，9（5）：330－333.

[52] 马红玲，宁立芬. 化脓性乳腺炎患者的 IL－6、CRP、ESR 水平及感染状况分析［J］. 湖南师范大学学报（医学版），2020，17（3）：73－75.

[53] 马薇，金泉秀，吴云飞，等. 乳腺增生症诊治专家共识［J］. 中国实用外科杂志，2016，36（7）：759－762.

[54] 马云飞，孙旭，念家云，等. 乳腺癌中医证候研究进展与思考［J］. 中华中医药杂志，2018，33（8）：3495－3497.

[55] 孟亚秋，徐晓帆，顾军，等. 术中放射治疗在早期乳腺癌保乳手术中的应用［J］. 医学研究生学报，2017，30（5）：534－536.

[56] 潘惠萍，梁秀京. 乳腺增生病内分泌免疫变化与中医辨证分型相关性研究［J］. 临床医药文献电子杂志，2019，6（66）：33－34.

[57] 蒲洁琨，汤建华，龙卿. 乳腺增生病的中西医治疗进展［J］. 河北北方学院学报（自然科学版），2020，36（10）：66－69.

[58] 祁国荣，郭思明，阎淑娟，等. 浅谈乳腺增生病的周期论治［J］. 四川中医，2008（7）：84－85.

[59] 乔楠，倪毓生，屈卫龙，等. 内消乳核冲剂治疗肝郁气滞型乳腺增生症患者的临床疗效及对情志改善的影响［J］. 中华中医药杂志，2021，36（7）：4391－4394.

[60] 祁坤. 中医外科伤科名著集成·外科大成［M］. 北京：华夏出版社，1997，1，5－60.

[61] 邱幼冬，黄祥武，常曦东，等. 辨证治疗乳腺增生症 43 例临床观察［J］. 湖北中医杂志，2010，32（10）：46.

[62] 裘佳佳，李平. 有氧运动对提高乳腺癌康复期患者生命质量的荟萃分析［J］. 中华护理杂志，2017，52（3）：300－306.

[63] 曲宏. 常见病特效穴位按摩图解［M］. 北京：中国中医药出版社，2012：261－263.

[64] 任德华. 钼靶 X 线诊断乳腺增生症的价值意义［J］. 大家健康（学术版），2013，7（10）：51.

[65] 任辉. 乳腺癌患者癌症复发恐惧的影响因素及其发展轨迹研究［D］. 长春：吉林大学，2021.

[66] 任晓瑞，张硕，陈震霖. 基于“女子以肝为先天”论治乳腺增生［J］. 世界中医药，2019，14（11）：3092－3096.

[67] 任意. 家庭医生小百科［M］. 武汉：崇文书局，2001：304－306.

[68] 任玉芬. 乳腺增生患者应用综合护理干预的效果［J］. 中国医药指南，2020，18（26）：188－189.

[69] 邵莉莉，余达，张凌燕. 乳腺增生病患者中医辨证分型与神经－内分泌－免疫相关指标的相关性分析［J］. 现代实用医学，2019，31（8）：1078－1080.

[70] 沈乐乐，曹岐新，马庆峰. 逍遥散加味配合超声引导下无水乙醇注射治疗单纯性乳腺囊肿临床观察［J］. 中国中医药科技，2019，26（1）：108－109.

[71] 宋尔卫，陈凯，刘荫华，等. 中国早期乳腺癌保乳手术临床实践指南（2022 版）［J］. 中国实用

外科杂志，2022，42（2）：132－136.
[72] 宋潇逸，邵华. 中西医对治疗乳腺增生症的研究进展［J］. 当代医药论丛，2018，16（9）：136－137.
[73] 苏柏栓. 针灸联合消癖汤治疗乳腺增生临床研究［J］. 中医学报，2012，27（8）：1073－1074.
[74] 孙静，郑冰雅，罗丹，等. 我国肉芽肿性乳腺炎研究现状的文献计量分析［J］. 湖南中医杂志，2020，36（8）：145－147.
[75] 孙正魁. 乳腺癌患者指南［M］. 南昌：江西科学技术出版社，2018：111－122.
[76] 田思胜. 朱丹溪医学全书［M］. 北京：中国中医药出版社，2006：17－199.
[77] 田新民. 自拟疏肝活血散结法治疗年轻女性乳腺增生疗效分析［J］. 中医临床研究，2014，6（7）：116－117.
[78] 万红英. 柴鹿消肿汤治疗肝郁痰凝型乳腺囊肿病的临床疗效观察［D］. 哈尔滨：黑龙江中医药大学，2014.
[79] 王宝菊. 乳腺增生发病机制相关研究进展［J］. 中国城乡企业卫生，2021，36（11）：50－52.
[80] 王海霞，段永亮. 中西医治疗乳腺增生症的研究进展［J］. 新疆中医药，2015，33（4）：108－111.
[81] 王华，张著学，顾丽，等. 抗分枝杆菌药物治疗特发性肉芽肿性乳腺炎的疗效评价［J］. 福建医科大学学报，2019，53（3）：163－167.
[82] 王模日根，杨雨民. 保乳手术与改良根治术治疗早期乳腺癌的疗效及并发症发生率观察［J］. 沈阳药科大学学报，2021，38（S2）：38.
[83] 王颀，宁平，马祥君. 中国哺乳期乳腺炎诊治指南［J］. 中华乳腺病杂志（电子版），2020，14（1）：10－14.
[84] 王爽，朴艺兰. 多模态超声诊断乳腺腺病研究进展［J］. 中国现代医生，2021，59（17）：189－192.
[85] 王婷. 浆细胞性乳腺炎临床特点及中医治疗用药规律的分析研究［D］. 北京：北京中医药大学，2016.
[86] 王文莉，王小燕，刘桂霞. 精神科女性护理人员乳腺增生的超声诊断分析［J］. 影像研究与医学应用，2019，3（18）：254－255.
[87] 王欣冉，张建国. 炎性乳腺癌的诊断与治疗进展［J］. 中国现代普通外科进展，2019，22（4）：308－311.
[88] 王学海，张义侠. 乳腺超声诊断与病例分析［M］. 沈阳：辽宁科学技术出版社，2015：1－158.
[89] 王艳新. 彩色多普勒超声检查在乳腺增生症患者中的应用价值［J］. 医疗装备，2016，29（1）：17－18.
[90] 韦春燕. 乳腺囊性增生病的中医药治疗近况［J］. 实用中西医结合临床，2021，21（1）：157－159.
[91] 魏青，周秀芳. 中西医治疗乳腺增生症的研究进展［J］. 内蒙古医科大学学报，2021，43（4）：434－437.
[92] 温晓琼. 中西医结合治疗和护理对哺乳期乳腺囊肿切开术患者临床疗效和炎症细胞因子的影响分析［J］. 实用妇科内分泌杂志，2018，5（31）：148.

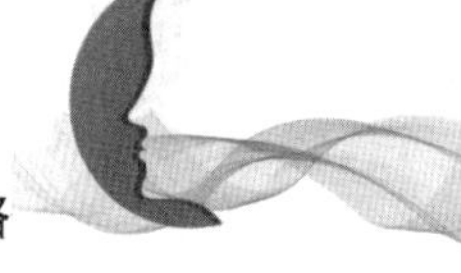

[93] 吴炅，修秉虬，张琪. 乳腺癌保乳手术与重建策略 [J]. 中国实用外科杂志，2021，41 (11)：1213－1216.
[94] 吴昊，吴洵邦，宋文宇. 中医针刺法治疗乳腺增生的研究进展 [J]. 中国继续医学教育，2021，13 (28)：194－198.
[95] 吴剑斌，罗明敏，王红玫，等. 哺乳期乳腺炎发展为乳腺脓肿的危险因素分析 [J]. 中国医药指南，2020，18 (34)：6－9.
[96] 吴念，陈元文，冯虎翼. 导管周围乳腺炎的病因和治疗研究新进展 [J]. 检验医学与临床，2022，19 (1)：127－129.
[97] 吴祥德，董守义. 乳腺疾病诊治 [M]. 北京：人卫生出版社，2000：248－250.
[98] 肖敏，李三荣，周戌. 特发性肉芽肿性乳腺炎发病的危险因素分析 [J]. 中华乳腺病杂志（电子版），2019，13 (5)：277－280.
[99] 谢倩. 乳腺增生患者要合理安排日常饮食 [J]. 幸福家庭，2020 (5)：39.
[100] 谢兴建. 外科学 [M]. 4 版. 北京：中国中医药出版社，2016：112.
[101] 徐春燕. 基于全景穿刺图像分析的乳腺癌新辅助化学治疗疗效预测 [D]. 南京：南京信息工程大学，2021.
[102] 徐国成，韩秋生，舒强，等. 局部解剖学彩色图谱 [M]. 沈阳：辽宁科学技术出版社，2012：43.
[103] 徐璐，曾雪，张志强，等. 乳腺癌分子靶向治疗的现状与展望 [J]. 中国实用外科杂志，2015，35 (7)：790－793.
[104] 徐瑞波. 益生菌 *Lactobacillus rhamnosus* Probio-M9 对金黄色葡萄球菌性大鼠乳腺炎的治疗及机制研究 [D]. 呼和浩特：内蒙古农业大学，2021：1－104.
[105] 徐晓帆，薛玉，王璐，等. 术中放射治疗与术后放射治疗在早期乳腺癌保乳手术中的应用比较 [J]. 医学研究生学报，2021，34 (9)：947－952.
[106] 许贺，赵天永. 导管周围乳腺炎治疗策略研究进展 [J]. 内蒙古医学杂志，2019，51 (5)：533－535.
[107] 闫炳荃. 哺乳期和非哺乳期乳腺炎相关致病因素的分析 [D]. 西宁：青海大学，2021：1－42.
[108] 闫兆鹏. 美国医师执照考试（USMLE）临床知识手册 [M]. 上海：上海交通大学出版社，2019：126.
[109] 杨洪漪，胡橙，章烨欣，等. 导管周围乳腺炎的中西医诊疗研究进展 [J]. 中医临床研究，2020，12 (3)：132－135.
[110] 杨洁，郑凤龙. 乳腺增生症的病因及诊治 [J]. 现代养生，2014 (14)：126.
[111] 杨文涛，步宏. 乳腺癌新辅助化学治疗后的病理诊断专家共识 [J]. 中华病理学杂志，2015，44 (4)：232－236.
[112] 杨兴霞，武彪. 浆细胞性乳腺炎的诊治进展 [J]. 中华乳腺病杂志（电子版），2015，9 (2)：115－118.
[113] 喻培，曾敬雅，邓小丽，等. 六味消乳散外敷联合乳房按摩治疗乳汁淤积性乳腺炎疗效观察 [J]. 中医学报，2018，33 (8)：1571－1575.
[114] 臧远胜，秦文星. 抗癌必修课 · 乳腺癌 [M]. 2 版. 上海：上海科学技术出版社，2019：

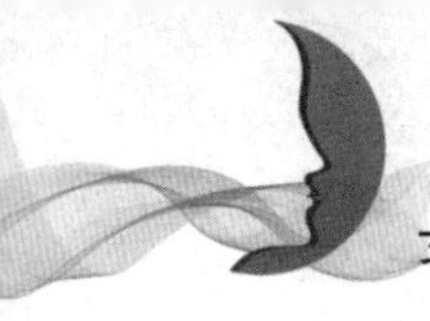

73 - 89.

[115] 早期乳腺癌保留乳房手术中国专家共识（2019 版） [J]. 中华外科杂志，2019，57（2）：81 - 84.

[116] 曾炜，朱世亮，黄雅芳. 高频彩色多着勒超声对乳腺管内乳头状瘤的诊断价值 [J]. 中国癌症杂志，2003（2）：63 - 65.

[117] 曾颖，何文山，王唯，等. 75490 例妇女乳腺疾病筛查及流行病学因素探讨 [J]. 中国妇幼保健，2009，24（11）：1465 - 1467.

[118] 曾愈程，康颖，刘芳，等. 乳腺癌新辅助化学治疗疗效与预后关系研究进展 [J]. 实用医学杂志，2018，34（10）：1610 - 1612，1617.

[119] 张保宁. 乳腺肿瘤学 [M]. 北京：人民卫生出版社，2013：453 - 456.

[120] 张辰铭. 消癖散联合超声引导穿刺术治疗乳腺囊肿的疗效观察 [J]. 医学理论与实践，2021，34（10）：1693 - 1695.

[121] 张河川，郭思智，朱练. 乳腺增生症与焦虑抑郁及婚姻质量的相关研究 [J]. 中国公共卫生，2003（4）：44 - 45.

[122] 张俊武. 新编实用医学词典 [M]. 北京：北京医科大学中国协和医科大学联合出版社，1994：1331 - 1361.

[123] 张敏璐，彭鹏，吴春晓，等. 2008—2012 年中国肿瘤登记地区女性乳腺癌发病和死亡分析 [J]. 中华肿瘤杂志，2019，41（4）：315 - 320.

[124] 张倩，杜嘉，蔺光帅，等. 非哺乳期乳腺炎棒状杆菌感染的诊治进展 [J]. 医学综述，2021，27（24）：4888 - 4892.

[125] 萨特·达马·考尔. 乳腺癌防治及康复实用手册 [M]. 张少华，乙苏北，编译. 沈阳：辽宁科学技术出版社，2020：201 - 227.

[126] 张少华，王晓稼，江泽飞，等. 乳腺癌内分泌治疗专家共识（2023 版）[J]. 中华医学杂志，103（38）：2993 - 3001.

[127] 赵梦，王冲，朱强，等. 非哺乳期乳腺炎的危险因素分析及预测模型建立 [J]. 中国医刊，2021，56（5）：497 - 500.

[128] 赵亚莉. 女性乳腺疾病体检数据分析及防治 [J]. 铁路节能环保与安全卫生，2018，8（6）：321 - 324.

[129] 郑粉善. 基于马斯洛理论的乳腺癌患者需求工具开发及干预效果评价 [D]. 延吉：延边大学，2021.

[130] 郑荣寿，孙可欣，张思维，等. 2015 年中国恶性肿瘤流行情况分析 [J]. 中华肿瘤杂志，2019，41（1）：19 - 28.

[131] 中国抗癌协会，国家肿瘤临床医学研究中心（天津医科大学肿瘤医院）. 中国女性乳腺癌筛查指南 [J]. 中国肿瘤临床，2019，46（9）：429 - 431.

[132] 中国抗癌协会乳腺癌专业委员会. 中国抗癌协会乳腺癌诊治指南与规范（2021 年版） [J]. 中国癌症杂志，2021，31（10）：954 - 1040.

[133] 中国抗癌协会肿瘤营养与支持治疗专业委员会. 中国肿瘤营养治疗指南 [M]. 北京：人民卫生出版社，2015.

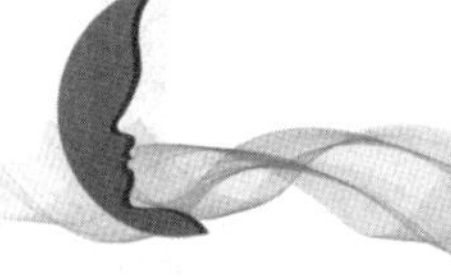

[134] 中国乳腺癌靶向治疗药物安全性管理专家共识 [J]. 中国癌症杂志，2019，29 (12)：993－1006.

[135] 钟悦. 靳三针结合消结安治疗乳腺增生病的临床疗效观察 [D]. 广州：广州中医药大学，2021.

[136] 周燕萍. 乳腺肿瘤的诊断与治疗 [M]. 郑州：河南科学技术出版社，2018：1－14.

[137] 周哲人，刘庆安，李红侠，等. 在校女性职工乳腺增生发病因素及健康教育分析 [J]. 中外女性健康研究，2019 (10)：197－198.

[138] 朱林波，李鹏飞，张鹏斌. 浆细胞性乳腺炎的诊断与治疗研究进展 [J]. 浙江医学，2019，41 (5)：496－498.

[139] 朱明玥，吕志刚. 近代名老中医治疗乳腺癌经验浅析 [J]. 中华中医药杂志，2019，34 (7)：3162－3166.

[140] 朱相提. 环乳晕切口术与微创旋切术治疗乳腺纤维腺瘤效果比较 [J]. 河南医学研究，2021，30 (5)：858－860.

[141] 宗晴晴，邓晶，许迪. 乳腺纤维腺瘤病超声表现与病理结果对照研究及误诊分析 [J]. 肿瘤影像学，2019，28 (6)：384－389.

[142] 邹林翰. 超声引导下激光闭合术治疗乳腺囊肿的临床研究 [D]. 广州：南方医科大学，2018.

[143] 邹凌云，杨柳，何晓玲，等. 有氧运动对乳腺癌患者癌因性疲乏疗效的 Meta 分析 [J]. 中国全科医学，2014，17 (13)：1524－1528.

[144] BRAY F, FERLAY J, SOERJOMATARAM I, et al. Global cancer statistics 2018: GLOBOCAN estimates of incidence and mortality worldwide for 36 cancers in 185 countries [J]. CA: a cancer journal for clinicians, 2018, 68 (6): 394－424.

[145] CHEN W, ZHENG R, BAADE P D, et al. Cancer statistics in China, 2015 [J]. CA: a cancer journal for clinicians, 2016, 66 (2): 115－132.

[146] DESANTIS C E, MA J, GAUDET M M, et al. Breast cancer statistics, 2019 [J]. CA: a cancer journal for clinicians, 2019, 69 (6): 438－451.

[147] GHANTA S A, VINARD A H, et al. Breast fibromatosis: making the case for primary vs secondary subtypes [J]. The breast journal, 2020, 26 (4): 697－701.

[148] JEFFE D B, PÉREZ M, COLE E F, et al. The effects of surgery type and chemotherapy on early-stage breast cancer patients' quality of life over 2-year follow-up [J]. Annals surgical oncology, 2016, 23 (3): 735－743.

[149] LAKHANI S R. The transition from hyperplasia to invasive carcinoma of the breast [J]. Journal of pathology, 2015, 87 (3): 272－278.

[150] MCTIERNAN A, FRIEDENREICH C M, KATZMARZYK P T, et al. Physical activity in cancer prevention and survival: a systematic review [J]. Medicine and science in sports and exercise, 2019, 51 (6): 1252－1261.

[151] NAOMI A, ANN M T. 乳腺癌普拉提康复疗法 [M]. 谷元廷，吕鹏威，主译. 郑州：河南科学技术出版社，2020：123－157.

[152] NINDREA R D, ARYANDONO T, LAZUARDI L, et al. Family history of breast cancer and breast

cancer risk between Malays ethnicity in Malaysia and Indonesia: a meta-analysis [J]. Iranian journal of public health , 2019, 48 (2): 198 -205.

[153] SIEGEL R L, MILLER K D, JEMAL A. Cancer statistics, 2019 [J] CA: a cancer journal for clinicians, 2019, 69 (1): 7 -34.

[154] VICTORA G, BAHL R, BARROS A J D, et al. Breastfeeding in the 21st century: epidemiology, mechanisms, and lifelong effect [J]. Lancet, 2016, 387 (10017): 475 -490.

[155] VISHWAKARMA G, NDETAN H, DAS D N, et al. Reproductive factors and breast cancer risk: a meta-analysis of case control studies in Indian women [J]. South Asian journal of cancer, 2019, 8 (2): 80 -84.

[156] WHO Classification of Tumors Editorial Board. WHO classification of tumours series, breast tumors. 5th ed [M]. Lyon (France): International Agency for Research on Cancer, 2019: 11 -21.

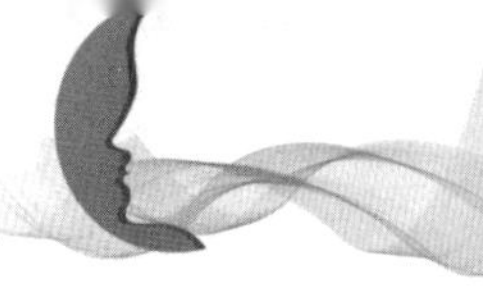

第二章　女性宫颈癌风险疾病的防治策略

第一节　外阴炎及阴道炎的预防与治疗

一、 外阴炎概述

外阴炎症是由病原体侵犯或受到各种不良刺激引起的外阴发炎，可独立存在，更多时与阴道炎、泌尿系疾病、肛门直肠疾病或全身性疾病并发，或为某些外阴疾病病变过程中的表现之一。

（二）外阴炎的病因

阴道的弱酸性环境能保持阴部的自洁功能。西医认为，阴道的环境经常受到宿主的代谢产物、细菌本身的产物及外源性因素（性交、冲洗及其他因素）的干扰而不稳定。阴道菌群非常复杂，除原虫、真菌外，还包括很多需氧菌及厌氧菌，这些微生物可分为共栖的及病理性的，都生长在一个共同的环境内，各微生物之间可能有拮抗作用。此外，氢离子浓度也影响其生长。pH 为 3.8 ～ 4.2 时，有利于共栖菌的繁殖，尤其是乳酸杆菌，其是健康阴道中的主要菌种，在阴道液中的密度可达 10^5 ～ 10^8 CFU/mL。阴道被微生物感染后，若乳酸杆菌占优势，仍能维持 pH 为 3.8 ～ 4.2，则不会致病，且乳酸杆菌还能产生过氧化氢，对其他微生物有毒性作用而抑制其繁殖。其他微生物如乳链球菌、肠杆菌、变形杆菌等在阴道下端常见，平时不产生症状。阴道菌群之间彼此制约，使病理菌不产生作用，而这种平衡一旦被破坏，互相制约作用就会消失，氢离子浓度也随之下降，乳酸杆菌失去优势，病理菌得以繁殖，就会产生症状。

1. 引起女性外阴炎的病原体

引起女性外阴炎症的病原体共有两大来源，即来自原本寄生于阴道内的菌群，以及来自外界入侵的病原体。

（1）来自自身阴道内的菌群。正常情况下，阴部内以阴道杆菌占优势，还有少量厌氧菌、支原体及念珠菌，这些菌群形成一种正常的生态平衡。但当人体免疫力低下、内分泌激素发生变化，或外来因素如组织损伤、性交，破坏了阴部的生态平衡时，这些常住的菌群会变成致病菌，冲破阴道屏障而引起感染。

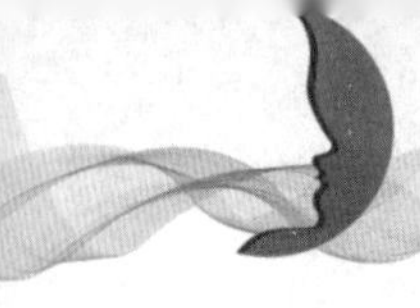

（2）来自外界入侵的病原体。接触被感染的公共场所的坐便器、浴盆、浴池、座椅、毛巾，或使用不洁卫生纸，都可能造成感染。其他致病菌，如厌氧菌大量繁殖（厌氧菌的脱羧酶作用于加德纳菌产生的某种氨基酸，生成挥发性胺类，产生难闻的鱼腥臭味）时，黏附细菌的阴道表层细胞脱落，阴道分泌物增多，就会造成外阴炎的发生。

2. 引起女性外阴炎的刺激因素

常见的刺激因素有阴道分泌物刺激（包括阴道分泌物增多流至外阴刺激，月经或月经垫、内裤等的刺激）和其他刺激因素。其他刺激因素包括糖尿病患者的尿液、尿瘘患者的尿液、肠癌患者的粪便、肠道蛲虫、混合感染（常见病原菌为葡萄球菌、链球菌和大肠杆菌）等。

（三）外阴炎的临床表现

一般炎症限于小阴唇内外侧，严重时整个外阴部均可发炎、肿胀、充血，甚至糜烂、形成浅表溃疡，有灼热、痒感，搔抓后有疼痛感。这些症状往往在排尿时加重。病程长时则皮肤增厚、粗糙，有皮裂感、奇痒感。

（四）常见的外阴炎

1. 非特异性外阴炎

妇女的外阴部在一般性细菌（如葡萄球菌、大肠杆菌、链球菌）、粪便、阴道分泌物或其他物理、化学因素刺激下而发生的皮肤黏膜炎症称为非特异性外阴炎，多见于绝经后女性。

（1）病因。外阴暴露于外，与尿道、肛门、阴道邻近，若不注意皮肤清洁，月经血、产后恶露、阴道分泌物、尿液、粪便等刺激均可引起不同程度的外阴炎症。引起外阴炎症的刺激因素还有糖尿病患者的尿液刺激、粪瘘患者的粪便刺激、尿瘘患者的尿液长期浸渍等。此外，穿紧身化纤内裤、月经垫通透性差、外阴局部潮湿等也均可引起外阴部炎症。

（2）临床表现。非特异性外阴炎感染常由一个毛囊的底部起始，逐渐侵犯附近的许多脂肪柱，如果再向四周扩展，侵入多个毛囊群，就会形成多个脓头的痈。常见的痈呈一片微微隆起，紫红色，界限不清，中央有多个脓栓，破溃后为蜂窝状，之后中央部坏死溶解，形成火山口样塌陷，内含大量脓液和坏死组织。表现为外阴水肿，剧烈疼痛，淋巴结肿大，全身发热、畏寒，体温在38.5 ℃左右，白细胞计数增高等。

A. 急性炎症。患者先感到外阴不适，继而出现瘙痒及疼痛感，或有灼热感，同时可出现外阴部位（包括大、小阴唇，阴蒂皮肤及黏膜）有不同程度的肿胀充血，严重时还会形成糜烂、溃疡，或出现大片湿疹等，并伴有排尿痛、性交痛。另外，外阴部位出现毛囊炎时，也可以因脓肿的发生而使外阴高度肿胀及疼痛，进而形成疖肿。

B. 慢性炎症。慢性炎症主要表现为外阴瘙痒，皮肤增厚、粗糙、皲裂，也可伴有

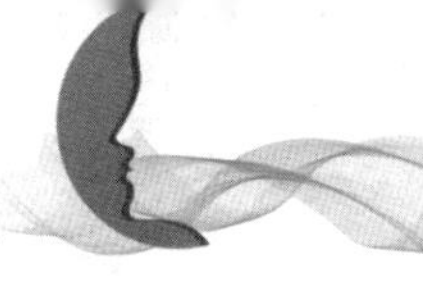

排尿痛或性交痛。除上述临床表现外，在妇科检查方面还应着重检查阴道及尿道口、尿道旁腺，并注意有无尿瘘或粪瘘。此外，也需要进行诸如阴道分泌物、尿糖定性、大便虫卵等实验室检查，以排除霉菌、滴虫、淋病奈瑟菌感染，以及糖尿病、蛲虫感染等。

2. 前庭大腺炎

前庭大腺位于两侧大阴唇后部，腺管开口于小阴唇内侧靠近处女膜处，因其解剖部位发病部位的特点，在性交、分娩或其他情况污染外阴部时，病原体容易侵入而引起炎症。以育龄妇女多见。

（1）病因。病原体多为葡萄球菌、大肠杆菌、链球菌及肠球菌等，随着性传播疾病发病率的增加，淋病奈瑟菌及沙眼衣原体成为最常见的病原体。此外还有厌氧菌，其中又以类杆菌最多见，类杆菌属是正常阴道寄居者，故感染机会较多。本病常为混合感染。

（2）临床表现。急性前庭大腺炎多见于一侧，发病时首先侵犯腺管，呈急性化脓性炎症变化，局部有红、肿、热、痛，即患侧外阴部肿胀，有灼热感，疼痛剧烈，有时有坠胀及大小便困难的感觉。一侧大阴唇部位红、肿、热、痛，于大阴唇下 1/3 处形成硬结，有波动感及压痛，则形成前庭大腺脓肿。如已形成脓肿，触之肿块局部可有波动感，触痛明显，如未及时处理，脓腔内压增大时，可自行破溃。脓液流出后，患者自觉轻松；如破口小，引流不畅通，可反复发作，常使患者行走坐卧不安。前庭大腺炎常有腹股沟淋巴结肿大、体温升高及白细胞计数增加等全身症状。

（3）诊断。根据病史及临床所见诊断并不困难。外阴一侧阴道口前庭大腺部位有红肿、压痛的肿块，与外阴皮肤可有粘连或无粘连。如已有破口，挤压局部可见有分泌物或脓液流出；若为淋病奈瑟菌感染，脓液稀薄、淡黄色。当脓肿形成时，肿块触之有波动感，脓肿直径可达 5 ～ 6 cm，患者可出现腹股沟淋巴结肿大、体温升高及白细胞计数增加等。

（4）并发症。如不及时处理脓肿，该脓肿偶可向后侧方向播散形成直肠周围脓肿，有时甚至向直肠溃破。脓肿切开排脓后，多数脓腔可完全闭合而痊愈，但偶亦可形成瘘管，不断有少量分泌物排出，触诊时可扪及小硬结，有轻微压痛，挤压时有时可从瘘口流出脓液。有时瘘口自行封闭或狭窄，又可蓄积脓液而再次形成脓肿，亦可能反复发作，经久不愈。前庭大腺炎急性期后，由于腺管口阻塞，腺内分泌液不能排出而潴留，形成前庭大腺囊肿。

3. 前庭大腺囊肿

前庭大腺囊肿因前庭大腺腺管开口部阻塞、分泌物积聚于腺腔而形成。前庭大腺囊肿可继发感染，形成脓肿并反复发作。

（1）病因。①前庭大腺脓肿消退后，腺管阻塞，分泌物不能排出，脓液吸收后由黏液分泌物所代替。②先天性腺管狭窄或腺腔内黏液浓稠，分泌物排出不畅，导致脓肿形成。③前庭大腺管损伤，如分娩时会阴与阴道裂伤后瘢痕阻塞腺管口，或会阴一侧切开术损伤腺管。

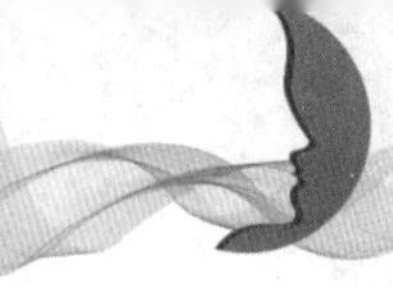

（2）临床表现。前庭大腺囊肿多由小逐渐增大，囊肿多为单侧，也可为双侧。若囊肿小且无感染，患者无自觉症状，通常于妇科检查时被发现；若囊肿大，可有外阴坠胀感或性交不适。检查见囊肿多呈椭圆形，大小不等，位于外阴部后下方，可向大阴唇外侧突起。

4. 性病

性病常见如外阴尖锐湿疣、软下疳、生殖器疱疹、淋病等。以下主要介绍外阴尖锐湿疣。

外阴尖锐湿疣又称生殖器疣或性病疣，是由人乳头瘤病毒（human papilloma virus，HPV）感染所致。但值得注意的是，妇女在性激素水平较高时期，外阴长期受大量分泌物刺激，亦可出现类似尖锐湿疣的症状，称为外阴假性尖锐湿疣，属慢性非特异性增生性炎症，与性生活的关系不明显，在病因、病理与处理上均与尖锐湿疣不同。尖锐湿疣的传染源不仅是患者，还包括病毒携带者及亚临床患者。本病潜伏期为 1 ～ 8 个月，通常平均为 3 个月。临床表现多种多样，初期常无症状、无痛苦，刚开始为小的淡红色、暗红色或污灰色乳头状突起，逐渐增大加多，相互融合或相互重叠，根部有蒂，表面凹凸不平，湿润柔软，呈乳头样、菜花样突起。病损增大时，可有压迫及痒感，表面易于糜烂，渗出混浊浆液，带有恶臭，且每次因搔抓引起继发性感染。在生殖器温度较低而干燥部位的损害常表现为小而扁平状，而在温热、湿润部位常呈丝状或乳头瘤状，易融合成大团块。男性尖锐湿疣好发于冠状沟、龟头、系带、尿道口，有时见于阴茎体及周围皮肤，很少见于阴囊。在女性多见于阴蒂、阴唇、肛周、阴道及宫颈。典型的生殖器疣病灶是离散型的，主要的传播途径是经性交直接传播，有不洁的性生活史、多个性伴侣者最易感染；其次是通过污染的衣物、器械间接传播。

（1）病因。尖锐湿疣是由 HPV 感染引起的鳞状上皮增生性疣状病变。HPV 有多种亚型，与生殖道尖锐湿疣有关的主要有 HPV 6 型、HPV 11 型、HPV 16 型、HPV 18 型。国内外报道的外阴尖锐湿疣的发病率均明显升高，已成为常见的女性性传播疾病。HPV 主要感染鳞状上皮，50% ～ 70% 外阴尖锐湿疣同时伴有阴道、宫颈的尖锐湿疣，且易与多种性传播疾病（如淋病奈瑟菌、滴虫、白念珠菌、衣原体、梅毒螺旋体等）感染引起的性病并存。温暖、潮湿的外阴皮肤有利于 HPV 的生长；妊娠以及患糖尿病、影响细胞免疫功能的全身疾病时，HPV 生长迅速，且不易控制。少部分患者的尖锐湿疣可自行消退，但机制不明。HPV 除可引起生殖道的尖锐湿疣外，还可能与生殖道肿瘤的癌前病变有关。尤其是 HPV 16 型、HPV 18 型与外阴癌、宫颈癌的关系更为密切。

（2）临床表现。潜伏期为 3 周至 8 个月，平均为 3 个月。患者以年轻妇女居多。病变以性交时容易受损伤的部位多见，如舟状窝附近、大小阴唇、肛门周围、阴道前庭、尿道口，也可累及阴道和宫颈。临床症状常不明显，部分患者有外阴瘙痒、烧灼痛或性交后疼痛。典型体征是初起为微小、散在的乳头状疣，柔软，其上有细小的指样突起或小而尖的丘疹，质稍硬，孤立、散在或呈簇状，粉色或白色。病灶逐渐增大、增多，互相融合成鸡冠状或菜花状，顶端可有角化或感染溃烂。宫颈病变多为扁平状，肉眼难以

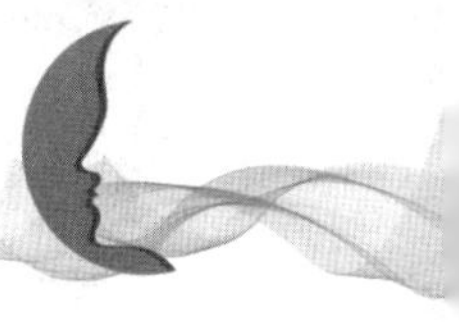

发现，常需阴道镜及醋酸试验协助发现。

（3）诊断检查。对于典型病例，肉眼可做出诊断。外阴有尖锐湿疣者，应仔细检查阴道及宫颈以免漏诊。对体征不典型者，则需进行辅助检查以确诊。主要辅助检查有以下几种：

A. 细胞学检查。可见到挖空细胞，表现为中层细胞核大，有时可见到双核核深染，核周有大空泡。虽然挖空细胞的特异性较高，但其检出率较低。

B. 阴道镜检查。阴道镜检查对发现宫颈病变颇有帮助。典型病灶表现为每个乳头状突起的半透明表皮下都有中央血管袢。宫颈涂以3%乙酸溶液后，可见移行区内外鳞状上皮呈白色斑块，表面隆起不平或为小乳头指样突起，有中央毛细血管，也可表现为点状血管呈花坛状或呈细小镶嵌排列。

C. 病理组织学检查。尖锐湿疣镜下呈外向性生长，增生的乳头小而密集，表层细胞有角化不全或过度角化；棘细胞层高度增生，有挖空细胞出现，为HPV感染的特征性改变；基底细胞增生，真皮水肿，毛细血管扩张，周围有慢性炎细胞浸润。

D. PCR。PCR方法简便快速、敏感性高、特异性强，可检测极微量HPV的DNA，不仅可确诊是否为HPV感染，且能确定HPV的类型。注意取新鲜病变表面的刮取物或病变组织以提高阳性率。

E. 核酸DNA探针杂交。以原位杂交应用较多。原位杂交是直接在组织切片或细胞涂片上进行杂交反应，通过光镜检查。此法有助于对组织学可疑病变的鉴别。

二、外阴炎的预防与治疗

（一）非特异性外阴炎

1. 预防

（1）养成健康的生活习惯。健康的生活习惯包括充足的睡眠；规律的饮食，多吃水果和蔬菜；适当的锻炼，缓解压力和紧张等。

（2）良好的卫生习惯。使用公用设施时多加注意；平时穿宽松棉质内裤，内衣裤与其余衣物应分开洗涤、消毒，避免交叉感染；尽量不使用卫生巾和护垫，每天清洗外阴，尽量少冲洗阴道。

（3）注意避孕，治疗月经不调。人工流产后细菌容易滋生。如果月经量过多、时间过长，阴道内的血液是细菌生长的最好温床，因此，月经不调时最好接受调经治疗。

（4）居住场所应通风、保持清洁，防止因潮湿导致病菌大量滋生。避免接触被感染的公共场所的坐便器、浴盆、浴池座椅、毛巾等，不使用不洁卫生纸。

（5）积极治疗相关疾病。

2. 治疗

治疗原则为保持局部清洁、干燥。治疗包括病因治疗和局部治疗。

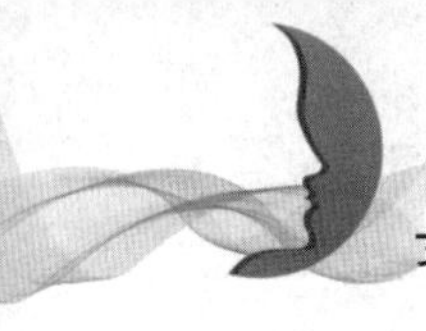

（1）病因治疗。若患有糖尿病则积极治疗糖尿病；若有尿瘘、粪瘘，应及时行修补术。

（2）局部治疗。可用0.1%聚维酮碘液或1∶5 000高锰酸钾坐浴，每天1～2次，每次15～30 min，5～10次为1个疗程。浴液浓度不宜过浓，以免灼伤皮肤。坐浴时要使会阴部浸没于溶液中，经期停止坐浴。坐浴后，局部涂抹抗生素软膏或紫草油。也可用中药煎水熏洗外阴部，每天1～2次，且研究发现中药熏洗效果优于西药坐浴。急性期还可选用微波或红外线进行局部物理治疗。

（二）前庭大腺炎

1. 预防

保持外阴清洁是预防感染的主要方法。每天清洗外阴，不穿尼龙内裤，患外阴炎时及时治疗，在一定程度上能预防前庭大腺炎的发生。

2. 治疗

治疗包括药物治疗和手术治疗。

（1）药物治疗。早期感染以肿痛为主，急性期应卧床休息，应及时用抗生素，如青霉素160万单位，每天2次，肌内注射或静脉点滴。同时，口服甲硝唑片0.2 g，每天3次；或行高锰酸钾液坐浴、理疗或热敷，炎症可能减少或消退。

（2）手术治疗。当脓肿形成有波动感时，应及时在最薄处切开，切开口应足够大，引流要充分，腔内放碘附纱布保持引流通畅。若脓液排泄不畅，可封住小口，形成脓肿，再次切开引流。

（三）前庭大腺囊肿

1. 预防

（1）注意外阴局部卫生，平时要勤换内裤。急性期应绝对卧床休息，注意局部清洁；局部冷敷，应用抗生素。如已形成脓肿，应立即切开引流，切口选择皮肤最薄处。

（2）多注意阴部卫生，定期做妇科检查。

（3）发现外阴有问题一定要及时求医，不可延误病情。年轻女性及小孩可用低浓度高锰酸钾溶液冲洗阴部。经常清洗外阴，勤换内裤，夜间要使会阴部暴露通风。平时饮食要注意忌烟酒，尽量少食鱼、蛋等腥味食物及葱、蒜、辣椒等刺激食物。

（4）用专用的面盆坐浴及阴道给药，高温消毒洗澡毛巾，内裤单独清洗并在阳光下曝晒。

2. 治疗

治疗主要包括保守治疗、手术治疗和激光治疗。

（1）由于前庭大腺囊肿可长期存在，若保持不变，只需定期观察，无须治疗。

（2）若囊肿逐渐长大，影响生活，或反复感染，经常形成脓肿，可行巴氏腺囊肿造口术。此法简单，损伤小，尚能保留腺体功能。但造口应够大，造口之后最好放引流

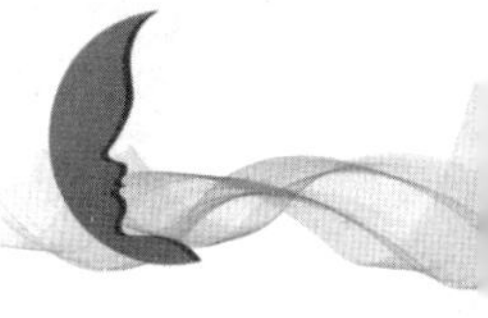

条，每天用过氧化氧水溶液或2%碘附冲洗1次，共3～4次，防止术后粘连闭合，再次形成囊肿。一旦脓肿形成，应当切开引流。手术成功后为保证预后良好，平时应注意外阴部的清洁，防止手术造口部位阻塞造成疾病复发。

（3）近年来常采用挂线造口术治疗。在患侧小阴唇黏膜面囊肿或脓肿最低处及最高处分别做一长0.2～0.3 cm的切口，排除囊液或脓液，用甲硝唑氯化钠注射液反复冲洗腺腔，然后用乳胶橡皮条（乳胶手套袖口处皮圈）穿出两切口并在两切口外打结并固定。若切口出血可用纱布压迫止血。手术后常规抗感染治疗，每天自行用1∶5 000高锰酸钾溶液坐浴，每次10～15 min，每天2次，并每天抽动橡皮引流条，无须换药。若无其他并发症，可带药出院。术后7～10天复诊行挂线引流条剪断并抽出，观察切口愈合情况及复发情况。该法创伤相对较小，无须换药，患者术后恢复快，且能保留前庭大腺功能。

（四）外阴尖锐湿疣

1. 预防

（1）避免不洁性交、多个性伴侣等不良生活习惯。尖锐湿疣患者中60%是通过性接触染病的。家庭中一方染病，又通过性生活传染配偶，还有可能通过密切的生活接触传给家中其他人，这样既带来生理上的痛苦，又造成家庭不和，让他们背负精神压力。因此，提高性道德，不发生婚外性行为是预防尖锐湿疣发生的重要方面。

（2）防止接触传染。不使用别人的内衣、泳装及浴盆；在公共浴池不洗盆汤，提倡淋浴，沐浴后不直接坐在浴池的坐椅上；在公共厕所尽量使用蹲式马桶，上厕所前用肥皂洗手；不在人口密度大、消毒不严格的游泳池游泳。

（3）讲究个人卫生。每天清洗外阴、换洗内裤，内裤单独清洗。即使家庭成员也应该做到一人一盆，毛巾分用。

（4）配偶患病后要禁止性生活。如果患者仅进行物理治疗，虽然外阴部可见的尖锐湿疣症状消失了，但患者仍带有HPV，还应该接受口服药及外洗药的综合治疗，治疗后再复查。在此期间如果发生性行为，可使用避孕套进行防护。

（5）孕妇患尖锐湿疣后为了避免分娩时感染胎儿，可选择剖宫产，产后不要与婴儿同盆而浴。

2. 治疗

（1）局部药物治疗。用药前，局部涂以1%的丁卡因溶液行表面麻醉以减轻疼痛。

A. 外涂33%～50%三氯醋酸溶液，每周1次，一般1～3次后病灶可消退。三氯醋酸毒性小，对周围正常皮肤无损害，病变修复后不形成瘢痕，可用于阴道及宫颈病变。

B. 1%酞丁安软膏涂搽，每天3～5次，4～6周可望痊愈。本药刺激性小，被广泛应用。

C. 10%～25%足叶草脂涂于病灶。本药具有细胞毒性，能抑制细胞分裂的M期，刺激性大，注意不要涂及正常皮肤，不能用于阴道及宫颈病变，涂药后2～4 h洗去，

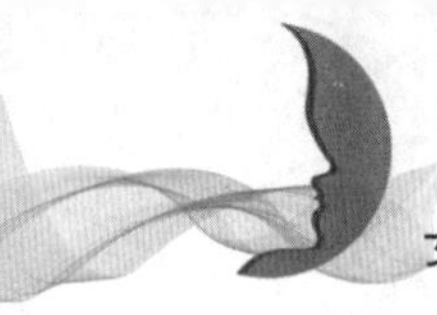

每周1次，可连用3～4次。

D. 5%氟尿嘧啶软膏外用，每天1次，10～14天为1个疗程，一般应用1～2个疗程。

（2）物理或手术治疗。物理治疗有微波、激光、冷冻。微波使疣体基底部凝固，因其为接触性治疗，可适用于任何部位的尖锐湿疣。激光适用于任何部位的疣及难治疗、体积大、多发疣。冷冻适用于疣体较小及病灶较局限者。巨型尖锐湿疣可用微波刀或手术切除。

（3）干扰素。干扰素具有抗病毒、抗增殖及调节免疫作用，可表现为限制HPV的复制、减慢病变部位中细胞的分裂速度、增强宿主对感染HPV的防御反应。常用基因工程重组干扰素剂量100万单位，隔日肌内注射1次，连续3～4周为1个疗程，也可采用病灶基底部局部注射。干扰素一般不单独使用，多作为辅助用药。对反复发作的顽固性尖锐湿疣应及时取活检排除恶变。

（4）中医药治疗。

A. 辨证治疗。中医治疗尖锐湿疣，从湿热邪毒外侵肝经辨治。以清热解毒之五味消毒饮合清热化湿、活血降浊之四妙丸加减，临床取得满意疗效。四妙丸由黄柏、苍术、牛膝、薏苡仁组成。对激光、冷冻、涂抹药物治疗无效或反复复发者，临床上多采取中医治疗。研究结果表明，中医对久治不愈及反复复发者的疗效更好，临床治疗湿热内蕴疾病疗效显著。

B. 中成药。①龙胆泻肝丸，口服，每次6 g，每天3次，温开水送服。②抗病毒口服液，口服，每次1支（10 mL），每天3次，温开水送服。③龙胆泻肝颗粒，口服，每次1～2包（4～8 g），每天2次，温开水送服。

C. 外治法。用苦参汤外洗，再外撒青黛散。鸦胆子油（鸦胆子仁1份，花生油2份，浸泡半个月）点涂患处，每天1～2次。损害较大者宜手术切除，也可采用二氧化碳激光治疗或冷冻治疗、微波治疗等。

3. 危害

如果尖锐湿疣不及时治疗，它会不断生长，增大，数目增多，也可相互融合呈乳头状、鸡冠状、鹅卵石状、菜花状等外观，大小不等，可长成巨大的尖锐湿疣疣体。常有瘙痒及压迫感，若合并细菌感染可有恶臭。压迫邻近的组织器官则出现相应的压迫症状。在常见的几种性传播疾病中，数尖锐湿疣最难治，而近年来，尖锐湿疣的发病率又急速上升。尖锐湿疣由人HPV引起，HPV易在温暖、潮湿环境中生长繁殖，故外生殖器是其最适宜的生长繁殖部位。少数人会因接触被病毒颗粒污染的日常生活用品，如内裤、浴盆、浴巾等感染本病。本病使机体免疫功能和抗病毒能力降低，所以要使用抗病毒治疗，提高自身免疫能力。患尖锐湿疣疾病的患者，若治疗不积极、不彻底，尤其是有的带有高危型病毒，传染性强，可传染给家人或其他人。传染性越强的患者，机体免疫系统受到抑制作用越强，疾病越不容易痊愈，可以长期反复复发。另外，尖锐湿疣有导致癌变的可能。约15%的宫颈尖锐湿疣、10%的外阴及肛门周尖锐湿疣可以发展成

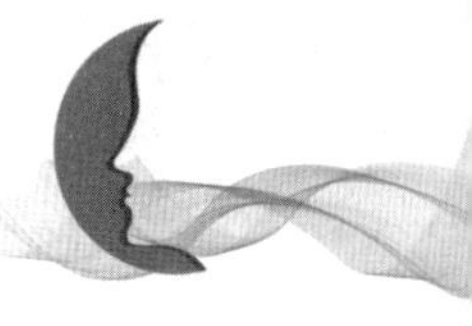

恶性肿瘤；18%的阴茎癌和9%的外阴癌是由尖锐湿疣诱发的。虽然癌变概率很小，时间可能为5～40年，但也不能轻视。需要说明的是，不是所有的HPV感染都会导致癌变，与HPV的类型有关。因此，患者不必恐慌，要积极配合治疗。

三、阴道炎概述

阴道炎（vaginitis）即阴道炎症，是导致外阴阴道症状如瘙痒、灼痛、刺激和异常流液的一组病症。健康妇女阴道由于解剖组织的特点对病原体的侵入有自然防御功能。例如，阴道口的闭合，阴道前后壁紧贴，阴道上皮细胞在雌激素的影响下的增生和表层细胞角化，阴道酸碱度保持平衡，使适应碱性环境的病原体的繁殖受抑制，而颈管黏液呈碱性使适应碱性环境的病原体的繁殖受抑制。但当阴道的自然防御功能受到破坏时，病原体易于侵入，导致阴道炎症。正常情况下有需氧菌及厌氧菌寄居在阴道内，形成正常的阴道菌群。任何原因将阴道与菌群之间的生态平衡打破都可形成条件致病菌。临床上常见的条件致病菌导致的疾病有细菌性阴道病（占有症状女性22%～50%）、念珠菌性阴道炎（17%～39%）、滴虫性阴道炎（4%～35%）、老年性阴道炎及幼女性阴道炎。

四、阴道炎的类型

阴道炎主要包括滴虫性阴道炎、外阴阴道假丝念珠菌病（即念珠菌性阴道炎）、细菌性阴道病、阿米巴性阴道炎、老年性阴道炎、婴幼儿阴道炎以及病毒性阴道炎等。

（一）滴虫性阴道炎

滴虫性阴道炎是由毛滴虫引起的，寄生于人体的毛滴虫有阴道毛滴虫、人毛滴虫和口腔毛滴虫，分别寄生于泌尿生殖系统、肠道和口腔，与皮肤病有关的是阴道毛滴虫，引起滴虫性阴道炎。滴虫性阴道炎是一种主要通过性交传播的寄生虫疾病，具有传染性。

1. 病因

滴虫性阴道炎由有鞭毛的梨状原虫——阴道滴虫侵入阴道而发病。滴虫呈梨形，体积约为多核白细胞的2～3倍，其顶端有4根鞭毛，体侧有波动膜，后端尖并有轴柱凸出，无色透明如水滴。鞭毛随波动膜的波动而活动。其适宜在温度25～40 ℃、pH为5.2～6.6的潮湿环境中生长，在pH 5.0以下或7.5以上的环境中则不生长。滴虫能在3～5 ℃存活21天，在46 ℃存活20～60 min，在半干燥环境中存活10 h，在普通肥皂水中也能存活45～120 min。月经前后阴道pH发生变化，月经后阴道接近中性，故隐藏在腺体及阴道皱襞中的滴虫于月经前后得以繁殖，引起炎症的发作。另外，妊娠期、产后等阴道环境也发生改变，适于滴虫生长繁殖。滴虫能消耗或吞噬阴道上皮细胞内的糖原，也可吞噬乳杆菌，阻碍乳酸生成，使阴道pH升高而有利

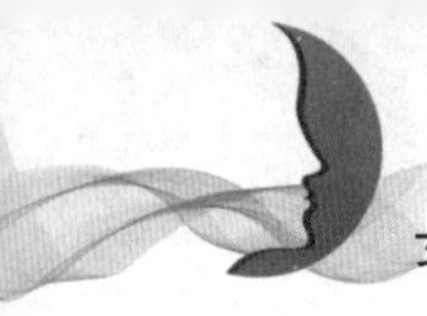

于自身繁殖。滴虫性阴道炎患者的阴道 pH 一般在 5.0～6.5，多数大于 6.0。滴虫不仅寄生于阴道，还常侵入尿道或尿道旁腺，甚至膀胱、肾盂及男性的包皮褶皱、尿道或前列腺中。滴虫能消耗氧，使阴道成为厌氧环境，利于厌氧菌繁殖，因此，约 60% 患者合并有细菌性阴道病。

2. 传播途径

传播途径主要包括以下 3 种：

（1）性交直接传播。多数患者的性交对象本身就患有滴虫性阴道炎，通过性交随精液将滴虫传给妇女。因此，现在也称滴虫性阴道炎为性传播疾病。

（2）间接传染。如滴虫原已存在于浴池、浴盆、浴巾、游泳池、马桶等处，在洗浴、游泳或坐马桶时，滴虫随即进入女性阴道内而被感染。

（3）接触污染物。有的时候是由于接触了已被污染的衣物或被污染的器械而感染。

3. 临床表现

本病潜伏期为 4～28 天，25%～50% 的患者感染初期无症状，主要症状是阴道分泌物增多及外阴瘙痒，间或有灼热、疼痛、性交痛等。典型分泌物呈稀薄脓性、黄绿色，泡沫状，伴有臭味。分泌物呈脓性是因为分泌物中含有白细胞，若合并其他感染则呈黄绿色；泡沫状、有臭味是因为滴虫无氧酵解碳水化合物，产生腐臭气体。瘙痒部位主要为阴道口及外阴。若合并尿道口感染，可有尿频、尿痛，有时可见血尿。阴道毛滴虫能吞噬精子，影响精子在阴道内的存活，可致不孕。妇科检查中可见患者阴道黏膜充血，严重者有散在出血斑点，甚至宫颈有出血斑点，形成“草莓样”宫颈，后穹窿有多量白带，呈泡沫状灰黄色、黄白色稀薄液体或黄绿色脓性分泌物。少数患者阴道内有滴虫存在而无炎症反应，阴道黏膜无异常，该类患者被称为带虫者。

4. 检查

（1）分泌物检查。采用涂片显微镜检查或培养的方法，取阴道分泌物、前列腺液、尿液查阴道毛滴虫。阴道分泌物常呈黄色脓性。

（2）大便检查。取大便或胆汁，查人毛滴虫。

（3）齿槽脓汁检查。取齿槽脓汁，查口腔毛滴虫。

5. 诊断

只需将取自后穹隆的阴道分泌物经盐水混悬，不必染色，后用普通显微镜检查，可立即做出诊断。很容易观察到鞭毛的快速伸展运动和卵圆形原虫的冲刺活动。若通过镜检查不到滴虫，又怀疑有滴虫性阴道炎，则可改用培养法来检查，因培养法较镜检灵敏。对滴虫性阴道炎也常用巴氏染色涂片做出诊断。应做有关化验以排除淋病、衣原体病及其他性传播疾病。

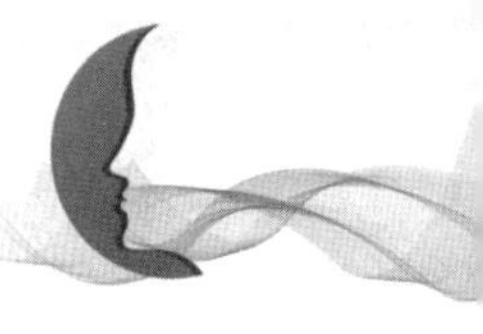

（二）外阴阴道假丝念珠菌病

1. 概述

外阴阴道假丝念珠菌病（vulvovaginal candidiasis）即霉菌性阴道炎或念珠菌性阴道炎，是由念珠菌引起的一种常见、多发的外阴阴道炎症性疾病。白色念珠菌为条件致病菌，10%～20%的非孕妇女及30%的孕妇阴道中有此菌寄生，但菌量少，不引起症状。只有当全身及阴道局部免疫能力下降，尤其是局部细胞免疫力下降，白色念珠菌大量繁殖，才会引发阴道炎症状。国外资料显示，约75%的妇女一生中至少患过1次外阴阴道假丝念珠菌病，其中40%～50%的妇女经历过2次以上的发病。

2. 临床表现

临床表现主要为外阴瘙痒、灼痛、性交痛及尿痛，部分患者的阴道分泌物增多。尿痛是排尿时尿液刺激水肿及前庭导致。阴道分泌物由脱落上皮细胞和菌丝体、酵母菌和假丝菌组成，其特征是白色黏稠呈凝乳或豆腐渣样。行妇科检查时可见外阴红斑、水肿，常伴有皮肤抓痕，严重者可见皮肤皲裂、表皮脱落，阴道黏膜红肿，小阴唇内侧及阴道黏膜附有白色块状物，擦除后露出红肿黏膜面，在急性期还可见到糜烂及浅表溃疡。

3. 传播方式

（1）内源性感染。内源性感染为主要感染途径。假丝酵母菌作为条件致病菌除可寄生于阴道外，还可寄生于人的口腔、肠道。当局部环境条件适合时易发病，这3个部位的假丝酵母菌可相互传染。

（2）性交传染。部分患者可通过性交而直接传染。

（3）间接传染。少数患者可因接触被污染的衣物而间接传染。

4. 诊断与检查

（1）诊断。①外阴奇痒，白带呈白色稠厚豆腐渣样。②阴道黏膜红肿，严重时形成浅溃疡。③阴道分泌物中找到白色念珠菌。可取少许阴道分泌物，放于10%氢氧化钾溶液或生理盐水玻片上，混匀后在显微镜下观察，找到菌丝即可确诊。用10%氢氧化钾溶液可溶解其他细胞成分，检出阳性率为70%～80%。若有症状而多次镜检结果为阴性，可用培养法进行培养确诊。

（2）检查。行妇科检查时白带呈白色稠厚豆腐渣样；阴道黏膜红肿，严重的形成浅溃疡。取少许阴道分泌物放于10%氢氧化钾溶液玻片上，在显微镜下找到菌丝。若有症状而多次镜检为阴性，可用培养法进行培养。

（三）细菌性阴道病

正常阴道内以产生过氧化氢的乳杆菌占优势。细菌性阴道病（bacterial vaginosis，BV）是阴道内乳杆菌减少、加德纳菌及厌氧菌等增加所致的内源性混合感染。

细菌性阴道病多发生于15～44岁的妇女，在不同人群中发病率不同，一般为

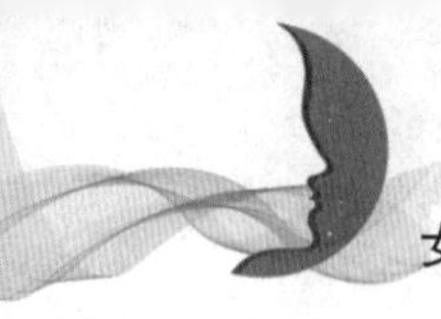

10%～25%，但在性工作者中高达61%，故被认为是性传播疾病之一。

1. 临床表现

细菌性阴道病多发生于性活跃期妇女。10%～40%患者无临床症状。有症状者主要表现为阴道分泌物增多，伴有鱼腥味，尤其性交后加重，可出现轻度外阴瘙痒或灼热感。检查时见阴道黏膜无充血的炎症表现，分泌物特点为灰白色、均匀一致、稀薄，常黏附于阴道壁，但黏度低，容易从阴道壁将分泌物拭去。

2. 诊断

无症状者易被忽视。以下4项中符合3项者即可诊断为细菌性阴道病，其中线索细胞（clue cell）阳性必备：

（1）阴道分泌物为均匀一致的稀薄白带。

（2）阴道pH大于4.5（厌氧菌产氨所致）。

（3）氨试验结果呈阳性。取少量阴道分泌物于玻璃片上，加入10%氢氧化钾溶液1～2滴，若产生一种烂鱼样腥臭味即为阳性。

（4）线索细胞检查结果呈阳性。应用悬滴法可在高倍显微镜下见到20%以上的线索细胞。线索细胞表面黏附大量颗粒状物（即加德纳菌等）的阴道脱落的表层细胞，细胞边缘不清。

（四）阿米巴性阴道炎

阿米巴性阴道炎多继发于肠道感染，患者大便中的阿米巴滋养体随粪便黏液排出，直接蔓延到外阴及阴道口而引起。

1. 病因

饮用了被包囊污染的水和食物可被感染。感染阿米巴后并非全部发病，根据机体抵抗力高低、滋养体数量多少及虫株的毒力强弱而决定发病与否。生殖道的阿米巴大多来自自体肠道中的滋养体，极少数通过性接触传染。

2. 临床表现

阴道分泌物呈浆液性或黏液性，从中可找到大滋养体。当阴道黏膜形成溃疡、出血时，则分泌物可转成脓性或血性。有时质脆的溃疡可出现在宫颈、外阴，融合成大片坏死。个别病例由于结缔组织反应严重，可呈现不规则肿瘤样增生，质硬，溃疡面覆有血性黏液分泌物，易被误诊为恶性肿瘤。

3. 检查

（1）直接镜检。用阴道分泌物的生理盐水湿片在显微镜下直接观察，可见阿米巴滋养体。

（2）阿米巴原虫培养法。可取阴道及宫颈分泌物进行培养，但阿米巴培养的要求条件较高，技术较复杂，一般医院做起来较困难。

（3）组织活检。在溃疡边缘取活组织作病理切片，可见到阿米巴滋养体。

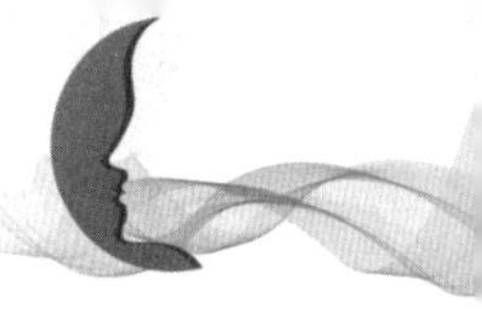

4. 诊断

由于本病较为罕见，有时会被临床医生忽略，但根据腹泻或痢疾病史及相关检验结果，可以做出诊断。最可靠的诊断是从阴道分泌物中（同时检查患者的粪便）找到阿米巴滋养体。可用直接涂片法或培养法寻找溶组织内阿米巴原虫。还可以借助病灶的病理学检查做出诊断。对分泌物检查阴性的阴道慢性溃疡病例，更应做活组织检查。

（五）老年性阴道炎

老年性阴道炎常见于绝经后的老年妇女，因其卵巢功能衰退，雌激素水平降低，阴道壁萎缩，黏膜变薄，上皮细胞内糖原含量减少，阴道内 pH 上升，局部抵抗力降低，致病菌易入侵繁殖引起炎症。

1. 病因

因老年妇女卵巢功能衰退，雌激素水平降低，阴道壁萎缩，黏膜变薄，上皮细胞内糖原含量减少，阴道内 pH 增高，局部抵抗力降低，致病菌容易入侵繁殖引起炎症。同时，由于阴道黏膜萎缩，上皮菲薄，血运不足，使阴道抵抗力降低，便于细菌侵入繁殖引起炎症病变。另外，个人卫生习惯不良，营养缺乏，尤其是 B 族维生素缺乏，可能与发病相关。此外，手术切除双侧卵巢、卵巢早衰、盆腔放射治疗后、长期闭经、长期哺乳等均可引起本病发生。

2. 临床表现

（1）阴道分泌物增多、稀薄、呈淡黄色，严重者呈脓血性白带，有臭味。

（2）外阴瘙痒或灼热感。

（3）阴道黏膜萎缩，可伴有性交痛。有时有小便失禁。

（4）感染还可侵犯尿道而出现尿频、尿急、尿痛等泌尿系统的刺激症状。

（5）妇科检查可见阴道黏膜呈萎缩性改变，皱襞消失，上皮菲薄并变平滑，阴道黏膜充血，有小出血点，有时有浅表溃疡，溃疡面可与对侧粘连，检查时粘连可因分开而引起出血。粘连严重时造成阴道狭窄甚至闭锁，炎性分泌物引流不畅形成阴道积脓或宫腔积脓。

3. 诊断

根据临床表现，诊断一般不难，但应排除其他疾病才能诊断。应取阴道分泌物检查滴虫及念珠菌，排除特异性阴道炎。对有血性白带者，应与子宫恶性肿瘤相鉴别，妇科检查时注意子宫大小及形态、出血来源，须常规做宫颈刮片，必要时行分段诊刮术。对阴道壁肉芽组织及溃疡须与阴道癌相鉴别，可行局部组织活检。形成慢性炎症后，可发生两种情况：一种情况是阴道黏膜下结缔组织纤维化，阴道失去弹性，最后形成阴道狭窄和瘢痕；另一种情况为阴道壁粘连形成阴道闭锁，甚至在闭锁以上形成阴道积脓。后一种情况虽属少见，但病情严重。

（六）婴幼儿阴道炎

婴幼儿阴道炎即婴幼儿外阴阴道炎，是女性婴幼儿非常常见的疾患，因婴幼儿自诉

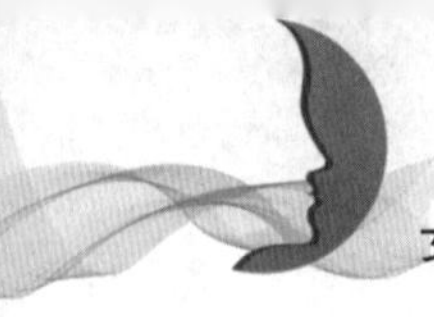

能力差及家长忽视等因素，常易延误治疗。由于幼女外阴发育差，外阴不能遮盖尿道口及阴道前庭，细菌容易侵入，加之雌激素水平低，阴道上皮薄，糖原少，pH 偏高，乳酸杆菌少，易受感染。

1. 病因

常见的病原体有葡萄球菌、链球菌及大肠杆菌等，滴虫或念珠菌也可引起感染。病原体可通过患病的母亲或幼儿园儿童的衣物、浴盆等传播。本病可由卫生不良，外阴不洁、经常为大便所污染或直接接触污物所致。外阴损伤或抓伤，尤其是蛲虫感染时也可引起炎症。此外，还可因误放异物于阴道内而引起炎症。

2. 临床表现

临床上常由家长发现尿布或内裤上有脓性分泌物，或患儿排尿时因疼痛哭闹而就诊。临床症状主要为外阴疼痛、痒感、分泌物增多。外阴、阴蒂、尿道口及阴道口黏膜充血、水肿并有脓性分泌物。尿布或内裤上经常有脓性干痂形成，或有稀水样的痕迹。外阴发红、水肿，甚至皮肤剥脱，局部有抓痕、出血等现象。严重者小阴唇粘连，尿流变细，检查可发现小阴唇粘连的地方较薄、透亮。

3. 检查

用棉签取阴道分泌物检查是否有滴虫、霉菌，同时注意阴道有无异物。大便查蛲虫卵。

4. 鉴别诊断

婴幼儿外阴阴道炎是女性婴幼儿常见的疾病，在诊断时须与滴虫或霉菌性外阴炎、蛲虫性外阴炎、幼女急性淋病和外阴湿疹相鉴别。

（1）滴虫或霉菌性外阴炎。由于婴幼儿的阴道 pH 呈碱性，缺乏糖原，不适合霉菌及滴虫的繁殖与生长，因此，婴幼儿的霉菌或滴虫性外阴炎少见，临床鉴别时可做分泌物的涂片及培养。

（2）蛲虫性外阴炎。蛲虫性外阴炎是由肠道蛲虫通过粪便传至外阴、阴道而引起的外阴的炎症。其特点为外阴及肛门处奇痒，分泌物量多，呈稀薄的黄脓性。可通过粪便虫卵检查及肛门周围或外阴见到蛲虫鉴别。

（3）幼女急性淋病。以局部疼痛、排尿困难为其特征，检查时可见分泌物增多，前庭、尿道口、外阴部甚至肛周出现红肿破溃，分泌物涂片可找到典型肾形的革兰氏阴性双球菌。

（七）病毒性阴道炎

病毒性阴道炎，顾名思义，由病毒引发。发热时，常常在口周出现成堆的或单个疱疹，这是单纯疱疹病毒（Herpes simplex virus）引起的。单纯疱疹病毒分为两型，Ⅰ型多引起口周的疱疹，Ⅱ型多引起生殖道的炎症。

1. 临床表现

很多妇女在感染疱疹时几乎无症状，或仅感到生殖器部位略有不适。有些患者的阴

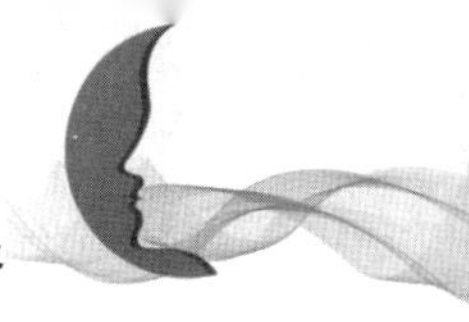

道周围会出现疱疹（小水疱）或溃疡，甚至会延伸至阴道内。这类溃疡常令患者感到疼痛及瘙痒，并常伴有生殖部位（外阴）变红及肿胀。许多妇女排尿时会感到疼痛，在发现溃疡以前，可能会误以为是膀胱感染。发病初期，溃疡少则持续1周，但通常会持续2～3周，当旧的溃疡开始愈合时，新的溃疡便又开始出现。腹股沟淋巴结也会出现疼痛及肿大。发病初期的第一周内会出现发热、头痛或全身疼痛等类似流行性感冒的症状。第一次感染过后，一年内通常会复发几次，不过疼痛会比第一次发病时减轻，传染性亦减低，持续时间也减少一半。发病过程是在溃疡出现前，生殖器周围的皮肤会出现瘙痒、针刺或灼热感，持续约2天。有些患者会经常发作，少数患者每个月都可能会发作1次。

2. 病毒性阴道炎的原发性与复发性症状区别

（1）原发性生殖器疱疹。原发性生殖器疱疹是首次发病，病毒最易感染三大黏膜（口腔黏膜、肛门黏膜、阴道黏膜），感染5天左右发病部位出现症状。可在大小阴唇、阴蒂、阴道、宫颈、尿道处发病，发病也多见于大腿和臀部。原发性生殖器疱疹潜伏期为2～7天，原发损害是1个或多个小而有瘙痒感的红色丘疹，迅速变成小水疱。3～5天后就会形成脓疱，破溃后形成溃疡，最后结痂，常伴有疼痛。皮损单发或融合，常伴有发热、头痛、乏力、肌痛、腹股沟淋巴结肿大和压痛。症状持续1～2周，通常在3～4周皮损就会结痂、愈合。

（2）复发性生殖器疱疹。复发性生殖器疱疹是疾病治愈后的再次感染，或者疾病没有完全治愈而再次发病，症状与原发性生殖器疱疹基本相同。通常在原来发疹的部位出现水疱，首先是有瘙痒、疼痛感，出现成群的水疱，然后变为脓疱，破溃后形成糜烂和溃疡，红肿、疼痛，最后结痂愈合。复发性生殖器疱疹大多在原发感染后1～4个月就会复发。复发性生殖器疱疹的临床表现与原发性生殖器疱疹很相似，发病前1～2天，局部经常都会有刺痒或烧灼感等前驱症状。在临床上所见到的复发性生殖器疱疹患者大多数都是男性患者，女性患者往往都不能及时来就诊，耽误了治疗的最佳时间。

五、阴道炎的治疗

一般阴道炎的药物治疗以外用为主。合并盆腔时或者复发性阴道炎可以联合口服用药，必要时夫妻同治，注意长期口服抗生素可能会抑制正常菌群，继发霉菌感染。

（一）滴虫性阴道炎

1. 治疗

（1）全身治疗。

A. 甲硝唑。杀灭滴虫的口服药物首推甲硝唑。此药疗效高、毒性小，夫妇双方、未婚妇女都能应用，其治愈率为90%～95%。用法为每次口服400 mg，每天2次，共服用7天。治疗后检查滴虫已转为阴性时，最好于下次月经过后，再服药1个疗程，以

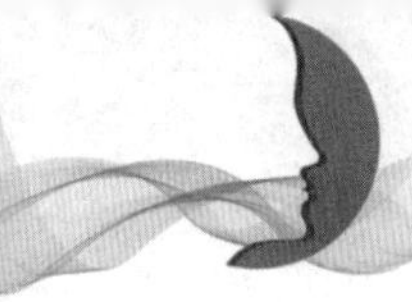

巩固疗效（因月经过后本病容易复发）。一些学者主张大剂量顿服，一次服药 24 g，与上述服法有同样的功效。急于做人工流产手术的患者可采用顿服法。

B. 替硝唑。替硝唑用于泌尿生殖道及口腔感染，首剂加倍，每天 1 次，共用药 5～6 天，治愈率为 80%～100%。

C. 曲古霉素，每天 3 次，共用药 5～7 天。

D. 栓剂。除口服药外，栓剂也是治疗滴虫性阴道炎的常用药。栓剂大部分都有杀菌作用，常用的栓剂有卡巴胂、乙酰胂胺。用法是每晚临睡前将栓剂放于阴道处，10 天为 1 个疗程。也可将甲硝唑制成栓剂，每个药栓含药量为 500 mg，每晚睡前于阴道内放入 1 个，连用 7 天。阴道内放药最好与口服药同时进行，效果更佳。为了增加阴道的防御能力，先用 0.5%～1.0% 乳酸溶液或乙酸浴液冲洗阴道，然后放入栓剂，效果更好。

（2）局部治疗。

A. 先用肥皂棉球擦洗阴道壁，并用 0.02% 高锰酸钾溶液或温开水冲洗阴道，再用 1% 乳酸溶液或 0.5% 乙酸溶液冲洗阴道后擦干。选择乙酰胂胺、卡巴胂或甲硝唑其中一种塞入阴道后穹隆或喷洒阴道内，每晚或隔夜 1 次，7～10 天为 1 个疗程，可连用 2～3 个疗程。

B. 口腔清洁。用盐水漱口，保持口腔清洁卫生，睡前不进食甜味食品等。

（3）中药治疗。

A. 口服药。口服药应清热利湿、解毒止痒。

（A）药方一（龙胆泻肝汤）。龙胆草 6 g、黄芩 9 g、栀子 9 g、泽泻 9 g、木通 5 g、车前子 9 g、当归 9 g、柴胡 5 g。水煎 2 次，分服。

（B）药方二。白藓皮 15 g、土茯苓 50 g、鱼腥草 25 g、金银花 15 g、黄柏 9 g、泽泻 9 g、木通 6 g、萹蓄 9 g、瞿麦 9 g、甘草 6 g。水煎服。其中，白藓皮、土茯苓、鱼腥草、金银花清热祛湿，解毒止痒；黄柏、泽泻、木通、萹蓄、瞿麦清热利水，使湿热从小便排出；甘草泻火解毒，调和诸药。

B. 外用洗剂。鹤虱 50 g，苦参、狼毒、蛇床子、当归尾、威灵仙各 15 g。煎汤熏洗，坐浴。加猪苦胆 2 个（或用胆汁）更好。

C. 阴道放药。①雄蛇丸。雄黄 3 g、蛇床子 9 g，共研细末，蜜制为丸，每丸 3 g，以纱布包好，留线 15 cm 左右，睡前放入阴道内，次晨取出，连用 5 天。②平痒散。五倍子（焙）200 g、蛇床子（炒）50 g、黄柏 50 g、冰片 15 g，共研细末，以糯米纸包之，分包 2 份，睡前放入阴道内，连用 5 天。

（4）用药注意事项。

A. 患者服用甲硝唑后，可能出现食欲减退或恶心、呕吐，如果症状不十分严重，仍可坚持用药。若用药后发生皮疹或白细胞减少，应立即停药。

B. 妊娠早期口服甲硝唑，有引起胎儿畸形的可能，故在妊娠 20 周以前不能服药，应以局部治疗为主。

C. 在用药治疗过程中，应按时、按量服药，定期复查，确认病愈后方可停药，否则不能痊愈。

2. 治疗期间的护理

（1）治疗期间应保持阴道清洁，勤洗外阴，勤换内裤，避免性交。内裤和毛巾等应煮沸消毒（每次至少煮沸 15 min），并放在日光下暴晒。

（2）滴虫可在夫妻之间互相传播，因此，当一方查出滴虫时，对方也应当检查。若对方检查结果为阳性，也应及时治疗。一般夫妻双方有一人发现滴虫感染，另一人也难以避免，所以夫妻两人要同时治疗。

（3）患滴虫性阴道炎后，患者不能与家庭其他成员共用浴盆、洗衣盆、浴巾等。如家中使用坐便厕，应改为蹲厕或患者到蹲厕解大小便。患者也不要到游泳池游泳，以防传染给他人。

（二）霉菌性阴道炎

1. 预防

（1）锻炼身体，均衡饮食，不过量食用含糖量高的食品。

（2）养成良好的卫生习惯。

（3）使用公共厕所时尽量避免坐式马桶；提倡淋浴，讲究卫生。

（4）不滥用抗生素。

（5）积极治疗糖尿病。

（6）药物避孕的妇女如果反复发生念珠菌性阴道炎，应停用避孕药，改用其他方法避孕。

2. 治疗

治疗原则：消除诱因，包括积极治疗糖尿病，及时停用广谱抗生素、雌激素及类固醇皮质激素的。根据患者的具体情况选择局部或全身应用抗真菌药物。单纯性霉菌性阴道炎主要以局部短疗程抗真菌药物治疗为主，对复杂性霉菌性阴道炎可采用强化治疗及巩固治疗。严重霉菌性阴道炎患者，外阴局部可用低浓度糖皮质激素软膏或唑类霜剂。

（1）单纯性霉菌性阴道炎主要以局部短疗程抗真菌药物治疗为主，唑类药物的疗效高于制霉菌素的。可选用下列药物之一放入阴道内：①咪康唑栓剂。每晚 1 粒（200 mg），连用 7 天；或每晚 1 粒（400 mg），连用 3 天；或 1 粒（1 200 mg），单次用药。②霉菌唑栓剂。每晚 1 粒（100 mg），塞入阴道深部，连用 7 天；或 1 粒（500 mg），单次用药。③制霉菌素栓剂。每晚 1 粒（10 万单位），连用 14 天。复杂性霉菌性阴道炎的局部用法可为强化治疗法。严重霉菌性阴道炎患者，外阴局部可应用低浓度糖皮质激素软膏或唑类霜剂。单纯性霉菌性阴道炎患者若不能耐受局部用药，或为未婚妇女或不愿意采用局部用药者，可选用口服药物。常用药物是氟康唑 150 mg，顿服。严重霉菌性阴道炎患者，若选择口服氟康唑 150 mg，则 72 h 后加服 1 次。

（2）霉菌性阴道炎的抗真菌治疗分为强化治疗和巩固治疗。根据真菌培养和药物

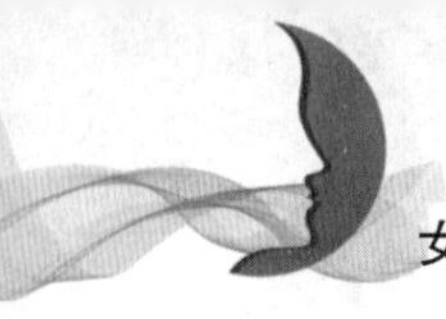

敏感试验选择药物。在强化治疗达到真菌学的阴性后，给予巩固治疗至少半年。强化治疗若为阴道局部用药，可选咪康唑栓剂，每晚1粒（400 mg），连用6天；若为全身用药，可口服氟康唑150 mg，于第4天、第7天各加服1次。巩固治疗方案目前国内外尚无成熟方案，若为每月规律发作者，可于发作前预防用药1次，连续用药6个月。

（3）性伴侣治疗。约15%男性与女性患者接触后患有龟头炎，对有症状男性应进行假丝酵母菌检查及治疗，预防女性重复感染。

（4）随访。症状持续存在或诊断后2个月内复发者须复诊。对霉菌性阴道炎患者，在治疗结束后7～14天、1个月、3个月和6个月各随访1次。后两次随访时，建议进行真菌培养。

（三）细菌性阴道病

1. 预防

（1）保持阴部卫生。每天用温水清洗外阴，避免使用刺激性的清洁剂和香皂。清洗外阴的毛巾和盆具应专用，避免与他人共用，防止交叉感染。

（2）避免过度清洗。虽然保持清洁很重要，但过度清洗或频繁使用阴道冲洗剂会破坏阴道的自然防御功能，增加感染的风险。

（3）增强免疫力。通过保持健康的生活方式，如均衡饮食、适量运动、充足睡眠等，可以提高身体免疫力，有助于预防细菌性阴道病的发生。

（4）避免不洁性生活。注意性行为的卫生，性生活前后要清洁外阴。正确使用安全套可以减少性传播感染的风险，是预防细菌性阴道病的重要措施。

（5）避免与感染者接触。如果与细菌性阴道病患者有过接触或在公共场所生活或工作过，应及时进行相关检查和治疗，以预防感染扩散。

（6）定期检查。定期进行妇科检查是预防细菌性阴道病的关键。医生可以通过检查发现早期感染迹象，并及时进行治疗，防止病情恶化。

2. 治疗

治疗原则为选用抗厌氧菌药物，主要有甲硝唑、替硝唑、克林霉素。注意：口服和局部使用甲硝唑时都可能发生双硫仑样反应（disulfiram-like reaction）。双硫仑样反应又被称为双硫醒样反应或酒醉貌反应，系指双硫仑抑制乙醛脱氢酶，阻挠乙醇的正常代谢，致使饮用少量乙醇也可引起乙醛中毒的反应。治疗方法主要包括以下几种：

（1）口服药物。首选甲硝唑。

（2）局部药物治疗。

（3）性伴侣不需要常规治疗。

（4）全身用药。甲硝唑500 mg，每天2次，共用7天，有效率可达98.8%；克林霉素300 mg，每天2次，共用7天，有效率达94%。

（5）局部用药。甲硝唑200 mg，置于阴道内，共用7天；2%克林霉素膏剂300 mg，涂搽阴道，共用7天。疗效较口服略差。

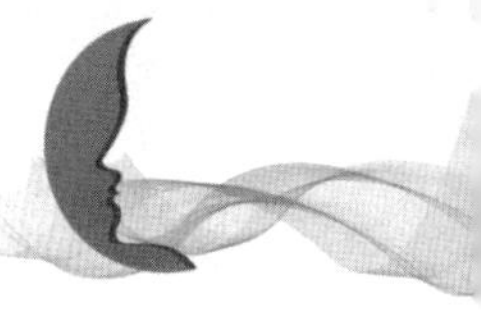

（四）阿米巴性阴道炎

治疗原则以全身治疗为主，结合局部处理。

1. 全身治疗

（1）盐酸依米丁（盐酸吐根碱），口服。盐酸依米丁对阿米巴滋养体的杀灭作用最强，但对包囊的作用不肯定，毒性大，故心肾功能不全、年老体弱患者及孕妇等禁用。

（2）甲硝唑，口服，每天 3 次，10 ～ 14 天为 1 个疗程。

2. 局部治疗

（1）可将上述药物制成溶液进行阴道冲洗，或制成粉剂及栓剂置入阴道，每天 1 次，7 ～ 10 天为 1 个疗程。

（2）0.2% 甲硝唑注射液，阴道灌洗。将诺氟沙星去胶囊保留粉剂喷撒阴道壁，每天 1 次，5 ～ 7 次为 1 个疗程。

（五）老年性阴道炎

1. 预防

增加阴道酸度，提高阴道抵抗力。女性绝经后约 30% 的女性会发生老年性阴道炎。其原因是女性绝经后体内性激素水平显著降低，引起阴道内 pH 上升，阴道黏膜萎缩变薄，皱襞消失，而且阴道内的弹性组织减少，使阴道口豁开，阴道壁膨出，这些都会使阴道黏膜对病原体的抵抗力减弱，容易造成细菌感染，引起阴道炎症。因此，老年妇女在生活中要特别注意自我护理，讲究卫生，减少阴道感染的机会。

（1）发生老年性阴道炎时不要因外阴瘙痒而用热水烫洗外阴，虽然这样做能暂时缓解外阴瘙痒，但会使外阴皮肤干燥粗糙，之后不久瘙痒会更明显。清洗外阴时宜使用弱酸配方的女性护理液。

（2）患病期间应每天换洗内裤，内裤要宽松舒适，选用纯棉布料制作的内裤。

（3）外阴出现不适时不要乱用药物。引起老年性阴道炎的细菌多为大肠杆菌、葡萄球菌等，不像育龄期女性以霉菌性阴道炎、滴虫性阴道炎最多见。因此，不要乱用治疗霉菌性阴道炎或滴虫性阴道炎的药物，更不要把外阴阴道炎当作外阴湿疹而乱用激素药膏，这样会适得其反。

（4）平时注意卫生，减少患病机会。不要为了“消毒杀菌”就使用肥皂或各种药液清洗外阴，因为老年妇女的外阴皮肤一般干燥、萎缩，经常使用肥皂等刺激性强的清洁用品清洗外阴，会加重皮肤干燥，引起瘙痒，损伤外阴皮肤。清洗外阴时应用弱酸配方的女性护理液。选用的卫生纸应该带有“消准”字样。勤换洗内裤。盆具、毛巾不要与他人混用。

（5）老年妇女阴道黏膜菲薄，阴道内弹性组织减少，因此，老年妇女过性生活时有可能损伤阴道黏膜及黏膜内血管，使细菌乘机侵入。可以在性生活前在阴道口涂少量油脂，以润滑阴道，减小摩擦力。

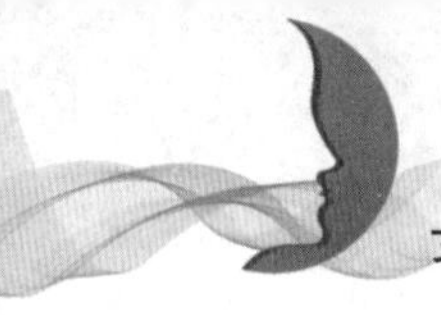

2. 治疗

治疗原则为补充雌激素，增强阴道抵抗力，抑制细菌生长。

（1）增强阴道抵抗力。针对病因给予雌激素制剂，局部用药或全身给药。妊马雌酮软膏，局部涂抹，每天2次；或雌三醇乳膏，第1周内局部用药，每天使用1次，然后根据缓解情况逐渐减低用药量（如每周用2次）。

（2）抑制细菌生长。用1%乳酸溶液或0.5%乙酸溶液冲洗阴道，每天1次，以增加阴道酸度，抑制细菌生长繁殖。阴道冲洗后，局部应用抗生素治疗。

（六）婴幼儿阴道炎

1. 预防

婴儿要保持外阴清洁和干燥。婴儿使用尿布时，最好选择纯棉质地、柔软、透气的尿布；不出门的时候最好不用尿布。大小便后及时更换尿布，每天坚持清洗外阴1～2次，特别要注意洗净，并轻轻拭干阴唇及皮肤皱褶处。进入幼儿期后，小女孩一般不再经常睡在小床或坐在推车、座椅中，而多是走动玩耍，应避免穿开裆裤，随意坐在地板或地毯上，此时污物、尘土甚至小虫子容易污染刺激外阴；骑自行车，或坐在硬物上容易损伤外阴。因此，家长要注意，尽量不让幼儿在地板上坐卧；尽早穿连裆裤，不穿紧身裤、化纤材质的高筒袜；衣服要柔软、宽松、舒适。不能忽视大小便后的清洁，特别是小便后，应用柔软卫生纸擦拭尿道口及其周围，并注意小便的姿势，避免由前向后流入阴道。大便后应用清洁的卫生纸，由前方向后方擦拭，以免将粪渣拭进阴道内。此外，儿童的浴盆、毛巾等要固定专人专用，内裤单独清洗，避免与大人交叉感染。只要认真做到以上注意事项，就可以有效防止婴幼儿外阴炎的发生。

2. 治疗

应首先排除特殊感染，先将分泌物送检，查看有无滴虫、霉菌。必要时可做细菌培养，确定致病菌，再给予恰当的抗生素治疗。局部以适当比例的高锰酸钾坐浴，外涂抗生素软膏，保持外阴清洁、干燥。

（七）病毒性阴道炎

1. 预防

病毒性阴道炎是一种通过性交而传播的疾病，一旦受到感染便会终身携带病毒，因此，无论是否出现溃疡或其他症状，此病毒均可长时期出现在阴道内。每次进行性行为时须用弱酸性女性护理液清洗生殖器部位，并要求性伴侣使用避孕套，以防传染。在极少数情况下，疱疹病毒也会通过接触患者的阴道分泌物而传染，因此，在接触患处后切记立即洗净双手。婴儿在出生时，可能会经由受感染的产道感染病毒，继而引发严重的疾病。因此，患者一旦怀孕，要及时告知医生。

A. 护理。对生殖器疱疹的护理首先要预防感染，特别是在夏天，气温高，出汗多，加上局部的搔抓，很容易出现局部的感染，应每天用弱酸性女性护理液清洗生殖器部

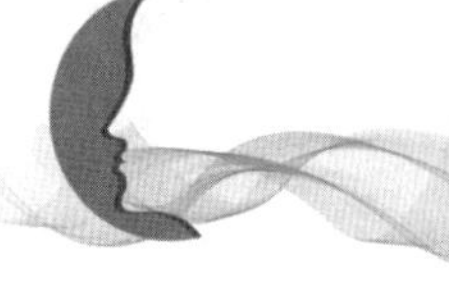

位。出现局部感染后，要及时用女性护理液清洗局部。也可用黄连素 1 片研末加入 200 mL 沸开水中，待凉后清洗患部。此外，为了避免局部的搔抓，不可用刺激性太强的药品。患病后须注意预防感冒、着凉、劳累，以减少复发。治疗期间禁房事。

B. 饮食禁忌。对于生殖器疱疹患者，忌口是防止复发的必要条件。如常吃辛辣发物、抽烟饮酒都对康复不利。特别是饮酒，可促使本病复发，加重本病的症状。因此，患病后禁止饮酒。多吃富含维生素、蛋白质的食物，如新鲜的蔬菜、水果及牛奶、鸡蛋等，有助于疾病的康复。

2. 治疗

本病有自限性，1～2 周即可自愈。治疗的目的是防止下次复发。治疗本病尚无特效药物，治疗原则为缩短病程，防止继发感染，减少复发。

（1）全身治疗。治疗原则为：①使感染的病毒不能活化，甚至消灭病毒。②调节免疫，防止复发。可用阿昔洛韦，静脉滴注或口服；丽珠威，口服；干扰素，肌内注射；白细胞介素Ⅱ，肌内注射。中国科学院微生物所以含聚已亚甲基双胍盐酸盐（PHMB）的娇妍女性洁阴洗液测试，99% 疱疹病毒在 3 min 内被杀灭。治疗上应用娇妍洁阴洗液或娇妍消毒凝胶，再适当配合使用白细胞介素Ⅱ或利百多或灵杆菌素，95% 的患者不再复发。

A. 阿昔洛韦。阿昔洛韦是目前公认的治疗病毒性阴道炎的首选药物。使用方法应针对生殖器疱疹（genital herpes）不同的情况。

（A）首发性病毒性阴道炎。口服阿昔洛韦每次 200 mg，每天 5 次，连服 7 天；或静脉滴注阿昔洛韦 5 mg，每天 3 次，连续 5～7 天。

（B）复发性病毒性阴道炎。口服阿昔洛韦每次 200 mg，每天 5 次，连服 5 天；或口服阿昔洛韦每次 800 mg，每天 2 次，连服 5 天。若在刚开始出现症状时即开始治疗，部分患者可不出现典型症状。复发频繁时，可口服阿昔洛韦每次 200 mg，每天 3 次，连续服用 6～12 个月。

（C）免疫受抑制患者。对 HIV 感染者的生殖器疱疹，每次 400 mg 口服，每天 3～5 次；若病情严重，每次 400 mg/kg，静脉滴注，每 8 h 1 次，直至痊愈。

（D）疱疹性痒疸。口服阿昔洛韦每次 200 mg，每天 5 次，连服 7～10 天。

（E）HSV 直肠炎。口服阿昔洛韦每次 400 mg，每天 5 次，可缩短病程。免疫受损或重症者可静脉滴注阿昔洛韦 5 mg/(kg · 8 h)。

（F）新生儿 HSV。常采用静脉滴注阿昔洛韦 30 mg/(kg · d)，或阿糖腺苦 30 mg/(kg · d)，连续 10～14 天。

B. 干扰素。①原发生殖器疱疹。肌内注射或皮下注射，成人按每天每千克体重 100 万～300 万单位，儿童按每天每千克体重 5 万单位，用药 1～2 周。②复发生殖器疱疹。肌内注射或皮下注射，成人按每天每千克体重 300 万～600 万单位，儿童按每天每千克体重 10 万单位。

C. 利巴韦林（病毒唑，三氮唑核苷）。利巴韦林可抑制多种病毒 DNA 及 RNA 的复制、合成。

（A）原发生殖器疱疹及艾滋病合并 HSV 感染。肌内注射，每天每千克体重 15 mg。

（B）复发生殖器疱疹。口服利巴韦林 0. 49 mg，每天 4 次，3 天后改为 0. 4 mg，每天 2 次，共服用 5 天。

D. 膦甲酸钠。本药能选择性抑制疱疹病毒诱导的 DNA 依赖的 DNA 聚合酶，只用于个别严重的生殖器疱疹，特别是由耐阿昔洛韦 HSV 株引起的。静脉滴注，40 ～ 60 mg，每 8 h 1 次，连用 4 天。副作用有肾毒性及钙磷代谢紊乱。

E. 吲哚美辛（消炎痛）。口服，每次 25 mg，每天 3 次。

F. 色聚肌胞。肌内注射，每周 2 mg，用药 2 ～ 3 次。

G. 单克隆抗体。单克隆抗体治疗是有前途的新方法。HSV 糖蛋白疫苗及重组亚单位疫苗能使机体产生抗体和增强细胞作用，对消除 HSV 感染后的潜伏和初次发作、复发均有效果。

（2）局部疗法。局部疗法的原则为干燥、收敛、保护患部，防止继发感染。可用 pH 为 4 的弱酸性女性护理液外洗，或用娇妍洁阴洗液、氧化锌油膏或泥膏、紫草生地榆油膏、0. 5% 新霉素软膏、0. 25% ～ 0. 10% 碘苷软膏、娇妍凝胶消毒剂等。

局部治疗注意事项如下：

A. 治疗期间，忌食辛辣食物，严禁饮酒。

B. 注意休息，防止劳累，避免摩擦患处。

C. 禁止性生活，避免生殖器充血，加重病情，或者传染给他（她）人。

D. 患处溃烂、流脓、变色的情况下禁止使用。

E. 康复后，日常私处护理用弱酸性女性护理液。另需要继续忌食辛辣食物和酒类 3 个月，3 ～ 6 个月内限量食用，半年后可正常饮食。生殖器疱疹患者康复后，还须继续禁止性生活 3 个月；3 ～ 6 个月内尽量少发生性交；半年后可过正常性生活，可正常受孕生育。

六、 外阴炎及阴道炎与宫颈癌的关系

1. 宫颈癌概述

宫颈癌又被称为子宫颈癌，是发生在子宫颈部分的恶性肿瘤，为女性生殖道最常见的妇科恶性肿瘤。早期宫颈癌患者可能没有任何症状，通过筛查才能发现。但随着疾病的进展，患者会出现接触性出血（性生活、妇科检查后阴道流血）、阴道异常排液（通常为白色的、血性的、稀薄如水样的；伴感染时阴道排液有腥臭味或恶臭）。高危型 HPV 感染是宫颈癌发生的最重要的因素，约 80% 的女性在一生中的某个阶段会感染 HPV，但大多数情况下可在 2 年内通过自身免疫系统清除病毒。

2. 外阴炎、阴道炎发生的主要原因

正常情况下，阴道里有大量的乳酸杆菌，乳酸杆菌能分解阴道上皮细胞内的糖原，

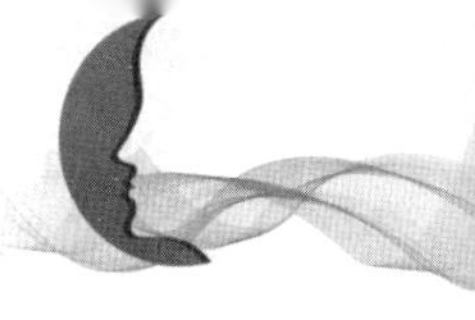

产生乳酸，使阴道内的环境偏酸性，不利于致病菌的生长；乳酸杆菌还会产生过氧化氢来抑制和杀灭致病菌。但当患者患有外阴炎或阴道炎时，阴道微生态环境就会发生变化，阴道内的乳酸杆菌会明显减少，导致致病菌异常繁殖和生长，阴道防御功能受到破坏。

3. 外阴炎、阴道炎与宫颈癌的关系

吴凡的研究结果表明，阴道分泌物的 pH 升高、阴道微生态环境的紊乱均会增加高危型 HPV 感染的可能。张霞的研究结果表明，HPV 感染阳性的患者多数还合并有细菌性阴道病。而高危型 HPV 感染又是宫颈癌发生的重要因素。因此，外阴炎或阴道炎的发生会导致阴道微生态环境改变，增加高危型 HPV 感染的可能，诱导宫颈癌变的发生。

外阴炎和阴道炎防治知识小贴士

（1）一般外阴炎症限于小阴唇内外侧，严重时会累及整个外阴部，排尿时症状加重。

（2）前庭大腺炎多见于育龄妇女，常由性交、分娩或其他情况污染外阴部而引起。

（3）滴虫性阴道炎的分泌物是稀薄脓性、黄绿色，泡沫状，伴有臭味的，瘙痒部位主要为阴道口及外阴。

（4）外阴阴道假丝念珠菌病的分泌物特征为白色黏稠呈凝乳或豆腐渣样。

（5）细菌性阴道病分泌物特点为灰白色、均匀一致、稀薄，常黏附于阴道壁，但黏度低，容易拭去。

（6）老年性阴道炎分泌物呈稀薄、淡黄色，严重者呈脓血性白带，有臭味。

（7）保持外阴清洁干燥，选择宽松舒适的内裤是预防外阴炎和阴道炎的有效措施。

（8）外阴炎或阴道炎会增加高危型 HPV 感染的可能，诱导宫颈癌变的发生。

第二节　盆腔炎的预防与治疗

一、盆腔炎概述

盆腔炎是指女性生殖器官、子宫周围结缔组织及盆腔腹膜的炎症。慢性盆腔炎症往往是急性期治疗不彻底迁延而来，其发病时间长，病情较顽固。细菌逆行感染，通过子宫、输卵管而到达盆腔导致发生盆腔炎。但在现实生活中，并非所有的妇女都会患上盆腔炎，发病的只是少数。女性生殖系统有自然的防御功能，在正常情况下，能抵御细菌

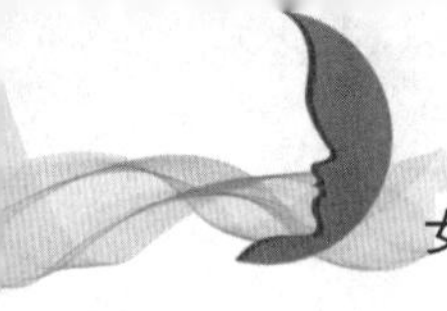
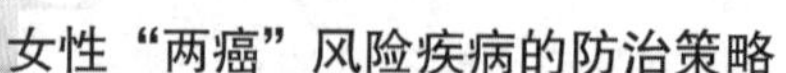

的入侵，只有当机体的抵抗力下降，或其他原因使女性的自然防御功能遭到破坏时，才会导致盆腔炎的发生。

（一）盆腔炎的病因

1. 产后或流产后感染

分娩后产妇体质虚弱，宫颈口因有恶露流出，未及时关闭，宫腔内有胎盘的剥离面，或分娩造成产道损伤，或有胎盘、胎膜残留等，或产后过早有性生活导致病原体侵入宫腔内，均容易引起感染；自然流产、药物流产过程中阴道流血时间过长，或有组织物残留于宫腔内，或人工流产手术无菌操作不严格等均可以发生流产后感染。

2. 宫腔内手术操作后感染

放置或取出宫内节育环、刮宫术、输卵管通液术、子宫输卵管造影术、宫腔镜检查、黏膜下子宫肌瘤摘除术等，由于术前有性生活或手术消毒不严格或术前适应证选择不当，手术后急性感染发作并扩散；或患者手术后不注意个人卫生、术后不遵守医嘱，同样可使细菌上行感染，引起盆腔炎。

3. 经期卫生不良

若不注意经期卫生，使用不洁的卫生巾和护垫，进行经期盆浴、经期性交等均可使病原体侵入而引起炎症。

4. 邻近器官的炎症直接蔓延

最常见的是患阑尾炎、腹膜炎时，由于阑尾、腹膜与女性内生殖器官毗邻，炎症可以通过直接蔓延，引起盆腔炎症；患慢性宫颈炎时，炎症也可通过淋巴循环，引起盆腔结缔组织炎。

5. 其他

慢性盆腔炎的急性发作等，也可引起盆腔炎。

（二）盆腔炎的临床表现

盆腔炎症分为急性和慢性两类，不同类型的盆腔炎临床表现不一，具体如下。

1. 慢性盆腔炎

慢性盆腔炎由急性盆腔炎未能彻底治愈，或患者体质较差，病程迁延所致。慢性盆腔炎的症状是下腹部坠胀、疼痛及腰骶部酸痛，常在劳累、性交后及月经前后加剧。还常出现月经异常，月经不规则。病程长时部分妇女可出现精神不振、周身不适、失眠等神经衰弱症状。慢性盆腔炎往往经久不愈，反复发作，导致不孕、输卵管妊娠，严重影响妇女的健康。

2. 急性盆腔炎

急性盆腔炎的症状是下腹痛、发热、阴道分泌物增多，腹痛为持续性，活动或性交后加重。病情严重者可有寒战、高热、头痛、食欲不振等。月经期发病者可出现经量增多，经期延长。若盆腔炎包裹形成盆腔脓肿可引起局部压迫症状，压迫膀胱可出现尿

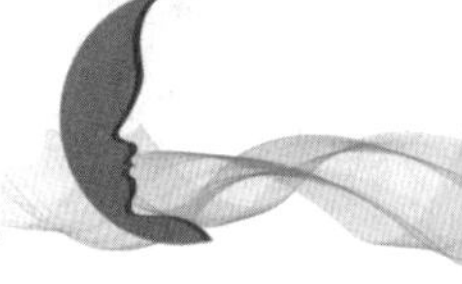

频、尿痛、排尿困难，压迫直肠可出现里急后重等直肠症状。急性盆腔炎进一步发展可引起弥漫性腹膜炎、败血症、感染性休克，严重者可危及生命。

（三）盆腔炎的诊断标准

2015年美国疾病预防控制中心推荐的盆腔炎性疾病的诊断标准（表2－1），旨在提高对盆腔炎性疾病的认识，对可疑患者做进一步评价，及时治疗，减少后遗症的发生。

表2－1　盆腔炎性疾病的诊断标准（美国疾病预防控制中心诊断标准，2015年）

最低标准（minimum criteria）	宫颈举痛或子宫压痛或附件区压痛
附加标准（additional criteria）	体温超过38.3℃（口表）
	宫颈异常黏液脓性分泌物或宫颈脆性增加
	阴道分泌物湿片出现大量白细胞
	红细胞沉降率升高，血C反应蛋白升高
	实验室证实的宫颈淋病奈瑟菌或衣原体阳性
特异标准（specific criteria）	子宫内膜活检组织学证实子宫内膜炎
	阴道超声或磁共振检查显示输卵管增粗、积液，伴或不伴有盆腔积液、输卵管卵巢肿块，或腹腔镜检查发现盆腔炎性疾病征象

最低诊断标准提示，在性活跃的年轻女性或者患有性传播疾病的高危人群，若出现下腹痛，并可排除其他引起下腹痛的原因，妇科检查符合最低诊断标准，即可给予经验性抗生素治疗。

附加标准可增加诊断的特异性，支持盆腔炎性疾病的诊断。多数盆腔炎性疾病患者有宫颈黏液脓性分泌物，或阴道分泌物0.9%氯化钠溶液湿片可见到大量白细胞。若宫颈分泌物正常并且阴道分泌物镜下见不到白细胞，对盆腔炎性疾病的诊断需慎重，应考虑其他引起腹痛的疾病。阴道分泌物湿片可检测到合并阴道感染（细菌性阴道病及滴虫性阴道炎）。

特异标准基本可诊断盆腔炎性疾病，但由于除B超检查外，均为有创检查或费用较高，特异标准仅适用于一些有选择的病例。若腹腔镜下未发现输卵管炎症，则需要行子宫内膜活检，因部分盆腔炎性疾病患者可能仅有子宫内膜炎的体征。

二、盆腔炎的类型

盆腔炎性疾病主要包括子宫内膜炎、输卵管炎、输卵管卵巢囊肿、盆腔腹膜炎。

（一）子宫内膜炎

子宫内膜炎（endometritis）是各种原因引起的子宫内膜结构发生炎性改变，细菌可

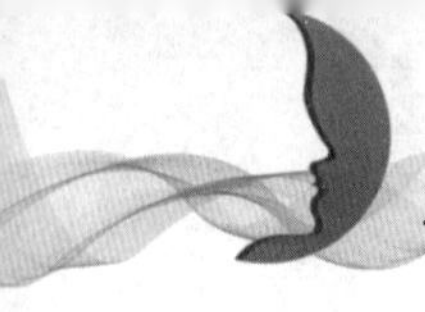

沿阴道、宫颈上行或沿输卵管下行及经淋巴系统到达子宫内膜。通常宫腔有良好的引流条件及周期性内膜剥脱，使炎症极少有机会长期停留于子宫内膜，但若急性期炎症治疗不彻底，或经常存在感染源，则炎症可反复发作，严重者可影响子宫肌层，导致发生子宫肌炎。子宫内膜炎可分为急性子宫内膜炎和慢性子宫内膜炎。慢性子宫内膜炎常与慢性宫颈炎、慢性输卵管炎同时存在，是导致流产的最常见原因。

1. 病因

（1）妊娠和分娩。产褥感染和感染性流产是急性子宫内膜炎的常见原因。分娩后宫腔内残留少量胎膜或胎盘，或胎盘附着部位的子宫复旧不全，可引起慢性子宫内膜炎。

（2）宫腔手术和放置宫内避孕器。宫腔内手术操作尤其是非正规人工流产，可导致细菌入侵发生感染。宫内避孕器的长期刺激可引起慢性子宫内膜炎。

（3）不注意个人卫生。经期性交及与患有性病的异性性交，易发生此病。

（4）子宫腔内病变。子宫内膜息肉、黏膜下肌瘤或子宫内膜癌坏死可引起子宫内膜感染。

（5）其他妇科炎症。宫颈炎、阴道炎的上行感染，以及输卵管炎、卵巢炎的下行蔓延，均可导致子宫内膜炎的发生。

（6）雌激素水平低下。更年期或绝经后，体内雌激素水平下降，阴道内酸度下降及宫颈黏液栓减少，人体的生理屏障功能减弱，细菌易于侵入。

2. 临床表现

（1）慢性子宫内膜炎。

A. 症状。①盆腔区域疼痛。在月经间歇期间出现下腹部坠胀痛及腰骶部酸痛。部分患者可无任何自觉症状。②白带增多。白带增多由内膜腺体分泌增加所致。一般为稀薄水样白带，淡黄色，有时为血性白带。老年性子宫内膜炎呈脓性白带，并常含少量血液。当子宫积脓时分泌物呈脓性伴臭味。③月经过多。经期规则而经血量倍增，流血期显著延长。不规则出血较少见。④痛经。多见于未产妇女，但严重痛经者少见，可能由于内膜过度增厚，阻碍组织正常蜕变坏死，刺激子宫过度痉挛性收缩所致。

B. 体征。子宫可增大，有触痛；子宫旁组织增厚并有触痛。轻度炎症时，双合诊可无异常发现。当子宫积脓时，查子宫呈球形增大，柔软并有压痛，窥器检查可见宫颈排出血性脓液，奇臭。

（2）急性子宫内膜炎。

A. 症状。轻度发热，下腹痛，白带增多，有时为血性白带，如为厌氧菌感染可有恶臭。分娩或流产后发生的急性子宫内膜炎症状较重，其他原因引起的子宫内膜炎多属轻型。

B. 体征。检查时子宫可有轻度压痛。病情如未能及时控制，进一步引起子宫肌炎、急性输卵管炎、盆腔炎等时，患者体温明显升高，可达 39 ℃以上，下腹部有明显压痛。

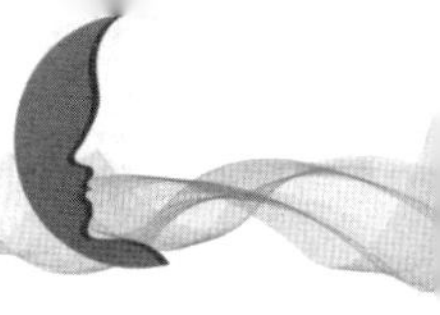

3. 检查

（1）阴道检查。应尽量采取宫腔排液送细菌培养及药敏试验，同时涂片检菌，为用药提供参考。窥器检查可见子宫口有大量脓性或污秽血性臭味分泌物外溢。双合诊时子宫颈举痛。宫体因充血水肿而胀大，柔软，压痛明显。

（2）血常规检查炎性反应指标。白细胞总数及中性白细胞计数增多，炎性指标（如C反应蛋白水平、血沉等）增高。

（3）诊断性刮宫。诊断性刮宫可明确发病原因及排除恶性病变。术前应控制炎症3天,术后继续给予抗生素。术中操作应轻柔，因感染的宫壁脆弱，易致子宫穿孔。老年性子宫内膜炎其内膜菲薄，刮取时更应注意。流产后子宫内膜炎可能残留胚胎组织，应仔细全面刮取，往往可同时起到治疗作用。

（4）病理检查。病理检查可明确病因。子宫内膜间质内有大量浆细胞及淋巴细胞浸润。炎症时间较久者可见成纤维细胞及毛细血管增生。

4. 并发症

（1）宫腔积脓。当子宫内膜炎导致宫颈粘连阻塞时，宫腔内的炎性分泌物不能外流，积聚于宫腔内，可形成宫腔积脓。

（2）盆腔炎。急性子宫内膜炎若治疗不及时，可进一步发展为输卵管卵巢炎、盆腔腹膜炎、盆腔结缔组织炎、盆腔静脉炎等，甚至发展成败血症。

（3）不孕。有炎症的子宫内膜不利于受精卵着床，又或是受精卵着床不稳固，导致不孕。子宫内膜炎还会影响胎儿，引起畸形、流产、早产、胎膜早破、新生儿感染等。

5. 治疗

（1）卧床休息。取半卧位，最好是半靠卧，上半身垫高，以利宫腔分泌物流出。饮食以易消化、高热量的半流质为宜，如粥、麦片。要保持大便通畅，多饮开水，适量食用水果。

（2）如急性子宫内膜炎发生在分娩后，首先要考虑有无胎盘等残留，及时到医院检查，予以清除；如患者发病由放置宫内节育器时消毒不严引起，应当尽快取出宫内节育器，这有利于病情迅速得到控制。产后及人工流产后最好不要同时放环。

（3）控制感染。一般可以用青霉素或庆大霉素每天行静脉滴注或肌内注射。但要注意，青霉素注射必须在医院进行，注射前先做皮试，因为青霉素过敏的患者较多。注射青霉素须持续到症状完全消失后才能停止。常可同时加用甲硝唑，口服或静脉滴注。最好根据症状、分泌物性质及细菌培养药敏试验，针对性选择敏感的抗生素，要遵医嘱。

（4）对症治疗。内服麦角流浸膏或益母草流浸膏，促使子宫收缩，有利于宫腔感染性分泌物排出。高热者要注意补液，防止脱水。

（二）输卵管炎

输卵管是盆腔炎症性疾病的主要发病部位，大多发生在性活跃期、有月经的妇女，

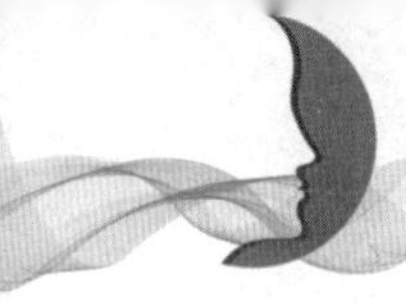

初潮前、绝经后或者未婚者很少发生。如未能得到及时正确的治疗，则可由于盆腔粘连、输卵管阻塞而导致不孕、输卵管妊娠、慢性盆腔痛、炎症反复发作等后遗症的发生。输卵管炎多由病原体感染引起，主要由葡萄球菌、链球菌、大肠杆菌、淋球菌、变形杆菌、肺炎球菌、衣原体等感染引起，分为急性输卵管炎和慢性输卵管炎，后者在不孕妇女中较为常见。

1. 病因

当细菌多、毒力强或机体抵抗力降低时，易发生本病。按致病菌的不同种类将急性输卵管炎分成两类：一类为特异性淋病双球菌感染，淋病双球菌沿宫颈黏膜、子宫内膜扩散至输卵管黏膜；另一类为非特异性化脓性细菌感染，细菌由子宫内膜通过淋巴管和血管进入子宫旁结缔组织，最后导致输卵管周围炎和输卵管炎。急性输卵管炎症若进一步发展，可导致急性盆腔腹膜炎和急性腹膜炎。

2. 临床表现

输卵管是盆腔炎症性疾病最常见的发病部位，输卵管炎也多合并其他部位的炎症，其临床表现可因炎症轻重及范围大小不同而不同。轻者无症状或者症状轻微，常见为下腹痛、发热、阴道分泌物增多。腹痛为持续性、活动或性交后加重。若病情严重可有寒战、高热、头痛、食欲缺乏等全身症状。若伴有腹膜炎可有消化道症状。若有脓肿形成，可有下腹部包块及局部压迫刺激症状：包块位于子宫前方可有膀胱刺激症状，如排尿困难、尿频，若引起膀胱肌炎还有尿痛等；包块位于子宫后方可出现直肠刺激症状。若有输卵管炎的症状及体征并同时有右上腹疼痛者，应怀疑有肝周围炎。患者体征差异较大，轻者无明显异常或妇科检查发现附件区压痛，多伴有其他部位的炎症，查体也会有相应部位的阳性体征。严重病例呈急性病容，体温升高，心率加快，下腹部有压痛、反跳痛及肌紧张，甚至出现腹胀、肠鸣音减弱或消失。妇科检查时若为单纯输卵管炎，可触及增粗的输卵管，压痛明显；若为输卵管积脓或输卵管卵巢脓肿，则可触及包块且压痛不明显，不活动。

3. 检查

（1）血液检查。白细胞总数增高，中性白细胞占80%以上。

（2）血培养。有寒战、高热者应做血培养检查，以了解病情，明确致病菌的种类及致病菌对药物的敏感性，以便选择合适的抗生素。

（3）尿道或子宫颈分泌物涂片或培养以了解致病菌种类。

（4）后穹隆穿刺。可穿刺抽出渗出液或脓液进行检查。

4. 治疗

（1）急性输卵管炎治疗。急性输卵管炎治疗主要包括门诊治疗和住院治疗。

A. 门诊治疗。若患者一般状况好，症状轻，能耐受口服抗生素，并有随访条件，可在门诊给予口服或肌内注射抗生素以治疗。常用方案如下：

（A）口服氧氟沙星400 mg，每天2次；或口服左氧氟沙星500 mg，每天1次。同时加服甲硝唑400 mg，每天2～3次，连用14天。

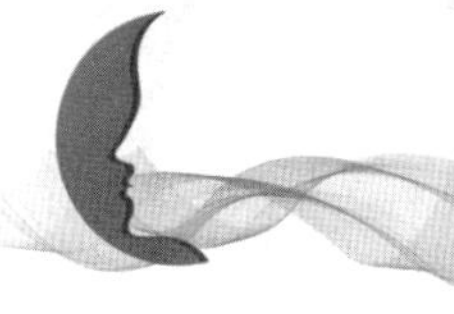

（B）头孢曲松钠250 mg，单次肌内注射；或头孢西丁钠，单次肌内注射。同时口服丙磺舒。然后改为多西环素100 mg，每天2次，连用14天，可同时口服甲硝唑400 mg，每天2次，连用14天；或选用其他第三代头孢菌素与多西环素、甲硝唑合用。

B. 住院治疗。若患者的一般状况较差，病情严重，伴有发热，恶心、呕吐，有盆腔腹膜炎、输卵管卵巢脓肿，门诊治疗无效，不能耐受口服抗生素、诊断不清，均应住院予以抗生素药物治疗为主的综合治疗。主要包括一般支持治疗、抗生素药物治疗和手术治疗。

（A）一般支持及对症治疗。绝对卧床，取半卧位以利引流排液，并有助于炎症局限。多饮水及食用高热量、易消化的半流质饮食。高热者应补液，防止脱水及电解质紊乱。纠正便秘，嘱患者增加膳食纤维的摄入，也可服用中药，如番泻叶；若便秘严重，则用生理盐水进行灌肠。疼痛不安者可给镇静剂及镇痛剂。急性期腹膜刺激症状严重者，可用冰袋或热水袋敷疼痛部位。6～7天后经妇科检查及白细胞总数、血沉的化验结果证实病情已稳定，可改用红外线或短波透热电疗。

（B）抗生素药物治疗。抗生素药物治疗可控制感染，给药途径以静脉滴注收效快，常用的配伍如下：

a. 可选用第二代或第三代头孢菌素或者作用相当的药物与四环素类药物等联用。如头孢西丁钠、头孢呋辛钠、头孢曲松钠等，加多西环素，静脉滴注。

b. 克林霉素与氨基糖苷类药物联合方案。

c. 喹诺酮类药物与甲硝唑联合方案。

d. 青霉素类与四环素类药物联合方案。

临床症状改善24～48 h后转为口服药物治疗。对不能耐受多西环素者，可用阿奇霉素代替。对输卵管、卵巢脓肿的患者，可加用克林霉素或甲硝唑，从而更有效地对抗厌氧菌。治疗必须彻底，抗生素的剂量和应用时间一定要适当，剂量不足只能导致抗药菌株的产生及病灶的继续存在，演变成慢性疾患。有效治疗的标志是症状、体征逐渐好转，一般在48～72 h内可看出，因此，不要轻易改换抗生素。

（C）手术治疗。手术治疗主要用于抗生素控制效果差时。手术指征有药物治疗无效、脓肿持续存在、脓肿破裂等。手术可以选择经腹手术或腹腔镜手术，以切除病灶为主。

a. 脓肿形成后，全身应用抗生素效果不够理想。输卵管、卵巢脓肿贴近后穹隆，阴道检查发现穹隆饱满且有波动感，应行后穹隆穿刺，可经后穹隆切开排脓，放置橡皮管引流。如脓液黏稠不易抽出，可用含抗生素的生理盐水稀释，使其逐渐变成血性血清样物后易被吸出。一般经2～3次治疗，脓肿即可消失。

b. 若盆腔脓肿穿孔破入腹腔，往往同时有全身情况的变化，应立即输液、输血，矫正电解质紊乱，纠正休克，包括静脉滴注抗生素和地塞米松等药物。在纠正身体一般状况的同时应尽快剖腹探查，清除脓液，尽可能切除脓肿。术毕，下腹两侧放置硅胶管引流。术后应用胃肠减压及静脉滴注广谱抗生素，继续纠正脱水及电解质紊乱，输血以

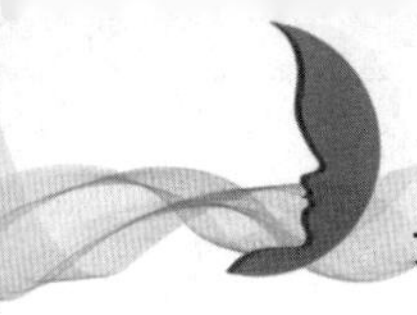

提高身体抵抗力。

（2）慢性输卵管炎治疗。慢性输卵管炎可能起病即为慢性，也可能是由急性炎症未经治愈所遗留的后果。可分为慢性间质性输卵管炎、峡部结节性输卵管炎、输卵管积脓、输卵管积水、输卵管积血等。往往迁延不愈，治疗很困难，而且其症状主要由炎症之后引起的盆腔粘连造成，感染的病原体多已消失。多采用对症治疗，如休息、加强营养，并辅以理疗等。

（三）输卵管卵巢囊肿

输卵管卵巢囊肿是附件囊肿的一种，多由炎症刺激引起输卵管卵巢囊肿的症状。

1. 病因

中医认为本病多由经期产后失于调理，致湿热、寒湿之邪乘虚侵入所致。因治疗不及时或不彻底，导致邪气留恋，与冲任气血搏结成瘀。

西医认为本病由输卵管炎症波及卵巢，输卵管与卵巢相互粘连而成，也可由急性期的输卵管卵巢脓肿发展而来。

2. 临床表现

（1）腹痛。如无并发症，患者极少感到疼痛。因此，卵巢囊肿的症状有腹痛，尤其突然发生者，多系瘤蒂发生扭转，偶或为肿瘤破裂、出血或感染所致。此外，恶性囊肿多引起腹痛、腿痛，疼痛往往使患者以急症就诊。

（2）腹围增粗、腹内肿物。腹围增粗、腹内肿物是主诉中常有的右侧卵巢囊肿的症状。患者觉察自己的衣服或腰带显得紧小，方才注意到自己腹部增大，或在晨间偶然感觉腹部增大，加之腹胀不适，因而自己按压腹部而发现腹内有肿物。

（3）下腹不适感。下腹不适为患者未触及下腹肿块前的最初右侧卵巢囊肿的症状。受肿瘤本身的重量、肠蠕动及体位变动的影响，肿瘤在盆腔内移动时会牵扯其蒂及骨盆漏斗韧带，以致患者有下腹或髂窝部有肿胀、下坠感等右侧卵巢囊肿的症状。

（4）压迫症状。巨大的卵巢肿瘤可因压迫横膈而引起呼吸困难及心悸，卵巢肿瘤合并大量腹水者也可引起。

3. 检查

（1）妇科检查。借助妇科检查可发现子宫后位活动受限，子宫一侧或双侧可扪及囊性肿物，欠活动，轻压痛。

（2）B超检查。借助B超检查可在子宫一侧或双侧发现液性暗区，囊壁较厚，周围边界不清。

（3）输卵管造影。对合并不孕者应在炎症控制后检查是否有输卵管阻塞。

（4）CA125检查。与其他盆腔肿瘤相鉴别。

4. 预防

（1）及时、彻底治疗急性盆腔炎。

（2）注意个人卫生。

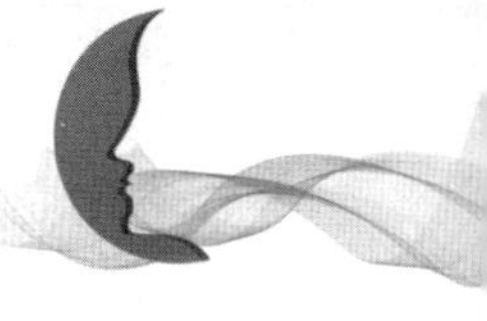

（3）有性生活的女性应注意避孕，慎重对待人工流产、药物流产及其他宫腔手术，注意术后保养和卫生，预防感染。

（4）积极锻炼身体，提高机体抵抗能力。

（5）保持乐观态度，正确对待疾病。

（6）慎重使用抗生素和手术治疗。

（四）盆腔腹膜炎

盆腔内器官发生严重感染时，病原体可通过血行或淋巴系统扩散及直接蔓延等方式波及盆腔腹膜，导致盆腔腹膜炎。盆腔腹膜炎多与其他的盆腔内器官感染同时存在，尤以输卵管炎最为常见。严重者整个盆腔腹膜发生炎症改变，极少数病例甚至可弥散至全腹，成为弥漫性腹膜炎。有时由于盆腔腹膜炎或腹腔其他脏器炎性病变，脓液积聚于腹腔的最低部位——子宫直肠窝，而形成子宫直肠窝脓肿。

1. 病因

（1）不注意卫生，如不注意经期卫生、月经期性交、不洁性交等。

（2）未经消毒的宫腔操作，如吸宫术、消毒不严格的产科手术感染等。

（3）急性输卵管炎症播散。发生输卵管急性炎症时，管腔中脓液通过输卵管口溢出或输卵管周围炎直接蔓延使盆腔腹膜发生炎性病变。

（4）继发于盆腔蜂窝组织炎。盆腔蜂窝组织炎，是指盆腔腹膜以外的结缔组织的炎症。盆腔结缔组织包括子宫两侧和膀胱前间隙等处的结缔组织以及盆腔腹膜后的结缔组织。

（5）其他外科疾患，如阑尾炎、憩室炎穿孔，可蔓延引起盆腔腹膜炎。

2. 临床表现

急性盆腔腹膜炎很少原发，故发病前多有急性盆腔器官炎症的病史。

（1）发热。患者有高热、寒战，体温可达 40 ℃或以上。

（2）疼痛。剧烈痉挛样下腹部疼痛，为持续性。排尿、大便时疼痛，时有腹泻或便秘。

（3）精神状况。病情严重者，可出现烦躁不安，全身衰竭，甚至神志不清、谵妄、昏迷等。

（4）严重患者可出现休克、血压下降、面色灰白、舌干、出冷汗等，以后发生虚脱、心力衰竭、肺水肿等。慢性期则可触及生殖器官与大网膜、肠管黏膜表面不平、大小不等的包块，压痛固定。

3. 检查

（1）实验室诊断。腹腔穿刺及后穹隆穿刺可抽出液体，多为淡黄色、稀薄的血性液体、黄色渗出液或脓液。可送交实验室检验或做细菌培养。周围血白细胞及中性粒细胞数均增高，血沉加快，宫颈分泌物或血培养可培养出致病菌。

（2）超声检查。有脓肿形成时，经 B 超检查可探及包块，其轮廓多不规则，周围

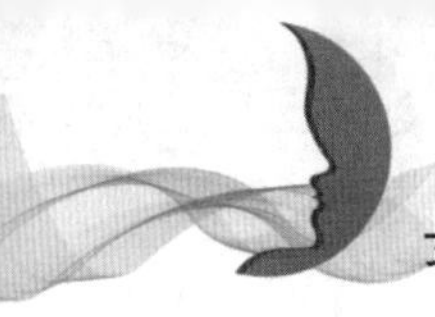

有浓密回声，内为无回声区。

（3）妇科检查。阴道黏膜可呈充血改变，宫颈处有脓性分泌物，双合诊时穹隆触痛明显。肛检可于直肠前壁摸到波动、膨出部分。

4. 治疗

治疗主要包括物理疗法、组织疗法、抗生素治疗和手术治疗。

（1）物理疗法。温热的良性刺激可以促进盆腔的血液循环，改善局部组织的营养状态，以利于炎症的吸收和消退。常用的物理治疗有短波、超短波、红外线、音频、离子透入治疗等。但体温超过 37.5 ℃或患生殖器结核时则不要采用物理疗法。

（2）组织疗法。应用胎盘组织液、胎盘球蛋白，肌内注射，每天或隔天 1 次，15 次为 1 个疗程。

（3）抗生素治疗。急性盆腔腹膜炎患者均应做宫颈分泌物或后穹隆穿刺液的细菌培养，或做血培养及药敏试验，并以此为依据选择有效的抗生素。

（4）手术治疗。

A. 切开引流。当盆腔腹膜炎有脓肿形成且脓肿位置已达盆底时，可经后穹隆切开引流，但由于脓肿位于腹腔内，因此，引流只能暂时缓解症状，往往不能根治。

B. 剖腹清除病灶。盆腔脓肿形成并破裂时，可在大量抗生素控制感染的情况下，行剖腹探查术以清除病灶，此为最有效且迅速的方法。

5. 预防

（1）注意卫生。首先应注意经期、产后、流产后的养生及性生活卫生。

（2）避免感染。进行人工流产、放环、其他宫腔手术及分娩，应到正规医院去，以避免消毒不严格，人为造成感染。

（3）保持心情愉快，注意劳逸结合。

（4）阴道有出血时禁止性生活。

三、 盆腔炎的治疗方法

治疗原则：主要为及时、足量及个体化的抗生素治疗，必要时行手术治疗。抗生素应用原则是经验性、广谱型、及时及个体化；给药途径的选择依据药物及疾病的严重程度。对于盆腔炎性疾病后遗症患者，多采用综合性治疗方案控制炎症，缓解症状，增加受孕机会，包括中西医治疗、物理治疗、手术治疗等，同时注意增强机体抵抗力。

（一）药物治疗

抗生素治疗为急性盆腔炎的主要治疗措施，有静脉输液、肌内注射或口服等多种给药途径。应使用广谱抗生素并联合抗厌氧菌药物，注意疗程足够。且可联合中药治疗，以期取得更好疗效。

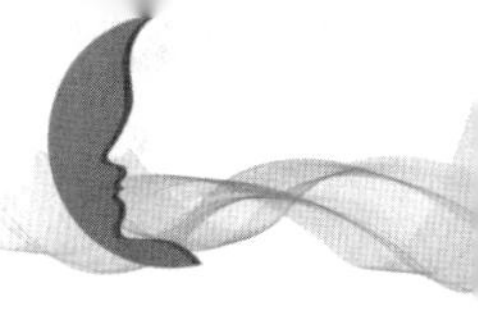

(二) 手术治疗

对有肿块如输卵管积水或输卵管卵巢囊肿者可行手术治疗；对存在小的感染灶，反复引起炎症发作者亦宜行手术治疗。手术以彻底治愈为原则，避免遗留病灶再有复发的机会，避免行附件切除术或输卵管切除术。对年轻妇女应尽量保留卵巢功能。慢性盆腔炎单一疗法效果较差，以采用综合治疗为宜。

(三) 物理疗法

温热的良性刺激可促进盆腔局部血液循环，改善组织营养状态，提高新陈代谢，以利炎症吸收和消退。常用的物理疗法有短波、超短波、离子透入（可加入各种药物，如青霉素、链霉素等）治疗及蜡疗等。中医上也有中药包塌渍治疗的方法。

(四) 一般治疗

解除患者思想顾虑，增强治疗的信心，指导患者增加营养，锻炼身体，注意劳逸结合，提高机体抵抗力。

四、盆腔炎的预防

(一) 彻底治愈急性盆腔炎，防止转为慢性，迁延不愈、反复发作

急性盆腔炎未能彻底治愈，即转为慢性，反复发作。因此，对急性盆腔炎应予以积极彻底的治疗，要卧床休息或取半卧位，以利炎症局限化和分泌物的排出；遵医嘱足量、足疗程应用抗生素，并配合中药制剂治疗。急性盆腔炎患者不要过于劳累，做到劳逸结合，减少性生活，以避免症状加重。治疗不应以症状暂时缓解作为治愈的标准，要经医生检查确定治愈后才能停药，防止病情反复。

(二) 及时治疗外阴炎、阴道炎，防止病原菌上行性感染外阴

阴道炎是很常见的妇科病。如果出现外阴、阴道瘙痒，白带增多、色黄、呈豆渣样或水样、有臭味等改变，就可能是患上了外阴炎、阴道炎，一定要及时到医院就医治疗。不要忌医、自行用药，更不要听信小广告乱投庸医，延误诊断及治疗，使感染上行扩散，导致盆腔炎。

(三) 注意月经期卫生，预防感染盆腔炎

月经期子宫内膜剥脱出血，宫颈口开放，如不注意卫生，可导致病菌上行性感染，引发盆腔炎。因此，要避免经期性生活、游泳、盆浴，不使用不洁卫生垫，防止感染盆腔炎。

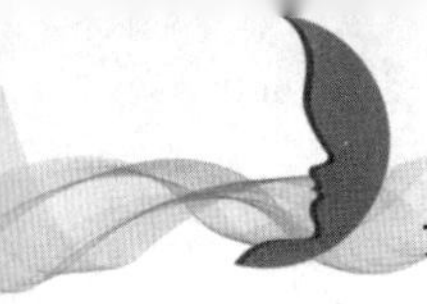

（四）注意性生活卫生，远离性病病原体

盆腔炎多发生在性生活活跃的妇女，尤其初次性交年龄小，有多个性伴侣、性生活频繁以及性伴侣有性传播性疾病者。这与宫颈柱状上皮外移，防御机制减弱，并且性伴侣有性传播性疾病时容易通过性交受到感染相关。因此，要注意性生活卫生，性生活前后用清水清洗外阴部；如患性传播性疾病，治愈前禁止性生活，远离性病病原体感染。

（五）养成良好的阴部清洁习惯，是预防盆腔炎的重要保证

保持会阴部清洁、干燥，每晚用温热清水清洗外阴。不要用肥皂或各种护理液药水等清洗外阴，以免影响阴部的自身防御机制。要做到专人专盆，不可用手掏洗阴道内，更不建议用冲洗器来冲洗阴道内，这样容易破坏阴道内的自身防御机制，引起菌群失调，导致感染，还有可能在冲洗液压力过大时，将带菌的冲洗液直接灌注入子宫腔内，导致急性盆腔炎。研究结果表明，经常做阴道冲洗的妇女的盆腔炎发生率更高。患盆腔炎时白带量多，质黏稠。要勤换内裤，不要穿紧身、化纤质地内裤；更不要图省事垫护垫，护垫会影响会阴部的透气、呼吸，容易滋生细菌，而且若使用卫生不达标的护垫，更容易引起感染。

五、 盆腔炎与宫颈癌的关系

一般而言，盆腔炎和宫颈癌无直接关系，但盆腔炎会导致机体免疫力下降，增加机体感染病毒的概率，从而增加宫颈癌发生的概率。

当女性生殖道的自然防御功能遭到破坏，或者机体免疫功能降低、内分泌发生变化，或者外源性致病菌侵入，均可导致盆腔炎的发生。盆腔炎是子宫附件和其周围的炎症，并不包括子宫颈的炎症。但妇女患盆腔炎时其感染病毒的概率就会增加。宫颈癌主要是体内感染高危型 HPV，病毒在体内持续复制而引发。由此可见，盆腔炎可间接提高宫颈癌的发生率，只不过发生概率小。因此，患盆腔炎后要积极治疗，不可轻视。

盆腔炎防治知识小贴士

（1）慢性盆腔炎的症状是下腹部坠胀、疼痛及腰骶部酸痛，常在劳累、性交后及月经前后加剧。

（2）急性盆腔炎的症状为下腹痛、发热、阴道分泌物增多，腹痛为持续性，活动或性交后加重。

（3）盆腔炎性疾病主要包括子宫内膜炎、输卵管炎、输卵管卵巢囊肿、盆腔腹膜炎。

（4）慢性子宫内膜炎的症状为盆腔区域疼痛、白带增多、月经过多、痛经等；

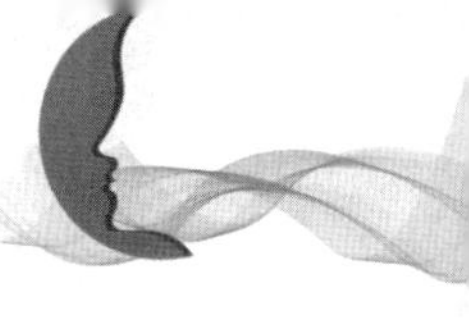

急性子宫内膜炎的症状为轻度发热、下腹痛、白带增多，有时为血性白带。

（5）输卵管炎是主要的盆腔炎症性疾病，临床表现为腹痛、腹围增粗、腹内肿物、下腹不适感。

（6）盆腔内器官发生严重感染时，病原体可通过血行或淋巴系统扩散以及直接蔓延等方式波及盆腔腹膜，导致发生盆腔腹膜炎。

（7）及时治疗外阴炎、阴道炎，防止病原菌上行性感染外阴是预防盆腔炎的重要保证。

（8）盆腔炎会导致机体免疫力下降，增加机体感染病毒的概率，增加宫颈癌发生的概率。

第三节　人乳头瘤病毒与宫颈癌

一、人乳头瘤病毒概述

乳头状瘤病毒（papillomavirus，PV）是一种无包膜的双链环状 DNA 病毒，广泛存在于人类和其他脊椎动物中，具有严格的宿主和组织特异性。1974 年，德国病毒学家哈拉尔德·楚尔·豪森（Harald zur Hausen）博士发现 HPV，首次提出 HPV 感染与宫颈癌存在着密切的关系。而 PV 包括 16 个属，其中 5 个属（alpha，beta，gamma，mu，nu）仅感染人和类人猿，也就是 HPV，其属于乳多空病毒科乳头瘤空泡病毒 A 属，是球形 DNA 病毒，能引起人体皮肤黏膜的鳞状上皮增殖。人类感染 HPV 十分普遍，从刚出生的婴儿到 80 岁以上的老者均有 HPV 感染的报道。目前，HPV 已经被证实是生殖道和肛门肿瘤，尤其是宫颈癌及部分口咽部肿瘤的致病因素。随着性病中尖锐湿疣的发病率急速上升和宫颈癌、肛门癌等的发病增多，HPV 感染越来越引起人们的关注。

（一）HPV 的流行病学特性

1. 不同国家、地区 HPV 的流行病学特征

近年来，相关国内外研究显示，HPV 不同亚型对宫颈上皮细胞的致病力不同，且不同国家、不同地区之间存在较大差异。据估计，全世界 HPV 阳性的女性已有 2.91 亿人，其中 1.05 亿的女性一生中曾有高危型 HPV 16 型或 HPV 18 型感染。流行病学研究显示，全球女性的 HPV 感染率为 6.1%～33.5%。虽然 HPV 感染在有性生活女性中普遍存在，超过 70% 女性一生中至少有 1 次 HPV 感染史，绝大多数（超过 90%）的 HPV 感染者可自身清除病毒，但也有少部分感染高危型 HPV 且具有高危因素的女性在持续感染的状态下逐步发展成宫颈上皮内瘤变（cervical intraepithelial neoplasia，CIN）甚至宫颈癌。

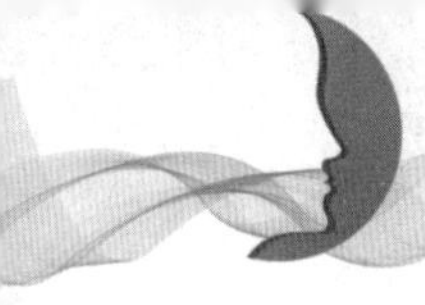

研究者对西非国家马里的202例城市妇女和212例农村妇女进行HPV筛查后发现，农村地区妇女高危型别HPV感染率几乎是城市地区妇女的2倍。一项对1445名南非妇女的宫颈癌筛查中，HPV总感染率为74.6%，高危型别HPV感染率为54.3%。研究者认为南非地区HPV高感染率与人类免疫缺陷病毒（human immunodeficiency virus，HIV）高感染率背景相关。一项对全球宫颈癌患者HPV型别的荟萃分析结果指出，宫颈癌患者中的常见HPV亚型依次为HPV 16型、HPV 18型、HPV 45型、HPV 31型、HPV 33型、HPV 58型和HPV 52型，亚洲地区HPV 58型和HPV 52型感染率高于欧美国家常见的HPV 31型、HPV 33型、HPV 45型和HPV 41型。1996年，在我国14个省（直辖市、自治区）宫颈癌组织中HPV感染型别的调查结果显示，HPV总感染率为53.5%，其中以HPV 16型（31.9%）和HPV 58型（7.6%）感染率为最高，并呈现北方以HPV 16型为主；而南方长江中下游地区HPV 58型检出率明显增高，几乎与HPV 16型检出率持平。随着时间的推移和人口的迁移，这种地区分布特征也将发生改变。

2. 我国HPV的流行病学特征

我国HPV感染率和基因型分布不仅有地区差异，年龄、经济状况、文化习惯和人口迁移等因素也影响疾病的流行特征，其中人们关注最多的是女性HPV感染率与宫颈癌的发病率。下面就中国近年来的HPV感染型别的流行病学特征进行叙述。

HPV的感染率因地区和人群而异。在健康女性人群中，HPV的感染率一般在13.5%左右。Zhu等整合了68项HPV感染在普通女性中的流行病学数据，结果显示全国HPV感染的总体感染率为15.54%，华东（15.99%）、华北（18.43%）、东北（19.85%）地区HPV感染率相对较高，而西部及南部的较低。一项对沈阳妇女的宫颈癌流行病学调查结果提示，HPV感染分别为正常宫颈（21.8%）、宫颈炎（35.7%）、不能明确意义的非典型鳞状上皮细胞（atypical squamous cells of undetermined significance，ASC-US）（54.6%）、CIN（64.1%）、宫颈癌（83.4%），感染率排名前5位的HPV亚型是HPV 16型（19.6%）、HPV 58型（8.4%）、HPV 52型（6.4%）、HPV 33型（4.6%）、HPV 53型（3.2%）。一项针对25～59岁北京妇女的筛查结果显示，HPV总体感染率为9.9%，CIN Ⅰ级患者的感染率为39.9%，CINI Ⅰ级及更严重病变患者的感染率为88.6%。在宫颈病变患者中，HPV亚型感染率由高到低分别是HPV 16型（26.5%）、HPV 58型（8.8%）、HPV 33型（7.8%）、HPV 56型（5.3%）。一项针对新疆汉族、维吾尔族、哈萨克族妇女的调查显示，HPV总感染率为19.7%，在正常组织、宫颈炎、CIN Ⅰ级、CIN Ⅱ级、宫颈癌的感染率分别为9.2%、38.7%、56.6%、78.0%、100%，其中HPV 16型（30.7%）、HPV 58型（12.5%）、HPV 18型（5.9%）、HPV 52型（5.7%）、HPV 31型（4.2%）是最主要的感染亚型。在甘肃地区，异常宫颈细胞学中的HPV感染率分别为LSIL 67.6%、高度鳞状上皮病变（high-grade squamous intraepithelial lesion，HSIL）90.9%、宫颈鳞状细胞癌（cervical squamous cell carcinoma，SCC）98.7%，宫颈癌患者中最常见的HPV亚型为HPV 16型（88.2%）、HPV 18型（7.9%）、HPV 58型（5.3%）。一项针对湖南地区11 461例妇

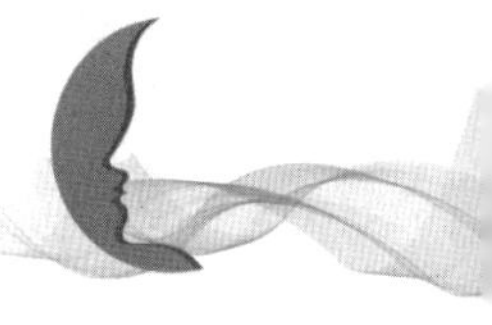

科门诊患者 HPV 亚型感染状况调查结果显示，HPV 总感染率为 44.45%，其中高危型别感染率为 40.54%，单一感染构成比中的前 3 位亚型是 HPV 16 型、HPV 58 型、HPV 52 型。在陕西基于人群的流行病学调查结果显示，HPV 感染率为 14.8%，主要的感染亚型为 HPV 16 型、HPV 58 型、HPV 52 型、HPV 33 型、HPV 18 型。而对 144 例 SCC 和 63 例 HSIL 的成都妇女的调查显示，HSIL 和 SCC 的 HPV 感染率分别为 61.9% 和 80.6%。在 HSIL 中最主要的感染亚型为 HPV 16 型（34.9%）、HPV 58 型（17.5%）、HPV 52 型（3.2%）、HPV 18 型（1.6%）；在宫颈癌中最主要的感染亚型为 HPV 16 型（34.9%）、HPV 58 型（8.3%）、HPV 18 型（4.9%）、HPV 52 型（2.8%）。对广州 6 493 例女性的 HPV 筛查发现，HPV 阳性检出率为 29.99%，排名前 3 位的亚型是 HPV 52 型（25.22%）、HPV 58 型（14.20%）、HPV 16 型（13.56%）。另一项对广东潮州人群的调查结果显示，HPV 感染率为 7.2%，最主要的感染亚型为 HPV 52 型（27.5%）、HPV 16 型（14.5%）、HPV 58 型（10.8%）、HPV 68 型（8.3%）、HPV 33 型（6.8%）。一项基于福建人群的宫颈癌筛查结果提示，HPV 感染率为 22.5%，正常宫颈的感染率为 19.4%，CIN Ⅰ级的感染率为 70.5%，CIN Ⅱ级的感染率为 90.2%，宫颈癌的感染率为 94.3%。在 HPV 阳性妇女中，最常见的亚型为 HPV 52 型（23.1%）、HPV 16 型（21.3%）、HPV 18 型（11.6%）。

据报道，湖北宜昌和内蒙古准格尔旗地区健康女性的 HPV 感染率高于其他地区的，可能与两地是宫颈癌高发地区相关。而在妇科门诊女性人群中，HPV 感染率一般在 20% 以上，普遍高于健康女性的。同时研究结果表明，农村女性感染高危型 HPV 的风险比城市女性的高，这可能与农村女性的个人卫生和健康检查的意识薄弱有关。

3. HPV 感染相关疾病的流行病学负担

（1）HPV 与宫颈癌。HPV 是导致宫颈癌的重要原因之一。HPV 首先感染受损的上皮或皮肤。当侵及上皮的基底层时，HPV 开始增殖分裂，从而激发细胞免疫和体液免疫对病毒进行清除。然而感染机体后的 HPV 还可以在上皮细胞内合成颗粒分子，使其整个生命周期都处于不被细胞溶解酶溶解的状态，从而减少被机体的清除而致病。宫颈癌是全球女性第四大常见癌症，仅次于乳腺癌、结直肠癌和肺癌。2020 年 *Lancet* 发布的全球宫颈癌数据显示，2018 年，全球新发宫颈癌 57 万例，因宫颈癌死亡人数高达 31.1 万人。2019 年，加泰罗尼亚肿瘤研究所（the Catalan Institute of Oncology，ICO）和国际癌症研究机构（the International Agency for Research on Cancer，IARC）在中国研究 HPV 相关疾病报告显示，据估计，2018 年中国宫颈癌新发病例近 11 万例，死亡病例近 5 万例。在中国 15 ～ 44 岁女性中，宫颈癌发病率高居恶性肿瘤第 3 位。2005—2015 年，中国宫颈癌年龄标准化发病率和死亡率持续上升。2015 年，宫颈癌年龄标准化发病率和死亡率是 2005 年的 3 倍多。宫颈癌不仅发病率高，发病年龄还有年轻化的趋势。全球范围内，25 岁以后的女性的宫颈癌发病率开始上升，平均诊断年龄为 53 岁，在某些国家，宫颈癌最高发病率甚至发生在 40 岁左右。2000—2014 年，我国女性宫颈癌的平均发病年龄逐渐降低，在农村，宫颈癌平均诊断年龄年轻了 5.18 岁。通过

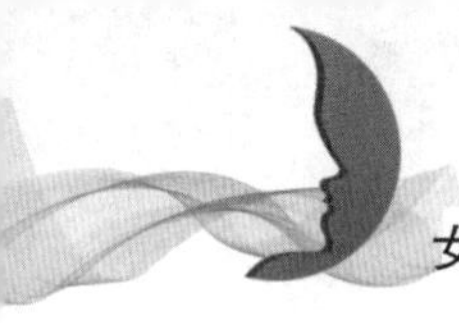

以上数据可以看出，由 HPV 感染引起的宫颈癌不仅发病率高，患者人群多，而且呈年轻化趋势，因此，由 HPV 感染引起的宫颈癌的疾病负担是相当重的。

（2）HPV 与肛门癌、外阴癌、阴道癌等其他生殖道癌。HPV 感染不仅可以导致女性生殖道疾病，男性生殖道感染 HPV 后同样也会引起相关疾病，因此，HPV 引起的肛门癌、外阴癌、阴道癌的疾病负担也值得我们关注。2018 年，全球癌症统计报告提及，2018 年全球肛门癌、外阴癌和阴道癌新发病例分别为 4.9 万例、4.4 万例和 1.8 万例，中国新发病例分别为 4 631 例、3 122 例和 1 481 例。HPV 感染还能导致生殖器的良性疾病，如生殖器疣。数据显示：全球生殖器疣的年发病率中位数为 194.5/ 100 000人，其中，每年新发病例中位数中，男性的为 137/100 000 人，女性的为 120.5/100 000 人；男性发病高峰年龄为 25 ～29 岁，女性发病高峰年龄小于 24 岁。我国通过对 2008—2016 年国家性病监测点报告数据的分析，得出中国生殖器疣发病率为(24.65 ～29.47)/10 万，该发病率虽然低于发达国家，但可能与我国性病监测点报告系统还不够健全、存在较高的病例漏报有关，并且不同监测点报告发病率差异较大，最高发病率可达 207.36/10 万，因此，我国生殖器疣的发病情况也不容小觑。通过以上数据可见看到，我们不仅需要关注 HPV 导致宫颈疾病的负担，HPV 导致肛门、外阴、阴道的疾病负担也同样需要关注。

（二）HPV 的结构与分型

HPV 属于乳多空病毒群中的乳头状病毒亚群的一组 DNA 病毒，其基因组分为早期区、晚期区和上游调节区。其中，晚期区中的衣壳蛋白有组装成病毒样颗粒（virus-like particles，VLP）的能力，与天然的病毒颗粒有完全相同的抗原表位，可以诱导机体免疫反应并产生保护性抗体，但这种 VLP 不含有病毒 DNA，没有感染性和致病性。到现在为止，HPV 100 多种基因型的特点已经被我们掌握，包括皮肤型 HPV 引起良性的为皮肤疣（瘤），黏膜型 HPV 诱导良性乳头状瘤、引起生殖器黏膜上皮肿瘤、浸润性癌，以及呼吸道（如鼻腔、鼻窦、喉、气管、支气管）和上消化道（如口腔、口咽、食管）的肿瘤，与恶性肿瘤相关的 HPV 可导致发病率和死亡率较高的宫颈癌。到目前为止，已鉴定出 200 多种 HPV 亚型，其中与人类生殖道感染相关的有 40 多种。

1. HPV 的分型

依据 HPV 致病性不同，不同型别引起不同的临床表现，以及侵犯的组织部位不同，将 HPV 分为皮肤高危型、皮肤低危型、黏膜高危型、黏膜低危型。

（1）皮肤高危型。HPV 5 型、HPV 8 型、HPV 14 型、HPV 17 型、HPV 20 型、HPV 36 型、HPV 38 型等与疣状表皮发育不良相关，其他还可能与 HPV 感染有关的恶性肿瘤包括外阴癌、阴茎癌、前列腺癌、膀胱癌等。外阴癌占女性生殖器肿瘤的 3% ～5% ，近年来，患者人数明显增多且存在年轻化趋势。Smith 等的研究结果证实 40.4% 以上的外阴癌患者 HPV DNA 检查结果呈阳性。De Sanjose 等通过收集 1980—2011 年 39 个国家共 1 709 例外阴癌患者临床资料后进一步发现，2000—2011 年，HPV 阳性年

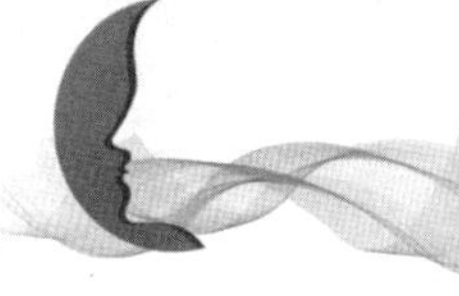

龄小于56岁的外阴癌患者明显增加，HPV感染是导致外阴癌（特别是外阴癌）年轻化的主要原因，HPV感染相关性肿瘤患者的预后较HPV阴性肿瘤患者要好。部分阴茎癌与低危型HPV感染相关，在阴茎癌皮损中可以检测到侵皮肤性HPV 8型，但其是否参与阴茎癌的发病及如何发挥作用尚未明晰。

（2）皮肤低危型。HPV 1型、HPV 2型、HPV 3型、HPV 4型、HPV 7型、HPV 10型、HPV 12型、HPV 15型等与寻常疣、扁平疣、跖疣等相关。寻常疣和跖疣是由HPV感染引起的常见皮肤病。数据提示，HPV 1型皮肤疣患者具有年龄轻、疣体个数少和病程短的特征。因为寻常疣和跖疣患者的临床表现有差异，如寻常疣老年患者比跖疣老年患者多，有疼痛症状的跖疣患者较寻常疣患者更常见，所以相同HPV型别的寻常疣和跖疣患者的临床特征可能存在差异。

（3）黏膜高危型。HPV 16型、HPV 18型、HPV 30型、HPV 31型、HPV 33型、HPV 35型、HPV 53型、HPV 39型与宫颈癌、直肠癌、口腔癌、扁桃体癌等相关。研究结果表明，高危型HPV的持续感染与HSIL及宫颈癌的发生密切相关。HPV致宫颈癌机制：HPV可以通过微小的皮肤损伤进入上皮基底细胞中，在这些上皮基底细胞中只检测到HPV DNA，没有检测到病毒衣壳蛋白。这表明在某些条件下HPV DNA可以目前尚未明确的机制随机整合到宿主细胞基因组中，随后干扰*E2*基因的表达，从而削减*E2*基因对*E6*基因、*E7*基因的负性调节作用，进一步抑制*p53*和*pRB*，促使感染细胞发生癌变。90%的宫颈癌与高危型HPV持续感染密切相关，其中HPV 16型、HPV 18型与宫颈癌的相关度最高。宫颈癌在全球女性恶性肿瘤发病率中排在第四位，在15～44岁女性恶性肿瘤发病率中排在第2位，是女性生殖系统常见的恶性肿瘤。

（4）黏膜低危型。与黏膜低危型相关的有HPV 6型、HPV 11型、HPV 13型、HPV 32型、HPV 34型、HPV 40型、HPV 42型、HPV 43型、HPV 44型、HPV 54型等，其可感染生殖器、肛门、口咽部、食道黏膜。

2. HPV的生物活性

HPV抵抗力强，能耐受干燥并长期保存，加热或经福尔马林处理可灭活HPV，因此，高温消毒和用2%戊二醛溶液消毒可灭活HPV。由此可见，HPV的生存条件并不严苛，HPV在较宽泛的外环境里可以存活很长时间并保持活性。

HPV除主要经性接触传播外，还可以通过物品和用品（如床单、毛巾、浴巾、门把手、马桶）传播给健康人，即使传播处在潜伏期，HPV也已经具备传染性，性伴侣也要同时去进行检查，必要时须采取多种方法进行治疗。

3. HPV的免疫学特征

（1）HPV的宿主天然免疫。宿主细胞可以产生干扰素（interferon，IFN），IFN-γ可以阻断宫颈癌细胞中HPV 18型mRNA的表达。

（2）体液免疫。宫颈癌患者的病毒早期蛋白血清抗体高于健康女性的。中和性抗体为抗L1衣壳蛋白IgG，具有特异性，可以保护宿主不受相同型别病毒的再次感染。特异性的血清抗体存在一定的交叉反应。例如，HPV 31型和HPV 45型分别与HPV 33

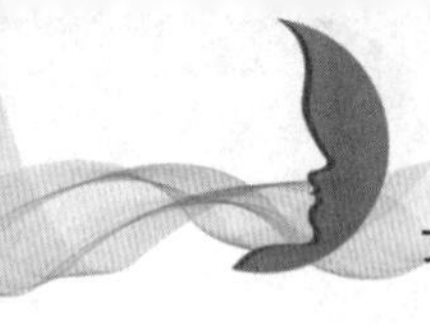

型和 HPV 18 型存在交叉反应。检测血清中的 HPV 抗体可以用于解释患者是否曾经获得 HPV 感染。但需要说明的是，部分 HPV DNA 阳性的女性可能不产生 HPV 抗体或不发生血清学转换。

（3）细胞免疫。对获得性免疫缺陷的动物模型研究发现，细胞免疫于清除病毒时机尤为重要，但现在不能充分证明其细胞免疫可清除感染的 HPV，此类数据尚欠充分。

二、 HPV 的危害

随着 HPV 感染率的逐年增高和对人类所产生的危害，HPV 相关性疾病越来越受人们重视。目前已发现 200 多种不同型别的 HPV，似乎将有越来越多新型的 HPV 被发现。不同型别的 HPV 可引起不同的临床表现和不同的疾病，皮肤科领域不再只关注尖锐湿疣，而与 HPV 感染相关的其他疾病的报道与研究也越来越多，如鲍恩样丘疹病、巨大型尖锐湿疣（Buschke-Lowen-stein，BL）瘤、Bowen 病、基底细胞癌鳞状细胞癌、宫颈癌等疾病。HPV 涉及病种之多、范围之广、危害之大都是少有的，不但可引起良性增生性疾病，还与肿瘤相关；不但可通过性接触传播，还可通过某些污染途径传播。广泛存在的 HPV 携带者、亚临床感染者及潜伏感染者是疾病高发、复发与播散的主要原因和最大潜在危险，HPV 持续感染是导致肿瘤发生的真正根源。

（一）尖锐湿疣

1. 尖锐湿疣病因

尖锐湿疣（condyloma acuminata，CA）也被称为肛门生殖器疣（anogenital warts），是由 HPV 引起的以皮肤黏膜疣状增生性病变为主的性传播疾病，多发生于生殖器、肛门或肛周部位的皮肤、黏膜上，也可累及腹股沟或会阴等区域。肛门 - 生殖器 HPV 感染常见。从宫颈细胞学样本估计，全球细胞学正常人群的校正感染率为 11.7%。大部分为亚临床感染和潜伏感染。尖锐湿疣的全球估计发病率为每年（160 ～ 289）/10 万，其中，男性发病率为（103 ～ 168）/10 万，女性发病率为（76 ～ 191）/10 万。尖锐湿疣有非常高的复发率。大样本资料显示，男性人群复发病例的发生率为（47 ～ 163）/10 万，女性人群的为（23 ～ 110）/10 万。尖锐湿疣易复发性，故其需要长时间反复治疗，这严重影响患者的生活质量。

2. 尖锐湿疣对外阴的影响

起初，尖锐湿疣患者外阴会长出一些微小的乳头状疣，随后乳头状疣会慢慢增大或者相互融合为菜花状、桑葚状和鸡冠状团块，团块柔软，表面湿润，呈粉红色、暗红色或污灰色（图 2 - 1）。有时，这些团状物会因感染而发生溃烂。患者可以感觉外阴瘙痒、灼痛，性交后常感到疼痛不适。

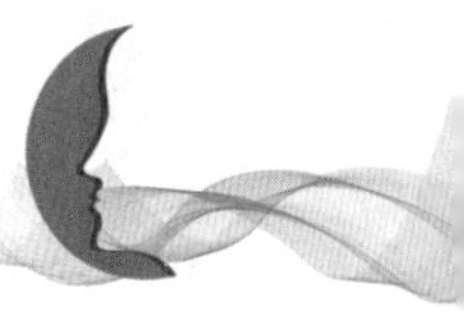

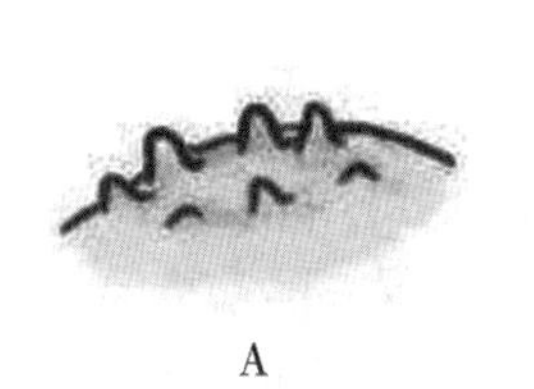
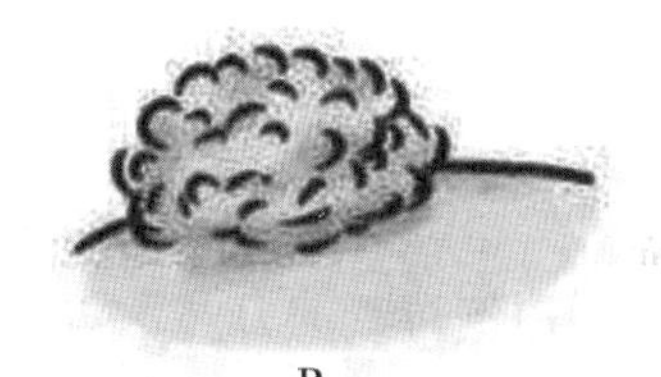
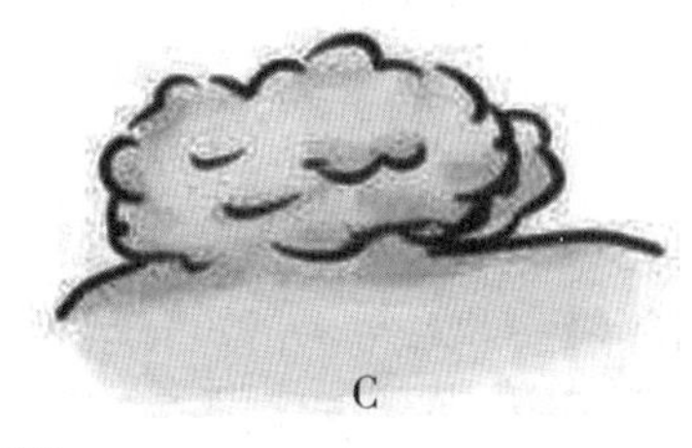

A　　　B　　　C

A. 乳头样；B. 菜花样；C. 鸡冠样。

图2－1　外阴尖锐湿疣典型表现

3. 尖锐湿疣的传播途径

尖锐湿疣主要通过性交直接传播。进行性行为的一方如果是尖锐湿疣患者或病原体携带者，就有可能将尖锐湿疣传染给另一方，因此，进行性行为的男女双方往往会同时存在疣状物，或者都是病原体携带者（处于病原体携带状态的人群被称为病原体携带者，他们有可能自己并不患病，但可以将病原体传染给他人）。极少数情况下，尖锐湿疣可通过患者的衣物、用物（毛巾、坐便器等）传染。患尖锐湿疣的妇女在生孩子的过程中，孩子有可能因经过带有病原体的阴道而被感染。

4. 尖锐湿疣的治疗

尖锐湿疣尚无根除方法，总的治疗原则是去除外生疣体，改善症状和体征。

（1）药物治疗。①用三氯乙酸溶液涂抹。②通过静脉输液或口服药物治疗。

（2）物理治疗。①冷冻治疗，仅可去除范围较小的疣。②激光治疗，效果较好，但比其他方法费用要高些。③高频电刀，电灼。

（3）手术切除。疣的体积大或反复发作者，也可通过手术将疣切除。

妊娠期间，可暂不处理；影响分娩时，行剖宫产时一并处理即可。对产后不消退者再给予治疗。

5. 尖锐湿疣患者注意事项

尖锐湿疣患者一定要在正规医院坚持治疗，避免复发。不仅女方要进行治疗，男方也要同时治疗，这样才有可能避免治疗后被带有病毒的性伴侣再度传染。怀孕的尖锐湿疣患者不能用药物治疗，以免危害到胎儿。病变较轻的患者，生完孩子后病变会自行减轻甚至消失。如果疣的体积很大，影响生活，可以手术切除。要戒除不健康的性生活，具体做法如下：

（1）保持健康的性生活，包括避免混乱的性关系，避免不法的性生活，拒绝多个性伴侣，性交时使用避孕套等。性交时使用避孕套可以有效地防止病原体通过性交传播，因此，提倡进行性行为时使用避孕套。

（2）要注意外阴的清洁卫生，包括勤换内裤，不穿化纤紧身内裤，保持外阴干燥，有阴道炎要早治等。

（3）到公共浴池洗澡和洗桑拿浴时不要洗盆浴，不要接触不洁物品，不要使用消

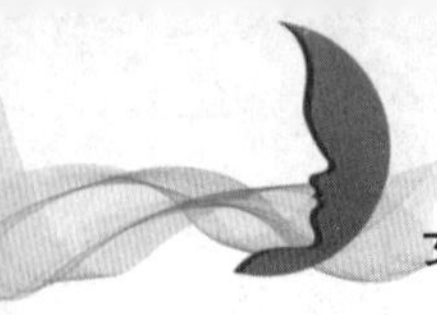

毒不彻底的公共毛巾、床单等。

（二）宫颈癌

子宫颈癌是发生在子宫颈部的恶性肿瘤，简称为宫颈癌，是全世界最常见的妇科恶性肿瘤之一。近年来，妇女患宫颈癌的比例持续上升。本病在中低收入国家更为常见，发病率居第 2 位，死亡率居第 3 位。约 85% 的新发病例及 90% 的死亡病例发生在社会经济欠发达地区。如果早期发现、早期治疗，宫颈癌是可以治愈的。但宫颈癌早期可无任何症状，常在防癌普查中才被发现，因此，定期参加普查很重要。

1. 宫颈癌复发病变

复发可能发生于盆腔或腹主动脉旁或远处转移，或两者兼有。复发于盆腔和远处转移的风险随着肿瘤体积的增加而增加。宫颈癌多数复发见于治疗后 3 年内且预后差者，患者常死于疾病进展，尿毒症是最常见的终末期事件。

（1）局部复发。盆腔是最常见的复发部位，无论是手术还是放射治疗后的这部分患者都存在治愈可能。尚未累及盆壁的孤立的中心性盆腔复发，自初治后无瘤间期长和复发病灶最大直径不足 3 cm 是良好的预后因素。初次术后盆腔复发，可行根治性放化学治疗或盆腔廓清术。

（2）腹主动脉旁淋巴结复发。腹主动脉旁淋巴结是第二常见的复发部位。孤立腹主动脉旁淋巴结复发，约 30% 的病例可通过根治放射治疗或放化学治疗获得长期生存。初治后超过 24 个月出现的无症状、小病灶复发患者有较好结局。

2. 宫颈癌晚期治疗

大多晚期宫颈癌患者活过 5 年的机会很少。晚期宫颈癌患者的病变已扩散到子宫颈以外的区域——病变范围太广而大多已不可能通过手术将病变全部切除，只能采取化学治疗、放射治疗等方法，延缓病情的发展，减轻患者的痛苦，延长患者的生命。

三、 HPV 感染的临床表现

HPV 感染没有明显的临床症状，可能引起皮肤和黏膜上皮细胞的异常增生，引起宿主组织的疣状病变及乳头状瘤。不同疾病其临床表现各不相同。

（一）低危型 HPV 感染

1. 良性皮肤疾病表现

（1）寻常疣。寻常疣是 HPV 感染引起的表皮良性赘生物，是皮肤科的常见病，可发生于身体任何部位，常好发于手指、手背、足缘等处，呈现米粒大小的丘疹，表面角化明显，粗糙不平，顶端刺状，质地较坚硬，皮损呈现单个或多个，可自身接种而逐渐增多。它由乳头瘤病毒 HPV 1 型、HPV 2 型、HPV 4 型、HPV 7 型、HPV 27 型、HPV 28 型、HPV 29 型、HPV 48 型、HPV 63 型感染引起，其病程与机体免疫有重要关系。

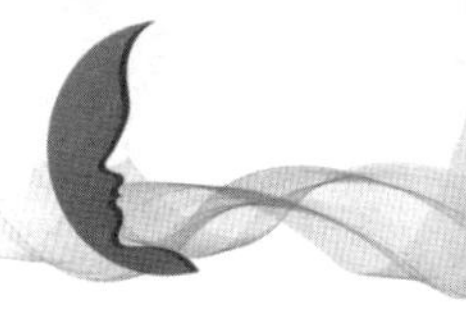

免疫缺陷者发病率高，且细胞免疫、体液免疫对防御疣的发生、发展起重要作用。

（2）特殊部位的临床表现。

A. 甲周疣。甲周疣是一种良性肿瘤，易发生在甲郭部，由 HPV 感染引起，其根部常位于甲郭内，有时向甲下蔓延，表现为甲下增厚、角化。

B. 扁平疣。扁平疣（flat wart）是一种病毒性皮肤病，它的病原体和寻常疣的一样，是由乳头状瘤病毒 HPV 3 型和 HPV 5 型感染引起的皮肤赘生物，表现为分散分布、质地柔软、顶部光滑、粟粒至绿豆大、淡褐的高出皮肤表面的扁平状丘疹。其好发于面部、手背部等暴露部位，极易传染，发病时间越长，越容易形成严重的色素沉着，且易诱发其他严重后果。

C. 跖疣。跖疣（verruca plantaris）好发生于足底的部位，初始表现为细小发亮小丘疹，后逐渐增至黄豆大小，表面角化，粗糙不平，边缘绕以稍高的角质环，呈褐黄色胼胝样斑块或扁平丘疹，可融合成片，好发于受压部位，行走时疼痛明显，病程迁延，顽固难治。

D. 丝状疣。丝状疣多发于患者面部、颈部、头皮及腋下等敏感部位，其表现形式为皮肤表层的丝状赘生物，或聚集或分散生长，并且数量较多，极度影响美观。丝状疣由 HPV 感染引起，传染性强、容易复发且术后瘢痕较明显。

2. 外生殖器疾病良性表现

（1）生殖器疣。前面所提的尖锐湿疣属于生殖器疣，共包括 3 种状态：典型表现、亚临床表现、潜伏感染。①典型表现。皮损表现典型，肉眼可见，呈现菜花状、桑葚状、鸡冠状等。②亚临床表现。肉眼不易辨认，应用倍镜及醋酸实验可观测到，组织学及细胞学检验有典型的 HPV 病理改变。③潜伏感染。HPV 进入皮肤黏膜的细胞内，不引起任何临床表现和组织细胞学的异常，而通过分子生物学方法、核酸杂交等可在皮肤黏膜的细胞中检测出。

（2）特殊部位表现。口腔黏膜表面的疣状损害、复发性呼吸道乳头瘤病等。

（二）高危型 HPV 感染

高危型 HPV 主要引起外生殖器癌、宫颈癌及高度外阴、宫颈上皮内瘤变与其他部位恶性病变等，主要型别有 HPV 16 型、HPV 18 型、HPV 26 型、HPV 31 型、HPV 33 型、HPV 35 型、HPV 39 型、HPV 45 型、HPV 51 型、HPV 52 型、HPV 53 型、HPV 56 型、HPV 58 型、HPV 59 型、HPV 66 型、HPV 68 型、HPV 73 型和 HPV 82 型等。很多患者感染高危型 HPV 后不会出现任何症状，但是随着病毒的扩散，症状会逐渐出现且加重，之后就会诱发一系列的症状。

1. 皮肤表现

数据显示，皮肤的鲍温病、基底细胞癌、帕哲病、鳞状上皮细胞癌等上皮肿瘤，与此类病毒感染相关。

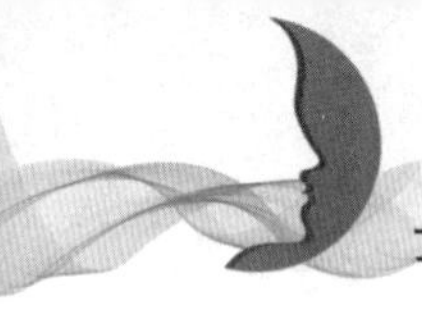

2. 黏膜表现

黏膜表现有宫颈癌、肛门肛管癌、扁桃体癌、口腔癌、喉癌、食道癌等。

四、 如何知道已经感染了HPV

女性感染HPV后，一般早期症状不明显。但部分女性会出现外阴瘙痒，而且在多次检查中既没有被发现霉菌感染，又没有被发现滴虫感染。这种情况下就建议筛查是否有宫颈的HPV感染。很多女性也会有一些HPV感染的合并症状，如急性或慢性宫颈炎，或合并白带异常、下腹疼痛、后背疼痛等。一些患者还可能有一些接触性的出血。因此，如果出现这些情况，要注意筛查是否有HPV感染。出现接触性出血的时候，除炎症外，还要考虑有无宫颈的病变问题。但是在大多数情况下，高危型HPV感染在早期几乎没有特异性症状。若有以下症状，则应注意复查：①白带带血。非经期，白带带血丝，而且在排卵期经常出现，提示可能出现宫颈病变。②白带异常。正常情况下，白带是乳白色液体。如果白带出现豆腐渣样或者水样，量也增多，需要注意。③白带有臭味。如果宫颈出现病变，分泌物会有股特殊味道，而且有腥臭味，味道也会逐渐加重。白带是最能够体现女性宫颈健康的一项明显的指标，被称作女性健康的“晴雨表”。但白带异常通常不明显，如果只是轻微的异常，很难被发现。但一经发现，一定要及时就医，经专业的诊断后进行治疗。日常也要注意自身免疫力的调节。免疫力下降时，可以服用今幸胶囊，上调免疫因子的表达来增强免疫力，抵御HPV的入侵。

女性感染HPV后可以表现为外阴生殖器、阴道、宫颈或肛周等部位的尖锐湿疣，也可以没有临床表现，而只是表现为亚临床感染和潜伏感染状态。那么，如何发现有没有HPV感染？可以进行HPV-DNA的检测。该检测无创，无痛苦。虽然该检测的准确度不能达到100%，可能出现假阴性结果（可以通过多次检测提高结果的准确性），但检测结果可为临床提供重要的实验室依据。

五、 进行HPV检测的原因

1999年，Walboomers等在99.7%的宫颈癌组织中发现HPV DNA，从而明确了HPV是导致宫颈癌的必要条件。宫颈癌是目前所有癌症中唯一病因明确的癌症。高危型HPV持续感染后平均8～24个月发展为宫颈上皮内瘤样变，再经过平均8～12年发展为宫颈癌。因此，积极、有效地开展宫颈癌及癌前病变筛查，早期诊断并干预能够显著降低宫颈癌的发病率。

HPV是双链DNA病毒，包括200多种型别，近50%的病毒类型与人类疾病相关。根据病毒嗜好，HPV分为嗜皮肤类HPV和嗜黏膜类HPV。嗜皮肤类HPV主要引起皮肤损害，如我们所熟知的扁平疣、寻常疣、丝状疣等皮肤病；嗜黏膜类HPV主要引起黏膜部位的损害，如我们所熟知的尖锐湿疣。人群普遍容易感染HPV，传染源为患者和

HPV 携带者。HPV 主要经直接接触和间接接触传播，通过皮肤或黏膜的微小破损（肉眼不一定能观察到）进入上皮细胞内的最底层细胞后进行复制繁殖，引起疾病。人感染 HPV 后可表现为 3 种状态，包括临床型有赘生物、亚临床型和潜伏感染，而潜伏感染则是疾病复发的主要原因。

女性有性生活后，都需要检测 HPV。进行 HPV 的检测能够筛查有无携带 HPV 及帮助识别有无宫颈癌，这对于早期宫颈癌患者的治疗而言有重大意义。那么，什么情况下需要进行 HPV 检测？

（1）性接触年龄小于 18 岁者，需要进行 HPV 检测及宫颈细胞学筛查。

（2）临床有尖锐湿疣的临床表现，或怀疑感染尖锐湿疣时，需要进行 HPV 检测及宫颈癌筛查的检测。

（3）性伴侣有尖锐湿疣或 HPV 感染者，需要进行 HPV 检测及宫颈癌筛查的检测。

（4）计划妊娠的女性患者，提前 3 ～ 6 个月进行至少 2 次的 HPV 检测和宫颈癌筛查的相关检测。

（5）反复发作的尖锐湿疣尤其需要进行 HPV 的分型检测。研究结果表明，高危型 HPV 感染的患者更容易反复发作。不仅低危型 HPV 可以引起尖锐湿疣，高危型和低危型 HPV 的混合感染或单纯高危型 HPV 感染引起的尖锐湿疣的比例也在逐渐增多。

（6）诊断为其他性病的情况下也需要进行宫颈 HPV 及宫颈癌筛查的检测。研究数据显示，有衣原体感染者或有阴道炎的患者较没有感染者更容易感染 HPV。同理，有 HPV 感染的患者也更容易感染其他性病（如艾滋病、梅毒等）。

（7）其他情况。怀疑患有尖锐湿疣，或怀疑感染了 HPV，或有多性伴接触史，或性伴侣有多性伴接触史，或外阴生殖器、肛周有接触污染的衣物，或其他情况想进行 HPV 检测者，都可以进行检测。

六、何时检测 HPV

HPV 检测最好在月经干净后 3 ～ 7 天进行。HPV 检测应该在有过性生活的女性才能进行，进行宫颈 HPV 检测前的 3 天内，患者不要做阴道的冲洗或使用阴道内置的药物栓剂，以免引起检查结果异常。在检查前的 2 ～ 3 天不要有性生活。建议有性生活的女性应该每 1 ～ 2 年定期进行 1 次 HPV 的检测，以监测并且尽早地发现宫颈疾病。HPV 阳性的患者，如果是高危型 HPV（HPV 16 型、HPV 18 型）的感染，应该尽早进行阴道镜的活检；如果为其他型别的 HPV 感染，要结合宫颈的细胞学检测（如 TCT）来决定下一步的治疗。

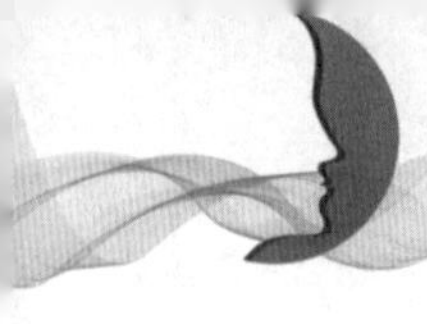

七、 HPV检测需要做的准备

（一） HPV检测前

（1）检测前要清淡饮食，禁食过于油腻、辛辣、刺激的食物，保持心态平和，不用过度紧张。

（2）检测尽量避开月经期和阴道流血的时间——在这种特殊时期内检查不仅容易造成宫内感染，还容易影响检查结果的准确性。

（3）检测前3天应避免性生活，以免宫颈受到刺激后导致宫颈充血，同时也会影响表皮细胞的脱落，从而干扰检测结果。

（4）检测前72 h内，不可对阴道进行冲洗，也不可予阴道内给药。

（二） HPV检测后

（1）取材时小毛刷可能会引起宫颈损伤，造成检测后出现阴道流血现象，这属于正常的临床表现，2～3天出血情况可逐渐消失。

（2）检测后注意个人卫生，勤换洗内裤，减少感染。

HPV知识小贴士

（1）HPV感染是导致宫颈癌的重要原因之一。

（2）HPV型别分为皮肤高危型、皮肤低危型、黏膜高危型、黏膜低危型。

（3）尖锐湿疣是由HPV感染引起的以皮肤黏膜疣状增生性病变为主的性传播疾病。

（4）宫颈癌通过早期发现、早期治疗可以治愈，定期参加普查很重要。

（5）白带是最能够体现女性宫颈健康的一项明显的指标，被称作女性健康的“晴雨表”。

（6）计划妊娠的女性患者，提前3～6个月进行至少2次的HPV检测和宫颈癌筛查的相关检测。

（7）HPV检查最好是月经干净后3～7天进行。

（8）HPV具有自限性，大部分女性感染后可以自行消除，只有小部分女性会持续感染。一旦持续感染，很容易导致宫颈病变。因此，HPV检查明确感染后根据病情选择进一步行宫颈活检，明确是否有癌变，从而在早期进行干预治疗。

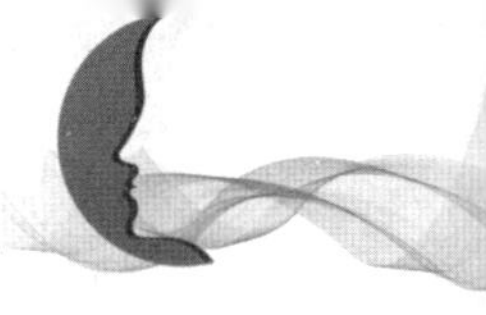

第四节　宫颈癌的预防与治疗

一、宫颈癌概述

（一）关于子宫

想要知道什么是宫颈癌，首先需要了解一下子宫。女性的盆腔结构中，前面是膀胱，后面是直肠，子宫在膀胱与直肠之间，位于盆腔的中间。子宫呈倒梨形，宫颈是子宫的门户，位于子宫的下端，是阴道和子宫的重要连接口，呈倒圆锥形，也是女性生殖系统中重要的一个器官，主要起着防御细菌的作用。

（二）关于宫颈癌

宫颈癌是发生在女性子宫颈部的恶性肿瘤，是女性中常见的恶性肿瘤，是目前唯一一种病因明确、预防手段针对性强且效果明显的癌症。在中国，其发病率和死亡率在女性生殖系统恶性肿瘤中居第一位。在全球范围内每年约 20 万名妇女死于这种疾病；2015 年，中国宫颈癌新发病例约 10 万人，死亡约 3 万人。

（三）宫颈癌的流行病学特征

宫颈癌是全球女性第四大常见癌症，仅次于乳腺癌、结直肠癌和肺癌。2020 年，*Lancet* 发布的全球子宫颈癌数据显示：据估计，2018 年，全球新发宫颈癌 57 万例，因宫颈癌死亡人数高达 31. 1 万人。2019 年，ICO 和国际癌症研究机构在中国 HPV 相关疾病研究报告指出：2018 年中国宫颈癌新发病例近 11 万例，死亡病例近 5 万例。在中国 15～44 岁女性中，宫颈癌发病率高，居恶性肿瘤第三位。2005—2015 年，中国宫颈癌年龄标准化发病率和死亡率持续上升，2015 年，宫颈癌年龄标准化发病率和死亡率是 2005 年的 3 倍余。宫颈癌不仅发病率高，还有发病年龄年轻化的趋势。全球范围内，25 岁以后宫颈癌发病率开始上升，平均诊断年龄为 53 岁。在某些国家，宫颈癌最高发病率甚至发生在 40 岁左右。2000—2014 年，我国女性宫颈癌的平均发病年龄逐渐降低。在农村，宫颈癌平均诊断年龄年轻了 5. 18 岁。通过以上数据可以看出，由 HPV 感染引起的宫颈癌不仅发病率高，患者人数多，还有年轻化趋势，可见由 HPV 感染引起的宫颈癌的疾病负担相当重。

（四）宫颈癌的病因

宫颈癌的病因包含内因与外因。外因是指发生了致癌型 HPV 持续感染，99. 7% 以

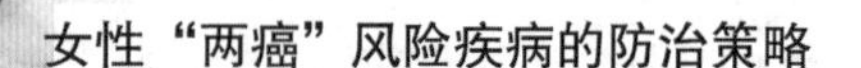
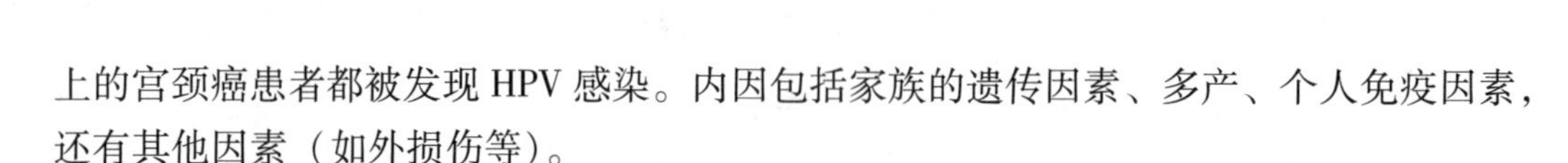

上的宫颈癌患者都被发现HPV感染。内因包括家族的遗传因素、多产、个人免疫因素，还有其他因素（如外损伤等）。

（五）宫颈癌的危险因素

能增加女性罹患宫颈癌风险的因素被称为宫颈癌危险因素。目前，宫颈癌可能的危险因素有性伴侣多、吸烟、过早性生活、多产和免疫系统功能衰弱等。这些因素可能增加女性罹患宫颈癌的风险。

（六）宫颈癌好发年龄段

宫颈癌在我国高发于20～55岁的女性，发病率在20～40岁持续大幅上升。此外，近年中国宫颈癌的发病和死亡还呈现年轻化趋势：1998—2002年，25～39岁女性宫颈癌发病率较1988—1992年平均增加了约5倍，死亡率平均增加了约2倍；另一项研究结果提示，大于35岁年轻患者所占比例逐年上升。2015年，中国宫颈癌新发病例约10万人，发病率在中国女性生殖系统恶性肿瘤中居于第1位。罹患宫颈癌的常见症状为接触性阴道出血、异常白带（如血性白带、白带增多）、不规则阴道出血或绝经后阴道出血。而癌前病变及宫颈癌早期可无任何症状。中国宫颈癌患者的总体五年生存率不超过60%。

（七）宫颈癌易感人群

要了解哪些人群易患宫颈癌，就要明确宫颈癌的危险因素或高危因素。目前已知的宫颈癌高危因素如下。

1. 性生活紊乱者

很多学者通过研究发现，紊乱的性生活是埋下的宫颈癌“地雷”。无论是发育尚未成熟因素，还是多个性伴侣的不良行为，都是致癌的导火索。

2. 多孕多产者

在妊娠期间，免疫功能会降低，多次分娩也会对宫颈产生创伤，这些均会增加HPV的感染机会。宫颈癌似乎也了解到了这个信息，因此，它已将“地雷”埋在更容易被打败的准妈妈身边。初产年龄较小或多孕多产的孕妇更需要小心谨慎。

3. 吸烟者

吸烟有害健康。其实，烟丝中的尼古丁和可铁宁不仅能黑化肺，还能降低机体的保护力。毫无疑问，一旦“地雷”爆炸，机体的损伤将大幅增加。

4. 卫生状况不良者

“地雷”大多会隐蔽在杂乱无章的地方，如此，才能更隐蔽、更不容易被人发现。相反，在卫生状况优良的环境里，它们的爆炸系数就会大幅下降。因此，为了保护自己的宫颈免遭感染，女性更应当养成良好的卫生习惯。

5. 具有宫颈癌家族史者

宫颈癌是“专情”的。如果你的家人曾遭到它的伤害，那它在日后决定“埋雷”

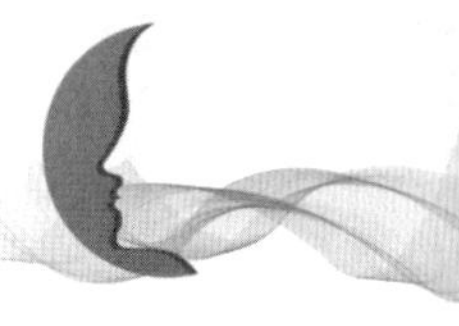

地址时，就会更青睐你的周边。虽然当今医学界对此尚无定论，但还是小心为妙。

6. 其他生物学因素

在宫颈癌的“雷区”里，“地雷”是由不同成分组成的。除了常规的 HPV 型，通过交叉感染而形成的单纯疱疹病毒Ⅱ型、人类免疫缺陷病毒等，也都可能会引发“爆炸”。

7. 口服避孕药者

避孕药是这整片“雷区”内杀伤力最小的“地雷”，它不会在短期内对踩到它的人产生伤害，但是如果你与它连续接触 5 年以上，那么它的“爆炸”系数就会循序渐进地慢慢上升。

8. 缺乏防范意识者

宫颈癌“雷区”的危险，不仅在于“地雷”的威力，行走于“雷区”之上的女性本身也是很重要的因素。由于缺乏相关的防范意识，很多女性在日常生活中并没有接近“地雷”的危机感，也很少参与宫颈筛查检查、妇科检查等“地雷”探测活动，这会为“爆炸”创造更多的可能。

二、 HPV 感染相关疾病的流行病学特征

（一）HPV 与宫颈癌关系

HPV 是导致宫颈癌的重要原因之一，宫颈癌的发生与致癌高危型 HPV 持续感染相关，90% 以上的宫颈癌患者存在高危型 HPV 感染病史。HPV 感染很常见，性行为是 HPV 感染的主要途径，使用避孕套可以降低 HPV 感染的风险，但不能完全阻断 HPV 的传播。一项基于美国人群的研究结果显示，有性行为的男性和女性一生中感染 HPV 的概率高达 85%～90%。而在我国，每年女性宫颈 HPV 感染人数已高达 4 500 万人。HPV 有 200 多种型别，其中，14 种型别属于致癌高危型 HPV，以 HPV 16 型和 HPV 18 型最为常见，主要导致宫颈上皮内瘤变和宫颈癌的发生；非致癌低危型 HPV，主要引起生殖器疣。HPV 感染很常见，尤其是在年轻女性中，这是因为 HPV 感染主要是通过性接触传播的。但是，并非感染了 HPV 就一定会得宫颈癌，因为大部分的 HPV 感染是一过性的，一般在 7～12 个月，最长不会超过 2 年的时间内即被免疫系统“扫地出门”，只有少部分患者会持续感染。

（二）HPV 感染机制

HPV 首先感染受损的上皮或皮肤。当侵及上皮的基底层时，HPV 开始增殖分裂，从而激发细胞免疫和体液免疫对病毒进行清除。然而感染机体后的 HPV 还可以在上皮细胞内合成颗粒分子，使 HPV 整个生命周期都处于不被细胞溶解酶溶解的状态，从而减少被机体的清除而致病。

（三）由感染HPV发展到宫颈癌需要10～20年

很多人虽然感染了HPV，但一辈子都没患上宫颈癌。这是因为HPV既有高危型，又有普通型。加上人体对病毒具有一定的免疫清除能力，免疫力强的人群，1年左右就能将HPV清除。即使是高危型HPV阳性者也不必太紧张。数据显示，这些人群中20%人群会持续感染，其中又仅有3.2%最终转变为宫颈癌患者。国外研究结果也表明，HPV感染人体后，约50%会在6个月内被人体免疫系统清除；在随后几年内，近90%的感染会被清除。从感染致癌高危型HPV，发展到宫颈癌这一过程，通常需要10～20年，甚至更长的时间。像我们熟悉的梅某和李某被诊断出宫颈癌时，年龄均未及40岁，病因很可能在她们20岁时就种下了。而且越来越多的数据表明，宫颈癌发病年龄呈现年轻化趋势。

（四）HPV感染相关疾病的经济负担

HPV感染所致的疾病不仅发病率高、患者人数多，其造成的经济负担即使对经济发达的国家而言也是相当重的。在美国，每年都要支出大量与HPV感染相关癌症的医疗费用。在一项调查中，研究者通过分析4 128名宫颈癌、1 580名外阴癌、538名阴道癌、1 827名肛门癌和6 106名口咽癌的病例，发现宫颈癌、外阴癌、阴道癌、肛门癌和口咽癌2年内直接医疗费用分别为93 272美元、81 676美元、141 096美元、129 366美元和134 045美元。大多数癌症费用发生在随访的前6个月，然后在随访期间趋于稳定。法国也对与潜在HPV感染相关的生殖器疣和宫颈癌相关的医疗保健费用进行评估，结果显示，由HPV感染导致的疾病经济负担主要发生在癌症诊断开始的前3年内，约2/3的费用集中在第1年，第2年的医疗保健费用与第3年的相近。在癌症诊断后的3年内，法国国民健康保险的总经济负担约为2亿欧元。在瑞典，高危型HPV感染相关的癌前病变和癌症的经济负担也是巨大的。所有可归因高危型HPV感染的癌前病变和癌症的年度总成本为9 400万欧元（10.3欧元/居民），这还不包括一些间接成本。研究还将归因HPV感染疾病的花费进行排序，其中宫颈癌前病变和癌症的费用最高（每年总费用为5 840万欧元）。在影响两性的癌症中，肛门癌前病变和癌症及口咽癌的成本最高（分别为1 120万欧元/年和1 190万欧元/年）。男性中口咽癌花费最高，占年度总费用的71%；阴茎癌前病变和癌症的成本最低（为260万欧元/年）。韩国则对2002—2015年归因HPV感染相关疾病的花费进行对比，发现由于HPV感染所致的疾病负担在逐年增加。2015年，HPV感染导致的医疗保健成本为1.249亿美元，占所有HPV感染相关疾病年度成本的69%。意大利学者对不同型别的HPV感染所致疾病的负担进行对比，发现HPV 6型、HPV 11型、HPV 16型、HPV 18型、HPV 31型、HPV 33型、HPV 45型、HPV 52型、HPV 58型感染所致相关疾病的疾病负担占意大利HPV感染相关疾病年度总负担的61%。对于发展中国家，HPV感染导致的相关疾病负担也是相当重的。在我国，HPV感染所致疾病的花费因医保财政及患者认知等因素的影响

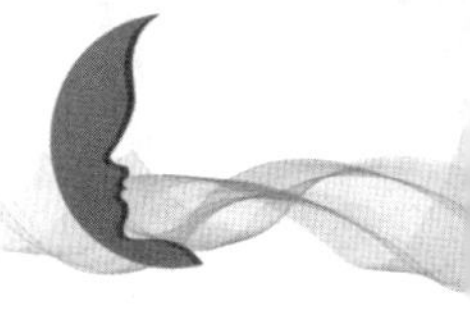

各地略有不同。为了分析我国归因 HPV 感染所致疾病的疾病负担，学者提取 2012—2019 年的真实医院数据，估算 HPV 感染相关疾病患者的终身治疗费用，以 2021 年为基准年，原位癌、局部转移和远处转移宫颈癌患者的终身治疗费用分别为 24 208 美元、19 562 美元和 17 599 美元。对于原位癌、局部转移和远处转移阴道癌，终生成本分别为 17 593 美元、17 120 美元和 22 411 美元。对于不同阶段的外阴癌、阴茎癌、肛门癌、口腔癌、口咽癌、喉癌，每位患者的基本情况终身成本在 17 120 ～ 58 236 美元。综上可见，由 HPV 感染所致的疾病流行病学负担和经济学负担都是相当沉重的。

（五）HPV 感染的相关问题解答

宫颈癌及其他生殖道癌症等疾病发生与 HPV 感染密切相关。了解 HPV 感染流行病学特征，对制定相应的疾病防治策略具有重要意义。

1. 女性 HPV 总体感染率

我国在 2020 年进行相关的流行病学研究，收集 2014 年 7 月 1 日至 2016 年 12 月 31 日诊疗的信息，在全国 7 个地区 8 家三级医院共纳入 137 943 名女性（妇科门诊就诊患者），分别计算总体、区域特异性、年龄特异性和类型特异性的 HPV 感染率，最终得出 HPV 的总体感染率为 23. 5%，且不同地区 HPV 的感染率差异较大，其中 HPV 感染率最高可以达 26%。

2. 女性 HPV 感染的型别特征

HPV 的种类多达 100 多种，但并非所有类型的 HPV 在人群中都是高发的。HPV 16 型、HPV 18 型是导致全球 70% 的宫颈癌的高危类型，但不同地区 HPV 的感染情况有所差异。2019 年 ICO 全球及中国 HPV 相关疾病报告显示：中国除广泛流行的 HPV 16 型、HPV 18 型，HPV 52 型及 HPV 58 型在高级别和低级别子宫颈病变及宫颈癌中占比都明显高于全球水平。

3. 女性 HPV 感染年龄特征

女性 HPV 感染在年龄分布上也有一定的规律。从全球数据来看，全球细胞学正常人群的 HPV 感染高峰出现在 25 岁以下，随年龄增大逐渐下降，到中年处于平台期，65 岁后略有上升。中国学者相关研究结果与全球女性 HPV 感染年龄特征略有不同。中国一则纳入 17 项基于人群研究的汇总分析显示：在 30 207 例性活跃、未有子宫颈病变治疗史的中国普通女性中，HPV 感染率随年龄变化，具有 2 个感染高峰：15 ～ 24 岁和 40 ～ 44 岁。类似的研究也证实了这一特征。2015 年中国开展了一项汇总 37 个城市 HPV 感染的流行病学研究，通过筛查共纳入 120 772 例液基细胞学标本，研究结果为高危型 HPV 感染与年龄相关，15 ～ 19 岁年龄组 HPV 感染率最高，达 31%。从数据可以看出，我国青少年面临 HPV 感染首个高峰，需要重点关注。针对我国女性感染高危型 HPV 的情况，学者对 2000 年 1 月至 2018 年 6 月发表的 198 项中国大陆女性高危人乳头状瘤病毒流行病学研究进行系统综述，得知中国 25 ～ 45 岁成年女性中，高危型 HPV 感染率高达 19. 9%。因此，成年女性面临 HPV 感染第 2 个高峰，不应放松警惕。

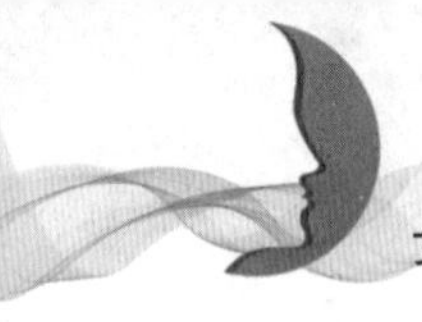

4. 女性 HPV 再感染特征

感染 HPV 后，大部分女性可以通过机体的体液免疫和细胞免疫反应对 HPV 进行清除。清除 HPV 后，女性是否会再次感染 HPV？学者进行相关方面的荟萃分析，包括 25 项研究，报告了近 2 000 名接受过瘤变治疗的女性，治疗后随访时间为 1.5 ～ 36.0 个月（中位数 6 个月），发现治疗后 HPV 的再感染率为 0 ～ 47%。可见机体感染 HPV 后产生的抗体随着时间推移，不足以抵抗 HPV 的再次感染。女性 HPV 再感染的风险较高。

5. 性行为模式变化对 HPV 感染率的影响

为评估人群中不同年龄性行为模式变化对 HPV 感染率的影响，以及 HPV 疫苗接种时间对 HPV 感染率的影响，一项以 20 ～ 34 岁印度和美国的两个异性恋人群的动态传播模型研究结果显示，在不接种疫苗情况下，从性伴侣减少的性行为模式转变为性伴侣增多的性行为模式，HPV 16 型的感染率从 3% 增加到 8%。在未改变性行为模式之前接种 HPV 疫苗将在 30 年内使 HPV 16 型感染率降低到 1%；而改变性行为模式之后接种 HPV 疫苗 40 年后也未能降低到 1%。因此，可以得出结论：在经历性行为模式转变的人群中，越早接种 HPV 疫苗，效果越理想。

6. HPV 感染的综合防控的必要性

放眼全国，在当前预算下，我国学者通过优化预算模型来选择最佳的疫苗接种和筛查组合的中国模型，并通过这个模型模拟预测分析，推测如从 2020 年起采取最优策略（12 岁女孩 HPV 疫苗覆盖率达到 95%，以及增加 45 岁女性宫颈癌筛查率），2070 年初，中国宫颈癌年龄标准化发病率将下降到每 10 万名妇女少于 4 例；若能进一步增加预算，中国有望在 2050 年末提前实现消除宫颈癌目标。综上所述，无论是我国还是其他国家，因 HPV 感染引起的疾病负担，尤其是宫颈癌的疾病负担非常沉重。中国普通女性 HPV 总体感染率可达 23.5%。除了 HPV 16 型、HPV 18 型，HPV 52 型及 HPV 58 型在中国子宫颈病变及子宫颈癌中占比高于全球水平。中国女性 HPV 感染率按年龄呈“双峰”分布：第 1 个高峰在 15 ～ 24 岁，第 2 个高峰在 40 ～ 44 岁。针对以上 HPV 感染流行病学特征，我国应提升青少年女性 HPV 疫苗接种覆盖率，并且增加 40 ～ 45 岁女性宫颈癌筛查覆盖率及出现病变的早期治疗覆盖率。

因此，2020 年 WHO 在《加速消除宫颈癌全球战略》指出，到 2030 年，全球宫颈癌新发病例预计将从 57 万例增加到 70 万例，宫颈癌死亡人数预计将从 31 万人增加到 40 万人。我国相关学者也在此方面进行相关预测，仅采用筛查的防控策略下，到 2100 年，年龄标准化的宫颈癌发病率预计将增加到 2015 年的 3 倍。因此，选择一种符合预算的最大范围覆盖的疫苗接种、筛查组合和早期干预治疗等三级综合防治措施尤为重要。

三、 HPV 的传播途径

（一）直接性接触传播

这是最主要的传播途径。与感染 HPV 的患者发生性关系时，生长在外生殖器部位

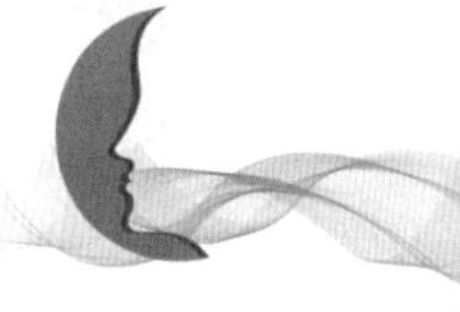

的疣体，由于呈外生型凸起且质地比较脆，故表面容易擦破。疣体及表皮组织内的病毒随之脱落接种到性伴侣生殖器上，导致性伴侣感染而发病。初次性生活年龄过早、多个性伴侣可增加 HPV 感染的风险。当初次性生活年龄小于 16 岁时，生殖系统发育尚未成熟，对致癌因素的刺激较敏感。一旦感染某些细菌或病毒后，又在多个性伴侣的刺激下极易引起 HPV 感染，进而出现癌变。另外，当男性有婚外性伴侣时，接触到 HPV 等性传播病原体的机会增加，于是其配偶更容易罹患宫颈癌。

（二）自体接触传染

在临床上发现外生殖器或肛门感染 HPV 的患者，因其手经常接触 HPV 后在手部或通过手传染到身体其他部位皮肤黏膜而引起 HPV 感染；多发生于手卫生习惯不良者。

（三）母婴传播

HPV 感染的孕妇，尤其是临床症状不明显而子宫颈部位有病毒感染的孕妇，体内会有病毒，在分娩时，胎儿经过产道的过程中感染 HPV。

（四）间接传播

部分患者可通过接触日常用品（如内裤、浴巾、浴盆等）间接感染 HPV。因此，频繁旅游或外出的朋友需要重点关注这一途径的感染。

除上述情况外，初产年龄小、多孕多产等的女性也易感染 HPV，可能是分娩对宫颈的创伤增加了 HPV 感染的机会。此外，妊娠妇女的 HPV 检出率很高，很可能妊娠期免疫功能的低下促使病毒的活性增强。

四、关于 HPV 的一些误区

（1）感染 HPV 的女性一定是性生活紊乱?

不一定。HPV 遍布周围环境，既可以通过性传播，又可以通过皮肤传播。感染者可能只是个任劳任怨的水产/家禽加工者，或者他/她喜欢赤脚在公共浴室四处走动。一些特殊类型的 HPV 容易黏附在皮肤组织上，感染后可表现为足底疣、普通疣或扁平疣等。而另一些 HPV 则更容易黏附在黏膜上，表现为阴茎、子宫颈、阴道、外阴口或肛周病变，甚至口腔癌、呼吸道乳头瘤等，主要通过性器官接触感染。于有正常性生活频率的育龄期女性而言，70%～80% 的女性一生中曾感染过 HPV，但大多数是一过性、暂时性的。因此，有过性生活的人均有感染 HPV 的可能，感染 HPV 不等于性生活紊乱。但是，女性感染 HPV 的风险确实与其男性伴侣数量及其男性伴侣的女性伴侣数量直接相关。数据显示，性伴侣更换次数为每月 1 次的人群，感染 HPV 的风险是固定性伴侣人群的 10 倍。

（2）刚有性生活，要马上筛查 HPV 吗?

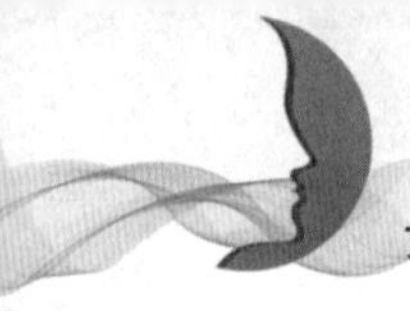

不用。女性在开始有性生活之后，HPV 的感染率也随之升高。针对女大学生群体的数据显示，她们交了男友后，1 年内 HPV 感染的累积发生率约为 30%；3 年后感染比例高达 50%。但是这些感染大多是一过性的，一般在 2 年内会被自动清除。女性可以从有性生活 3 年后，定期做宫颈癌筛查。如果出现异常阴道出血，有水样分泌物，要随时去做检查。

（3）为什么女性更易感染 HPV？

女性更容易感染 HPV，主要与女性生殖器官的复杂程度和生理功能的特殊性相关。首先，女性生殖器内外的腺体、隐窝、皱褶较多，环境潮湿，非常适合病毒生存。其次，女性体内分泌的雌激素具有促进 HPV 生长、繁殖的作用。最后，月经期间子宫内膜的剥脱、人工流产等手术造成的宫颈和子宫内膜的损伤，性生活过程中使用的避孕装置对女性生殖器的影响，特别是孕育期间抵抗力的下降，都会增加病毒感染的概率。

（4）性伴侣需要检测 HPV 吗？

不用。主要是目前国内尚无上市的针对男性 HPV 检测的试剂盒。男性感染后一般没有特殊表现，但如果有龟头异常赘生物，可以前往皮肤科及泌尿外科就诊。

（5）有性生活史，但间隔时间较久，需要筛查 HPV 吗？

需要。即使没有新近、新发的感染，既往感染过的病毒也可以持续存在或在免疫力低下的情况下重新激活表达，从而被检测出来。

（6）感染了 HPV 58 型，是否需要每年都筛查？

需要。高危型 HPV 52 型、HPV 53 型及 HPV 58 型在中国人群很常见，在某些地区，其感染率甚至超过 HPV 16 型和 HPV 18 型。因此，因 HPV 58 型持续感染导致的高级别病变也不在少数。宫颈癌是可防可治的肿瘤，定期筛查很重要，持续高危型 HPV 感染需要阴道镜活检协助排除病变。

（7）HPV 筛查结果呈阳性时，一定会患宫颈癌吗？

不一定。高危型 HPV（包括 HPV 16 型、HPV 18 型、HPV 31 型、HPV 33 型、HPV 35 型、HPV 39 型、HPV 45 型、HPV 51 型、HPV 52 型、HPV 56 型、HPV 58 型、HPV 59 型、HPV 68 型、HPV 73 型和 HPV 82 型等 15 个型别）持续感染才可能发展为宫颈癌，在这之前，先有宫颈低、高级别鳞状上皮内病变等过程。医生可以通过阴道镜检查发现宫颈病变，及时治疗就可以早期阻断宫颈癌的发生。不仅如此，大部分 HPV 感染其实是一过性的，一般会在 12 月内消退，被机体清除掉，即使不治疗，6 ～ 12 月复查时大部分阳性结果也会转为阴性结果。

（8）越贵的干扰素效果越好吗？

不一定。HPV 是病毒，感染人体后没有特效药可以治疗，因此，医生只能“治病不治毒”。如果阴道镜检查结果并未提示宫颈病变，那么无须治疗，局部使用干扰素也是为了改善免疫。及时清除病毒、避免持续感染的主力军其实是个体的自身抵抗力。因此，用药与否差别不大。如果患者自身没有任何不洁性生活、多个性伴侣等高危病史，那么放松心情、规律作息、做好同房保护等，调理一段时间，半年复查时可能结果就自

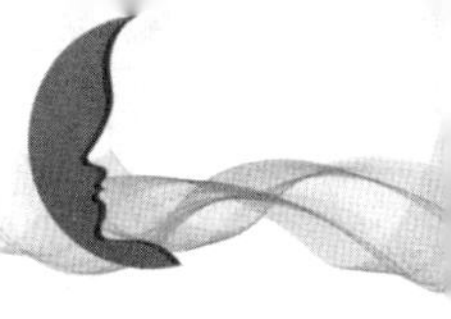

发转阴了。

（9）年纪轻轻地就确诊患宫颈高级别病变，还能接种疫苗吗？

可以。即使已经罹患宫颈高级别病变甚至宫颈癌等疾病，也可通过接种疫苗预防其他型 HPV 的感染。当然这类患者首先要治病，待身体恢复正常后，再接种疫苗。

（10）接种疫苗后就不会感染 HPV 了吗？

不一定。HPV 疫苗有价数限制，目前没有任何一种疫苗可以预防所有高危型 HPV，最高的九价疫苗也只能预防 9 种 HPV 感染。因此，即使接种了疫苗，仍需要定期筛查宫颈 HPV，即 HPV 联合细胞学筛查。疫苗目前可以预防 99% 由 HPV 16 型或 HPV 18 型导致的宫颈高级别病变，但接种疫苗不等于有了不洁性生活的通行证。

五、 如何预防 HPV 感染

（一）适龄接种 HPV 疫苗

最好在还未有性生活前即接种 HPV 疫苗。已有性生活或年龄大于 26 岁的女性还可以接种 HPV 疫苗，四价和二价疫苗也不失为好的选择。

（二）严格控制性伴侣数量

感染 HPV 不代表滥交，但滥交会增加 HPV 感染风险。

（三）性生活时坚持全程使用避孕套

未婚或暂无生育打算的，性生活时戴好避孕套，避免反复、交叉感染。HPV 感染不需要永远戒除性生活，但要尽自己所能做好自我保护和防护。

（四）定期筛查

即使固定性伴侣，如果已经有了 3 年以上性生活史，也建议体检的时候增加 HPV 联合细胞学筛查，早期发现宫颈病变，早期处理。

六、 宫颈癌的发病进展

宫颈癌疾病自然史明确，有一系列的癌前病变，它的发生、发展是由量变到质变、由渐变到突变，总共要经历几年，甚至十几年的过程。HPV 感染进展到浸润癌之前的各阶段均呈双向发展，可进展、持续，也可逆转，其中，宫颈癌前病变的进展主要与年龄（尤其性活跃期、青少年人群）、HPV 类型、CIN 级别及观察时间等相关。

（1）HPV 如何引发宫颈癌？

致癌高危型 HPV 引发宫颈癌的过程主要包括以下 3 个阶段：①性行为引起 HPV 感

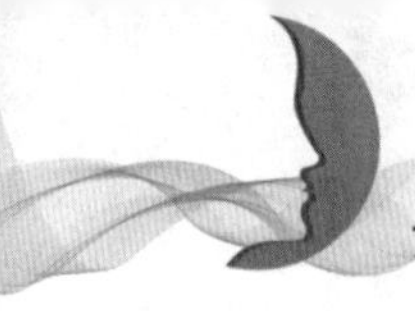

染。大约50%的年轻女性在开始性行为后的3年内会感染HPV。②约10%的女性会持续感染致癌高危型HPV，一些女性将发生轻度细胞学形态异常。③约10%的持续感染致癌高危型HPV，或者CINⅠ级女性将会进展为CINⅡ/CINⅢ级或浸润性宫颈癌。

（2）CIN一定会发展成为宫颈癌吗？

不是。宫颈癌的病因和疾病自然史明确，可以通过健康教育及宫颈癌疫苗接种、筛查及早诊早治进行有效防控。需要注意的是，并非所有CIN都必将进展为宫颈癌，CIN的自然病程可能有3种结局，即进展、持续或逆转，CIN分级及相应的结局转归见表2－2。

表2－2　CIN分级及相应的结局转归

CIN分级	结局转归
CINⅠ级	逆转、持续＋进展的概率分别约为90%和10%
CINⅡ级	逆转、持续＋进展的概率分别约为70%和30%
CINⅢ级	逆转、持续＋进展的概率分别为20%～30%和70%～80%

七、 早期发现宫颈癌的手段

宫颈癌很“恶”，晚期死亡率接近100%。不少女性以为子宫B超、宫颈刮片能筛查宫颈癌，其实有漏诊之虞。调查显示，我国每年约有7.5万名女性新患上宫颈癌。宫颈癌很好预防，只要选对体检方式，可以将90%以上的宫颈癌扼杀在“癌前病变”阶段，建议只要经济允许，从25～70岁都应常规进行液基细胞学检测和HPV的筛查，尽早发现宫颈癌变。

（一）B超和宫颈刮片

宫颈癌是最常见的妇科恶性肿瘤，发展到晚期可迅速置人于死地。然而，很多女性在预防宫颈癌时选错了体检方式。B超是妇科检查的常见项目，很多人错误地认为做B超能筛查宫颈癌。通过B超可了解子宫内膜的厚度，宫腔内有无息肉、肌瘤、内膜癌等异常，卵巢、输卵管有无肿瘤等，但是通过B超无法看到宫颈的细胞变化，查不出癌前病变。过去人们采用宫颈刮片筛查宫颈癌，方式是从子宫颈部取少量的细胞样品放在玻璃片上，在显微镜下观察是否有异常。宫颈刮片尽管经济便宜，但收集到的有价值的细胞少，诊断阳性率低，很难发现癌前病变，目前多用于经济落后地区。

（二）TCT和HPV筛查：经济允许就尽量做

宫颈的癌前病变和早期都没有临床症状，出现症状时多数已到晚期。所幸，现行的体检方式已经能够查出癌前病变。医学界公认宫颈癌的成熟检查方式是TCT以及HPV检测，都是在宫颈管提取分泌物进行的，收集细胞比宫颈刮片更多，两者结合对宫颈癌前病变的检出率达90%以上。

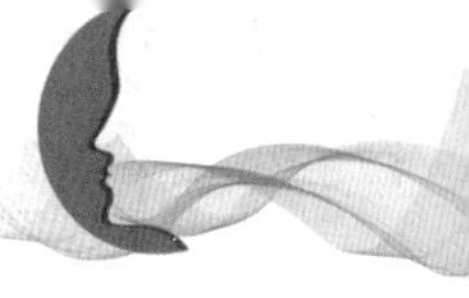

那么应什么时候开始筛查？筛查的起始年龄应根据各国、各地区宫颈癌发病的年龄特点来确定。鉴于我国目前宫颈癌发病年龄特点，推荐筛查起始年龄在25～30岁。65岁及以上女性若过去10年内每3年1次，连续3次的细胞学检查结果无异常，或每5年1次，连续2次细胞学联合HPV检测筛查结果呈阴性，且无CIN病史，则不需要继续筛查。早期治疗的生存率几近100%。晚期治疗的结局不佳。

要警惕宫颈癌与丈夫的性伴侣数相关。女性只要有过性生活，就有可能感染HPV。研究者发现，丈夫如果有2个以上的性伴侣，妻子HPV感染的危险为正常人的5倍。初次性交的年龄越小，性伴侣越多，性生活频率越高，宫颈癌的发病率就越高。这是因为少女的宫颈组织细胞尚未完全发育成熟，抵抗疾病的能力差，对外界致癌和促癌物质敏感而致病。在世界范围内，患宫颈癌的平均年龄是55岁；但中国患者是45岁，相比足足提早了10岁。21世纪中国女性宫颈癌患者平均年龄比20世纪提早了13年。女性性伴侣数增多、性行为年龄提早是主要原因。

八、宫颈癌的筛查

（一）美国宫颈癌筛查指南

1. 美国癌症协会建议的宫颈癌筛查人群

美国癌症协会于2020年7月30日更新了普通风险人群的宫颈癌筛查建议。自20世纪中期，得益于广泛的宫颈癌筛查，目前美国宫颈癌的发病率和死亡率已显著下降。宫颈癌筛查策略也在不断发展中。ACS指南变化主要体现在初始筛查年龄，排除首次性生活年龄作为早期筛查因素等，并将主要HPV检测纳入了筛查方案。此更新指南适用于初始筛查或过去宫颈癌筛查结果呈阴性，或根据风险管理共识已建议回归常规宫颈癌筛查的普通风险人群。表2－3列举2020年ACS宫颈癌筛查人群。

表2－3　2020年ACS宫颈癌筛查人群

人群	内容
25岁以下	不筛查
25～65岁	首选每5年1次FDA批准的主要HPV检测
	次选每5年1次联合检测或每3年1次仅细胞学检查
	美国逐渐向普及主要HPV检测过渡，逐步舍弃联合检测或仅细胞学筛查
	根据《ASCCP2020风险的管理共识指南》管理筛查阳性结果人群
65岁以上	有先前足够的阴性筛查结果可终止筛查
	先前足够的阴性筛查目前定义为在过去10年中2次连续主要HPV检测阴性、或2次连续联合检测阴性或3次连续仅细胞学检查阴性，且最后近1次筛查在建议间隔时间内

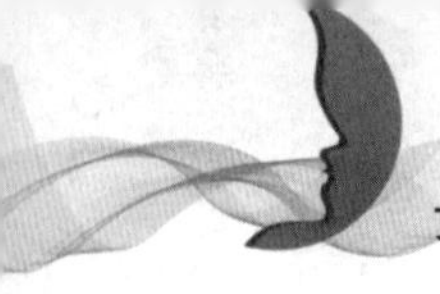

续表 2-3

人群	内容
行子宫切除术或接种 HPV 疫苗后	在近 25 年中无 CIN Ⅱ级及 CIN Ⅱ级以上病史者终止筛查
	与未接种疫苗个体一样遵循针对特定年龄的筛查建议

2. 美国癌症协会建议的宫颈癌筛查方法

2020 年，美国癌症协会建议女性在 25 岁进行初始宫颈癌筛查，强烈建议 25～65 岁女性首选每 5 年 1 次进行主要 HPV 检测；如果不能进行主要 HPV 检测，则建议每 5 年 1 次进行联合检测，或每 3 年 1 次仅做细胞学检查（可接受）。若不能进行 FDA 批准的两种主要 HPV 筛查［COBAS© HPV（2014 年批准）或 Onclarity HPV（2018 年批准），包含 HPV 16 型、HPV 18 型、HPV 31 型、HPV 33 型、HPV 35 型、HPV 39 型、HPV 45 型、HPV 51 型、HPV 52 型、HPV 56 型、HPV 58 型、HPV 59 型、HPV 66 型和 HPV 68 型］，则可以选择联合检测或仅细胞学检查。随着主要 HPV 检测的逐渐普及，未来的指南中将不再把联合检测和仅细胞学检查用于子宫颈癌筛查。具体筛查方法见表 2-4。

表 2-4 2020 年 ACS 宫颈癌筛查方法

检测方法	定义	FDA 批准的检测	基因型
细胞学检查（子宫颈涂片）	在显微镜下检查子宫颈细胞是否存在异常（如癌前细胞或癌细胞）	—	—
主要 HPV 检测	检查子宫颈取样标本中是否存在高风险类型 HPV DNA	COBAS® HP（2014 年批准）	HPV16 型、HPV18 型、HPV31 型、HPV33 型、HPV35 型、HPV39 型、HPV45 型、HPV51 型、HPV52 型、HPV56 型、HPV58 型、HPV59 型、HPV66 型和 HPV68 型
		Onclarity HPV（2018 年批准）	HPV16 型、HPV18 型、HPV45 型、HPV31 型、HPV33 型、HPV35 型、HPV39 型、HPV51 型、HPV52 型、HPV56 型、HPV58 型、HPV59 型、HPV66 型和 HPV68 型

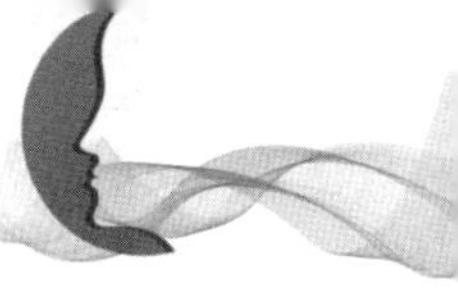

续表 2－4

检测方法	定义	FDA 批准的检测	基因型
联合检测（结合细胞学检查及 HPV 检测）	在同样本中行细胞学检查及 HPV DNA 测试	Digene HC2（2003 年批准）	无
		Cervista HPV HR（2009 年批准）	无
		Cervista HPV 16/18（2009 年批准）	HPV 16 型和 HPV 18 型
		Aptima HPV（2011 年批准）	无
		Aptima HPV 16 和 HPV 16 和 HPV 18/45（2012 年批准）	HPV 16 型和 HPV 18/45 型

此宫颈癌筛查的建议仅适用于无症状的普通风险人群，无论其性生活史或 HPV 疫苗接种状况如何。基于 25 岁以下妇女宫颈癌的发病率和死亡率低，而一过性 HPV 感染的发生率高，且过度治疗导致产科不良后果的风险高，建议延迟至 25 岁时开始宫颈癌筛查，并强烈建议首选主要 HPV 检测，或采用每 5 年联合检测 1 次或每 3 年仅细胞学检查 1 次（可接受），且个体筛查间隔时间不应超出建议范围；30 岁以下人群基于 HPV 的宫颈癌筛查策略。

在美国癌症协会 2020 年的新指南建议中，推荐 25 岁以上首选主要 HPV 检测，而联合检测和仅细胞学检查都可以作为可接受的过渡性筛查策略。由于主要 HPV 检测比仅细胞学检查更敏感，而联合检测可能导致 25～29 岁人群如前所述的筛查相关危害，因此，快速过渡至主要 HPV 检测显得尤为重要。

3. 美国癌症协会建议终止宫颈癌筛查的时机

美国癌症协会建议，年龄大于 65 岁，在过去 25 年内没有 CINⅡ级及以上病史，并且在过去 10 年中有足够阴性筛查结果的人群，可以终止宫颈癌筛查（合理推荐）：①先前足够的阴性筛查结果，目前定义为在过去 10 年中连续 2 次主要 HPV 检测结果呈阴性，或 2 次连续联合检测结果呈阴性，或 3 次连续仅细胞学检查结果呈阴性，且最近 1 次筛查在建议间隔时间内（排除有异常筛查结果患者）。②年龄大于 65 岁且无预期寿命有限人群，如果先前没有足够的阴性筛查记录，须继续筛查直到符合终止标准。③对于预期寿命有限的任何年龄的个体，均可终止子宫颈癌筛查。④既往有 CINⅡ级、CINⅢ级人群。⑤有原位腺癌（adenocarcinoma in situ，AIS）史的人群。

根据妇科肿瘤学会 2020 年的建议，对既往行保留生育功能治疗并已完成分娩的 AIS 患者，若随访期间主要 HPV 检测持续阴性，可选择行全子宫切除术或持续筛查随访；若随访期间主要 HPV 检测阳性，则首选在完成分娩后行全子宫切除术。终止筛查前应进行充分的检测和记录。终止筛查的标准是事先有足够的阴性筛查结果。目前定义为在过去 10 年中 2 次连续主要 HPV 检测结果呈阴性，或连续 2 次联合检测阴性，或 3 次连续仅细胞学检查阴性，且最后的筛查未超过筛查间隔时间。

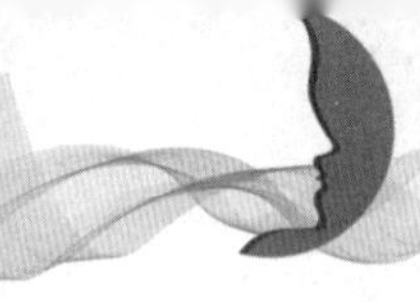

（二）我国宫颈癌筛查指南

1. 我国宫颈癌筛查方法

我国目前宫颈癌常用的筛查方法包括细胞学检查、醋酸染色肉眼观察法和 HPV 检测法。

（1）细胞学检查。细胞学筛查包括两种制片技术——传统的巴氏涂片（pap smear）和液基制片技术。液基制片技术明显优于传统的巴氏涂片技术：在液基制片过程中去除了样本中过多的血液和黏液，减少了其对上皮细胞的覆盖；在计算机程序控制下制成单层平铺的细胞薄片，减少了细胞重叠；标本潮湿固定，结构清晰易于鉴别；每张涂片观察细胞量减少，减轻了细胞学工作者的视力疲劳；剩余的标本可用于进行 HPV 检测。

（2）醋酸染色肉眼观察法。醋酸染色肉眼观察法是一个操作相对简单、检查结果快速可得、费用低廉、易于培训和掌握的方法，是 WHO 推荐资源缺乏地区的一种可选择的筛查方法。但由于其灵敏度和特异度相对较低，难以进行质量控制，也不适合绝经后妇女筛查，仅在不具备细胞学和 HPV 检测法的地区使用。

（3）HPV 检测法。目前所有的 HPV 检测均为 HPV 高危亚型检测。与受主观性影响较大的细胞学和醋酸染色肉眼观察法筛查相比，HPV 检测结果的高度可重复性使筛查的质量控制体系更简单和经济。鉴于 HPV 检测技术的高灵敏度、高阴性预测值及客观性，已经成为宫颈癌筛查策略的主要组成部分。

2. 三种宫颈癌筛查方法的特点

我国推荐的三种宫颈癌筛查方法的特点比较见表 2－5。

表 2－5　我国三种宫颈癌筛查方法特点的比较

筛查方法特性	细胞学检查	醋酸染色肉眼观察法	HPV 检测
检测原理	观察子宫颈脱落细胞形态学改变	5%醋酸涂抹子宫颈，普通白炽光源下肉眼直接观察子宫颈上皮的染色反应	不同产品检测原理不同，例如杂交捕获、PCR 荧光、酶切信号放大、mRNA 技术等
灵敏度	53%～81%	约 48%	90%～97%
特异度	90%以上	90%	85%
结果可重复性	主观性较强，可重复性较差	主观性强，可重复性差	较客观，可重复性好
检测形式	逐例	逐例	批量

3. 我国推荐的宫颈癌筛查和管理方案

综合国内外宫颈癌筛查的最新进展和我国国情，我国目前宫颈癌筛查方案推荐以下 4 种：细胞学检查、醋酸染色肉眼观察法、HPV 检测及细胞学和 HPV 联合筛查，具体如表 2－6 所示。

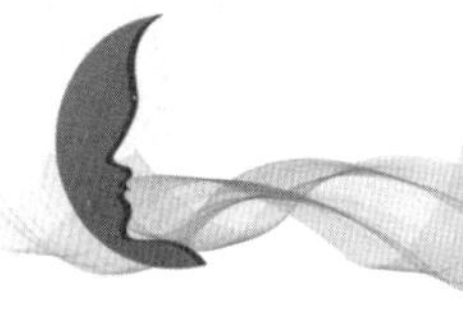

表2-6　我国推荐的宫颈癌筛查和管理方案

年龄	推荐筛查方案及筛查结果的管理
25岁以下	不筛查
25～29岁	行细胞学检查。 （1）细胞学检查结果呈阴性，每3年重复筛查。 （2）细胞学无明确诊断意义的不典型鳞状细胞（atypical squamous cell of undetermined significance，ASC-US）状态。①首选HPV检测分流。若HPV检测结果呈阳性，行阴道镜检查；若HPV检测结果呈阴性，3年内重复筛查。②12个月内复查细胞学检测结果。③对无随访条件者，行阴道镜检查。 （3）细胞学检查结果呈超ASC-US状态，行阴道镜检查
30～64岁	1. 细胞学检查 （1）细胞学检查结果呈阴性，每3年重复筛查。 （2）细胞学检查结果呈ASC-US状态。①首选HPV检测分流。若HPV检测结果呈阳性，则行阴道镜检查；若HPV检测结果呈阴性，则3年内重复筛查。②12个月内复查细胞学检测结果。③对无随访条件者行阴道镜检查。 （3）细胞学检查结果呈超ASC-US状态，行阴道镜检查
	2. 高危型人乳头瘤病毒检测 （1）HPV检测结果呈阴性，每3～5年重复筛查。 （2）HPV检测结果呈阳性。 A. 选择1，行细胞学分流。①细胞学检查结果呈阴性，12个月复查；②细胞学检查结果呈超ASC-US状态：阴道镜检查。 B. 选择2，HPV 16/18分型检测分流。①HPV 16/18阴性，其他高危型阳性+细胞学检查结果呈阴性：12个月复查；细胞学检查结果呈ASC-US状态，行阴道镜检查。②HPV 16/18检测结果呈阳性，行阴道镜检查。 C. 选择3，醋酸染色肉眼观察法检测分流。①醋酸染色肉眼观察法结果呈阴性，12个月复查；②醋酸染色肉眼观察法结果呈阳性，行阴道镜检查
	3. HPV和细胞学联合筛查 （1）HPV检测结果呈阴性和细胞学检测结果呈阴性，每5年重复筛查。 （2）HPV检测结果呈阳性，细胞学检测结果呈阴性。 A. 选择1，HPV高危亚型阳性：12个月复查。 B. 选择2，HPV 16/18检测结果阳性，行阴道镜检查；其余高危型阳性结果，12个月复查。 （3）细胞学检查结果和HPV检测结果均呈阳性，细胞学检查结果呈ASC-US状态或超ASC-US状态，行阴道镜检查。 （4）细胞学检查结果呈阳性，HPV检测结果呈阴性，细胞学检查结果呈ASC-US状态，3年复查“细胞学检查+HPV检测”；细胞学检查结果为低度鳞状上皮内病变及以上，行阴道镜检查

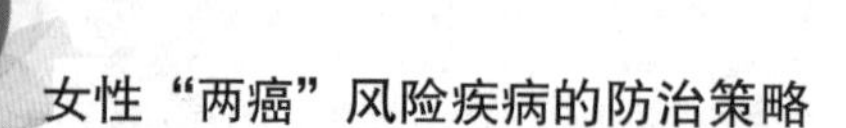

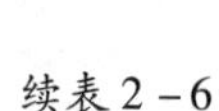

续表 2－6

年龄	推荐筛查方案及筛查结果的管理
30～64 岁	4. 醋酸染色肉眼观察法观察结果呈检查 （1）醋酸染色肉眼观察法观察结果呈阴性，每 2 年重复筛查。 （2）醋酸染色肉眼观察法观察结果呈阳性，行阴道镜检查
65 岁及以上	若过去 10 年筛查结果阴性（连续 3 次细胞学阴性或 2 次联合筛查阴性），无 CIN 病史，终止筛查
子宫切除术后女性（因良性病变切除）：不筛查	

此方案不适用于特殊人群；ASC-US、低度鳞状上皮病变（low-grade squamous intraepithelial lesion，LSIL）为检查异常分级，详情请咨询医护人员。

九、 宫颈癌筛查报告的解读

我国不同宫颈癌筛查方法所筛查的项目不同，具体筛查方法及报告解读如下。

（一）TCT

TCT 是液基薄层细胞学检查的简称，属于细胞学检查范畴，是通过小毛刷获取宫颈脱落细胞进行检测，以发现异常的宫颈细胞的一种检查方法。TCT 在性生活开始 3 年后或 21 岁以后开始，并要求定期复查。检查中偶尔可能有少许出血，属正常现象，不用过度紧张。其检查报告解读见表 2－7。

表 2－7　TCT 报告及解读

报告	解读
未见上皮内病变细胞或恶性细胞（no lntraepithelial lesion or malignancy，NILM）	即宫颈细胞正常，无须特殊处理
霉菌感染、滴虫感染	提示阴道正常菌群失调，或有滴虫等病原微生物入侵，导致感染。建议再做一个白带常规和细菌性阴道病检查，然后根据检查结果制定治疗方案
非典型意义的鳞状细胞或不能明确意义的不典型鳞状细胞	提示不确定这些细胞是否正常。出现这种情况建议检查“高危型 HPV”，若 HPV 检测结果呈阴性，可以观察 1 年后复查 TCT；若 HPV 检测结果呈阳性，建议行“阴道镜＋宫颈活检”
非典型鳞状细胞不排除高度鳞状上皮内病变	表示虽不能明确意义，但倾向于有病变。出现这种情况时建议检查“高危型 HPV”，即行“阴道镜＋宫颈活检”
低度鳞状上皮内病变/CIN Ⅰ	表示可能有宫颈癌前病变，但不用太紧张。出现这种情况建议检查“高危型 HPV”，即行“阴道镜＋宫颈活检”

续表2－7

报告	解读
高度鳞状上皮内病变/CIN Ⅱ和CIN Ⅲ	表示有可疑癌前病变细胞，需要进一步确诊和治疗，不然发展成癌的可能性较大。出现这种情况建议检查“高危型HPV”，尽快行“阴道镜＋宫颈活检”，根据病变程度行宫颈椎切术
非典型腺细胞	表示腺上皮有病变可能，包括宫颈来源和宫腔来源等。出现这种情况建议行B超检查子宫内膜，尽快行“阴道镜检查＋宫颈活检＋宫颈管搔刮术”以明确诊断，必要时行诊断性刮宫或宫腔镜检查排除内膜病变
鳞状细胞癌	高度可疑宫颈癌。出现这种情况建议尽快行“阴道镜＋宫颈活检”。除了TCT检查，宫颈癌筛查还包括HPV的检查和阴道镜的检查

（二）HPV检查

在解读HPV检查报告前需要明确HPV检查的年龄条件如下：①25岁以上女性可与TCT联合应用进行宫颈癌的筛查。②21～25岁女性，若TCT检查异常，需要进行HPV的检查。③25岁以上女性，也可以将HPV检查作为宫颈癌筛查的第一步。若结果为阳性，则进一步进行TCT的检查。

除此之外，在解读HPV检查报告前须明确HPV的分型，具体HPV分型见表2－8。

表2－8　HPV分型

疾病	HPV类型
普通疣	HPV 2型、HPV 7型
跖疣	HPV 1型、HPV 2型、HPV 4型、HPV 63型
扁平疣	HPV 3型、HPV 8型、HPV 10型
生殖器疣	HPV 6型、HPV 11型、HPV 42型、HPV 44型及其他
肛门病变	HPV 6型、HPV 16型、HPV 18型、HPV 31型、HPV 53型、HPV 58型
局灶性上皮增生（口腔）	HPV 13型、HPV 32型
口腔溃疡	HPV 6型、HPV 7型、HPV 11型、HPV 16型、HPV 32型
口腔癌	HPV 6型
疣状肿囊	HPV 60型
喉乳头状瘤病	HPV 6型、HPV 11型

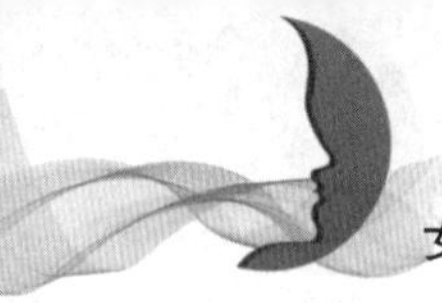

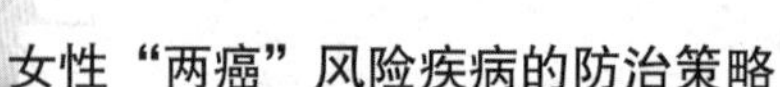

续表 2-8

疾病	HPV 类型
生殖器癌（宫颈癌）	常见高危：HPV 16 型、HPV 18 型、HPV 31 型、HPV 45 型
	其他高危：HPV 33 型、HPV 35 型、HPV 39 型、HPV 51 型、HPV 52 型、HPV 56 型、HPV 58 型、HPV 59 型
	可能高危：HPV 26 型、HPV 53 型、HPV 66 型、HPV 68 型、HPV 73 型、HPV 82 型

大部分报告为 HPV 分型检测，范围包括 14 种高危型 HPV，包括 HPV 16 型、HPV 18 型、HPV 31 型、HPV 33 型、HPV 35 型、HPV 39 型、HPV 45 型、HPV 51 型、HPV 52 型、HPV 56 型、HPV 58 型、HPV 59 型、HPV 66 型、HPV 68 型；7 种低危型 HPV，包括 HPV 6 型、HPV 11 型、HPV 42 型、HPV 43 型、HPV 44 型、HPV 53 型、cp8304。其中，2 种或 2 种以上 HPV 亚型阳性者为 HPV 多重感染。在复查时根据自己的情况和医生沟通，可以只针对“高危型 HPV”进行检测。HPV 检查报告解读见表 2-9。

表 2-9　HPV 检查报告及解读

报告	解读
HPV 检测结果呈阴性	无 HPV 感染，无须特殊处理，定期随访
HPV 16 型或 HPV 18 型检测结果呈阳性	70% 的宫颈癌由 HPV 16 型或 HPV 18 型引起，建议进行阴道镜检查
其他高危型 HPV 阳性（主要包括 HPV 31 型、HPV 33 型、HPV 35 型、HPV 39 型、HPV 45 型、HPV 51 型、HPV 52 型、HPV 56 型、HPV 58 型、HPV 59 型、HPV 68 型）	建议进行 TCT 检查，按照上述 TCT 检查报告结果的解读进行后续的处理

（三）阴道镜检查及宫颈活检

解读阴道镜检查报告前需要明确阴道镜检查适用情况，阴道镜检查适用于以下几种情况：①TCT 检查结果为 ASC-US 伴 HPV 阳性者。②TCT 检查结果为 ASC-H、LISL［宫颈上皮内瘤变Ⅰ级（cervical intraepithelial neoplasia Ⅰ，CIN Ⅰ）］、高度鳞状内病变（high-grade squamous intraepithelail lesion，HSIL）（CIN Ⅱ/Ⅲ）、AGC 和宫颈癌。③HPV 16 型或 HPV 18 型检测结果呈阳性。若在阴道镜下发现宫颈异常的区域，通常会进行宫颈组织的活检。宫颈活检报告解读见表 2-10。

表2-10　宫颈活检报告及解读

报告	解读
炎症改变	无须特殊处理，定期随访 HPV 检查结果及 TCT 检查结果
LSIL（CIN Ⅰ级）	定期随访 HPV 检查结果、TCT 检查结果和阴道镜检查结果；持续 2 年进行治疗
HSIL（CIN Ⅱ/CIN Ⅲ级）及宫颈癌	需要立即进行治疗，包括宫颈锥切手术

十、宫颈癌筛查的国家或地区政策及成果

（一）国家政策

1.《农村妇女“两癌”（宫颈癌及乳腺癌）检查项目》

为了提高农村妇女的宫颈癌早诊率和早治率，降低死亡率，保障广大农村妇女健康，自 2009 年，卫生部、财政部及全国妇联三部委于 2009—2011 年联合开展了农村妇女“两癌”（宫颈癌及乳腺癌）检查项目，为约 1 000 万名 35 ～59 岁农村妇女进行宫颈癌筛查。随后又启动 2012—2014 年第二周期“两癌”检查项目和 2015—2017 年检查项目。将来，此检查项目将覆盖我国农村地区所有的 35 ～64 岁妇女。

2.《农村妇女“两癌”检查项目管理工作规范》（2019 年版）

2019 年，农村妇女“两癌”检查项目被纳入国家基本公共卫生服务项目内容，国家卫生健康委员会、全国妇联共同发布《农村妇女“两癌”检查项目管理工作规范》，进一步规范宫颈癌检查组织实施和管理。各地积极将宫颈癌检查纳入政府民生项目，探索和完善宫颈癌检查服务模式，惠及更多妇女。目前，宫颈癌检查项目已覆盖全国 90% 以上县（市、区），覆盖率逐年提高。江苏、浙江、福建、河南等 19 个省（自治区、直辖市）已实现省内全覆盖。

3.《宫颈癌筛查工作方案》

《宫颈癌筛查工作方案》（2021 年 12 月 31 日，国家卫生健康委员会办公厅印发）在《农村妇女“两癌”检查项目管理工作规范》（2019 年版）的基础上对工作内容做出以下调整：一是扩大了筛查服务对象。将筛查对象由农村适龄妇女扩大为城乡适龄妇女，优先保障农村妇女、城镇低保妇女。二是完善了筛查服务内容。更新宫颈癌筛查流程，提出做好筛查和后续诊断衔接，积极运用互联网、人工智能等技术提高基层筛查能力。三是突出了质量控制要求。明确要对参与筛查工作的医疗机构及外送检测机构开展全流程质量控制，依据宫颈癌、乳腺癌筛查质量评估手册的具体要求开展质量控制工作。四是明确了宣传教育要点。指导各地进一步加强宫颈癌、乳腺癌防治相关知识宣传，提高妇女健康第一责任人意识，同时提供宫颈癌、乳腺癌防治核心知识供各地在宣

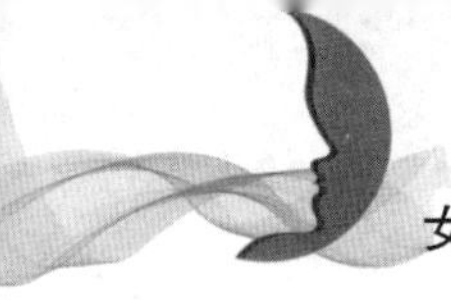

传中参考使用，加强宣传效果。

4.《中西部地区乡镇卫生院卫生技术人员宫颈癌防治技术培训方案（试行）》

2010年4月15日，卫生部办公厅印发的《中西部地区乡镇卫生院卫生技术人员宫颈癌防治技术培训方案（试行）》指出，通过对开展宫颈癌防治相关工作的乡镇卫生院技术人员的培训，使其了解宫颈癌防治的基本知识、宫颈癌筛查服务流程、临床医学检查方法及判断标准等，掌握宫颈癌防治基本技能，提高中西部地区农村宫颈癌防治的工作水平。

5.《健康中国行动（2019—2030年）》“妇幼健康促进行动”

《健康中国行动（2019—2030年）》（2019年6月，国家卫生健康委员会制定）指出，要注重乳腺疾病和宫颈癌等妇女常见疾病的症状和预防知识，以贫困地区为重点，逐步扩大农村妇女“两癌”筛查项目覆盖面，到2030年，农村适龄妇女宫颈癌筛查率要达到80%以上。

6.《2011—2020年中国妇女儿童发展纲要》

《2011—2020年中国妇女儿童发展纲要》（2011年8月9日，国新办新闻发布厅发布）强调，要建立妇女常见病定期筛查制度，逐步扩大宫颈癌、乳腺癌免费检查覆盖范围，提高妇女常见病筛查率和早诊早治率，完善妇女医疗保障，逐步将妇女乳腺癌、宫颈癌等纳入重大疾病救治范围。

7.《中国妇女发展纲要（2011—2020年）》

《中国妇女发展纲要（2011—2020年）》（2011年7月30日，国务院印发实施）明确指出，到2020年，全国妇女包括宫颈癌在内的常见病定期检查率应达到80%以上。

（二）地区政策

1.《宁夏回族自治区卫生健康事业发展“十四五”规划》

《宁夏回族自治区卫生健康事业发展“十四五”规划》（2022年1月20日，宁夏回族自治区卫生健康委员会发布）强调，要开展妇女宫颈癌、乳腺癌“两癌”筛查，提高妇女常见病筛查率和早诊早治率。

2.《健康宁夏行动（2019—2030年）》

《健康宁夏行动（2019—2030年）》（2019年11月11日，宁夏回族自治区人民政府发布）指出，对发病率高、筛查手段成熟的食管癌、宫颈癌等重点癌症，要逐步扩大早诊早治项目覆盖面；对筛查手段尚不成熟的重点癌症，要优化筛查适宜技术。

3.《宁夏“七免一救助”政策》

2016年，《宁夏“七免一救助”政策》（2014年1月1日，宁夏回族自治区人民政府发布）得以出台，为35～64岁农村妇女进行免费“两癌”筛查。

（三）目前宫颈癌防治已取得的成果

近年来，我国各省（自治市、直辖市）在宫颈癌防治方面取得的部分成就和成果

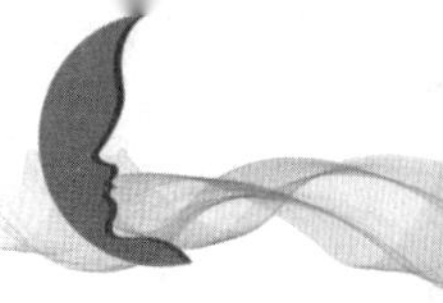

如下：

（1）2021年7月22日，在北京亦庄创新发布会上，“神州细胞”首次对外公开发布其研发的全球首个14价HPV疫苗进入临床。

（2）2021年6月底，内蒙古鄂尔多斯市13～18周岁适龄女性二价宫颈癌疫苗免费接种已达1.5万剂次，目标人群接种率达13%。

（3）2021年11月9日，作为首批15个健康中国试点城市之一，济南率先启动适龄女孩HPV疫苗免费接种，面向人群为不满15周岁的在校七年级女孩，接种疫苗为国产二价HPV疫苗。

（4）2021年11月15日，广东省卫生健康委员会宣布将启动全省适龄女性免费HPV接种工作，将宫颈癌预防关口进一步前移。该项目实施对象为2022年9月起进入七年级且未接种过HPV疫苗的女生，按照知情、自愿、免费的原则进行接种。

（5）2021年11月15日，成都市卫生健康委员会联合成都市教育局、成都市财政局正式下发了《成都市宫颈癌综合防控HPV疫苗接种实施方案（2021年版）》，计划2021—2025年底，成都市以每人补助600元的形式实现全市90%以上的13～14岁在校女生普遍接种HPV疫苗。12月10日，为期5年的成都市13～14岁在校女生普遍接种HPV疫苗全面启动。

（6）2021年12月21日，连云港市开展八年级女生免费接种HPV疫苗项目。

（7）2022年1月，石家庄市第十五届人民代表大会第二次会议人大代表票决确定石家庄市人民政府2022年10月开展民生实事项目，其中包括为全市14周岁女孩免费接种HPV疫苗。

（8）宁夏深入开展女性健康行动，在“十三五”规划期间，农村适龄妇女宫颈癌共检查88万人，乳腺癌共检查29.3万人。

十一、社区开展的宫颈癌预防工作

目前全国各地社区开展的宫颈癌预防举措各不相同。

（一）宫颈癌筛查

WHO建议30岁及以上的女性进行定期宫颈癌筛查。我国《子宫颈癌防治综合指南》（人民卫生出版社，2017年版）推荐25～64岁女性应进行定期宫颈癌筛查。通过宫颈癌筛查可以达到早诊早治的目的，从而降低宫颈癌的发病率和死亡率。通过对宫颈癌进行定期检查，及早发现宫颈癌前病变或早期癌症，及早进行治疗，将病变消灭在癌前病变阶段或早期，已被公认是恶性肿瘤防治中最能有效地提高患者生存率，降低死亡率，提高患者生活质量的措施。《中国妇女发展纲要（2011—2020年）》明确指出，“到2020年，全国妇女常见病定期检查率达到80%以上”，其中就包括宫颈癌筛查。因此，开展普遍性的妇女宫颈癌检查是关注公共卫生和提高妇女健康水平的重要举措。

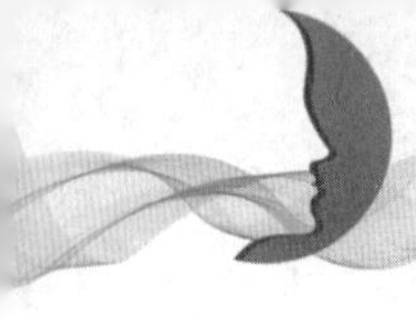

（二）接种 HPV 疫苗

随着宫颈癌疫苗的问世，宫颈癌的综合防控策略已经逐渐由从对适龄妇女进行定期筛查的二级预防，提前到对青少年女性及年轻女性进行宫颈癌疫苗接种的一级预防。具体包括各地区为不同年龄女性接种宫颈癌疫苗，对初中在校女生免费接种宫颈癌疫苗等。目前，全世界范围内，有 3 种宫颈癌疫苗已研发成功。二价 HPV 疫苗和四价 HPV 疫苗分别于 2016 年 7 月和 2017 年 5 月获得我国国家食品药品监督管理总局（China Food and Drug Administration，CFDA）批准，将由各城市的社区医院及社区卫生服务中心提供接种服务。WHO 关于 HPV 疫苗接种的最新文件建议：宫颈癌疫苗接种的主要目标人群为 9～14 岁的女孩。这是因为宫颈癌疫苗在首次性生活之前接种保护效果最佳。基于我国的国情，中国《子宫颈癌防治综合指南》建议，宫颈癌疫苗接种的重点人群是 13～15 岁女孩。但是，由于宫颈癌疫苗并不能预防所有的致癌高危型 HPV 感染，接种宫颈癌疫苗后仍然需要定期进行宫颈癌筛查。

（三）“宫颈癌防治”免费义诊

“宫颈癌防治”免费义诊活动可分为线上和线下两种形式。线上义诊依托“好大夫”App 等，通过直播的形式进行健康教育和互动，解答广大女性的宫颈疾病相关问题；线下义诊包括在社区卫生服务站开展的社区门诊坐诊及居委会开展的公众讲座等形式。例如，为了响应国家卫生健康委员会“健康中国，母亲行动”活动号召，上海地区进行线上的免费义诊活动。

（四）健康教育

健康教育有助于加深妇女对宫颈癌疾病的正确认知，使其更加全面、深入地获取共宫颈癌的预防及卫生保健知识，如宫颈癌的发病机制、治疗与护理方法及预后等。此外，健康教育还能帮助妇女养成文明、科学且健康的生活习惯。在开展社区健康教育过程中，社区医务人员所面临的妇女在结构组成上各有差异，因此，他们在进行社区健康教育时，须依据各类妇女的学习起点、学习需求方面的差异，选择与之相匹配的教育内容、方式。妇女除了要进行更加全面、深入且有针对性的技能培训学习，还要积极参与有助于自我能力提升及修身养性式的学习。学习能够带来许多欢乐，这是妇女群体愿意参与学习的主要原因。通过开展各种形式、样式的健康教育，能够更加全面地普及宫颈癌健康知识，有助于女性自我保健能力的提高，以及宫颈癌健康意识的增强，进而达到全面提高其整体健康素质的目的。

（五）健康咨询

健康咨询主要是针对社区女性个体的健康解答。医务人员为女性开展一对一的健康咨询及讲解，与社区女性进行面对面的交流。医务人员有亲和的态度、良好的仪表、真

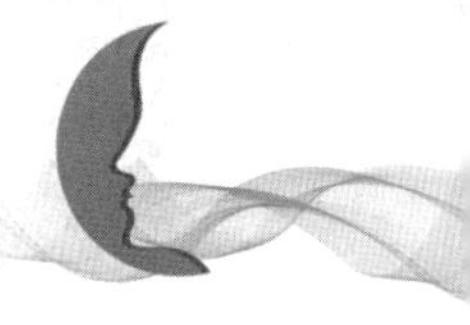

诚的微笑，并且善于运用安慰性、鼓励性语言及耐心倾听等方法，通过视觉、听觉、触觉的接收和反馈来完成与女性朋友的沟通，从正面、侧面了解她们所反映出的思想和健康各方面的问题，取得女性群体的理解和信任，在实际工作中提高和增强患者的依从性，使患者心情愉快，增强患者自信，提高患者的自我保健意识，增强其对自身健康问题的了解和责任感。

十二、关于 HPV 疫苗（宫颈癌疫苗）的相关问题解答

（一）HPV 疫苗的简介

HPV 疫苗，因其可以预防 HPV 感染导致的宫颈癌，故又被俗称为宫颈癌疫苗，是用于预防特定型别 HPV 感染所致相关病变的预防性疫苗。宫颈癌疫苗主要是以 HPV 衣壳蛋白 L1 为基础研制的，可诱导机体产生特异性抗体，达到预防感染的目的。

（二）HPV 疫苗的分类

根据疫苗功效的不同，HPV 疫苗主要可以分为预防 HPV 感染的预防性疫苗和清除原有感染、治疗相关病变的治疗性疫苗。预防性疫苗可诱导机体产生特异性抗体，达到预防感染的目的。治疗性疫苗则主要以 HPV 早期基因作为靶点，诱导机体产生特异性的细胞免疫反应，从而使原有感染和相关疾病消退。由于目前尚无有效的治疗性 HPV 疫苗，通常我们说的宫颈癌疫苗指的是预防性 HPV 疫苗。即，目前尚没有可以治愈 HPV 感染的疫苗。

（三）预防性 HPV 疫苗的研发历程

预防性 HPV 疫苗研究于 1991 年获得突破性进展。研究者发现 HPV 16 型病毒衣壳蛋白 L1 在一定表达系统中能重新自我组装成病毒样颗粒（virus like particle，VLP）。这种病毒样颗粒不仅保持了 HPV 的抗原表位，可以激发强烈的免疫应答，而且不含病毒核酸成分，没有毒性及传染性，是一种理想的疫苗制备技术。现今全球已经上市的 3 种预防性疫苗均以 VLP 为基础辅以不同佐剂以激活人体免疫系统，抵抗 HPV 的入侵。

1. HPV 二价疫苗

2016 年 7 月 18 日，国内首个获批的宫颈癌疫苗希瑞适（Cervarix）正式上市，适用年龄为 9～25 岁，主要针对 HPV 16 型和 HPV 18 型。希瑞适是由葛兰素史克（GSK PLc）公司生产的预防生物制品。该疫苗是首次申请在我国上市的新疫苗，研究数据表明其在国内目标人群中应用的安全性和有效性与国外具有一致性。

2. HPV 四价疫苗

2017 年 5 月 19 日，继希瑞适后，默沙东公司研发的第一个 HPV 四价疫苗佳达修（Gardasil），同样获得国家食品药品监督管理总局的批准。这款四价疫苗可预防 HPV 6

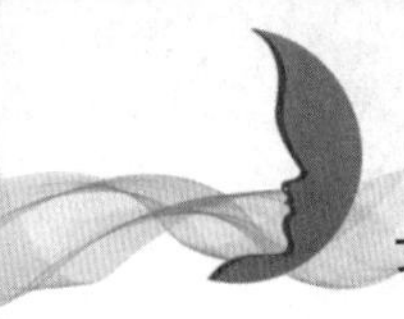

型、HPV 11 型、HPV 16 型、HPV 18 型 4 种人乳头瘤病毒所导致的疾病，适用年龄为 20～45 岁。

3. HPV 九价疫苗

2018 年 5 月，默沙东公司研发的佳达修 9（Gardasil 9——九价重组人乳头状瘤病毒疫苗）获批上市。这款九价疫苗可以防治 HPV 6 型、HPV 11 型、HPV 16 型、HPV 18 型、HPV 31 型、HPV 33 型、HPV 45 型、HPV 52 型和 HPV 58 型病毒导致的疾病，适用年龄为 16～26 岁。较于第一代 Gardasil 疫苗，Gardasil 9 防治病毒类型增加了 HPV 31 型、HPV 33 型、HPV 45 型、HPV 52 型和 HPV 58 型 5 种病毒亚型，这些病毒引起约 20% 的宫颈癌，是此前的 HPV 疫苗所不能预防的。

（四）预防性 HPV 疫苗的目标人群和接种程序

HPV 二价疫苗的预防目标人群为 9～45 岁女性；四价疫苗的预防目标人群为 20～45 岁女性；九价疫苗的预防目标人群为 16～26 岁女性。接种方式主要采用肌内注射，首选部位为上臂三角肌。这也是 WHO 推荐的接种方法之一。根据 WHO 立场文件，在接种 HPV 疫苗前不需要进行 HPV 检测，因为 HPV 疫苗用于预防而非治疗 HPV 感染，最好的接种时间是进入性生活前。

HPV 疫苗需采用三剂接种程序，即分别在 0 个月、1 个月、6 个月接种，每剂 0.5 mL。该疫苗的接种时间是一个时间段。例如，宫颈癌疫苗的三针接种程序为 0 个月、1 个月、6 个月，但是第二剂可以在第 1 至第 2.5 个月时（自第一剂接种后计算）进行接种，第三剂可以在第二剂接种后第 5 至第 12 个月时接种。目前没有研究结果表明需要在完成规定程序的 HPV 疫苗（宫颈癌疫苗）接种后再接种加强剂次。

（五）接种 HPV 疫苗的禁忌证

接种 HPV 疫苗的禁忌证是对该产品中任一活性成分或辅料有严重超敏反应者。由于国内尚未进行本品与其他疫苗联合接种的临床试验，目前暂不推荐本品与其他疫苗同时接种。目前，中国获批的 HPV 疫苗（宫颈癌疫苗）的说明书说明，禁止 HPV 疫苗与其他医药产品混合注射。4 年大型临床试验结果证明：在未感染 HPV 的人群中，预防任何型别 HPV 引起 CINⅢ$^{+}$的总体保护效力达 93.2%；预防 HPV 16/18 型引起 CINⅢ$^{+}$的保护效力达 100%。

（六）已有性生活，是否还可以接种 HPV 疫苗

性生活不是接种 HPV 疫苗的禁忌证。对于已有性生活还未感染 HPV 的女性，接种 HPV 疫苗可以预防相关 HPV 型别的感染及其引起的宫颈病变；对于有性生活且可能已经被 HPV 感染的女性，接种 HPV 疫苗可以预防其他相关 HPV 型别的感染或者相同 HPV 型别的再次感染。

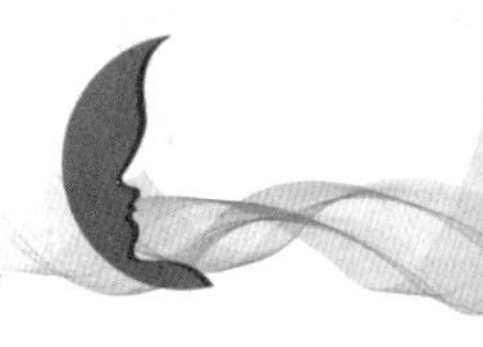

（七）HPV 疫苗是否可以治疗 HPV 感染

不可以。目前，在我国获批的 HPV 疫苗是预防性疫苗，不是治疗性疫苗，不能消除已有的感染。目前国内获批的 HPV 疫苗除可预防高危型 HPV 16 型、HPV18 型所致的宫颈癌外，还能预防 HPV 16/18 型所致的 CINⅡ至 CINⅢ和原位腺癌及 CINⅠ。

（八）接种完 HPV 疫苗，是否还需要做宫颈癌筛查

需要。HPV 疫苗是无法代替宫颈癌筛查的，因为 HPV 疫苗（宫颈癌疫苗）并不能预防所有的 HPV 感染，如果在接种前已经感染了 HPV，仍旧有机会引起宫颈癌病变。因此，有性生活的女性，无论是否接种过 HPV 疫苗，都需要定期进行宫颈癌筛查。

（九）HPV 疫苗能否终身预防宫颈癌

研究结果显示，目前国内首个获批的 HPV 疫苗（宫颈癌疫苗）可以诱导长期的高水平抗体。长期随访研究结果显示，接种疫苗后 9.4 年，所有接种者的血清 HPV 16 型、HPV 18 型抗体仍然呈阳性，HPV 16 型和 HPV 18 型别抗体水平仍然是自然感染获得的抗体水平的 10 倍以上。模型推测疫苗可诱导长期免疫反应：接种后 HPV 16 型和 HPV 18 型的抗体水平可保持高于自然感染获得的抗体水平长达 20 年，甚至 50 年。

（十）HPV 检查结果呈阳性，是否还可以接种 HPV 疫苗

可以，而且不需要等到转阴再接种。虽然已有的 HPV 疫苗是预防性疫苗，不能清除已有的感染，但是其可以预防其他类型的 HPV 感染，还能降低重复感染的风险。

（十一）接种二价的 HPV 疫苗后，是否还需要接种九价的 HPV 疫苗

可以接种，但是没有必要接种。目前临床批准运用的 HPV 疫苗有 3 种。其中，二价疫苗预防高危型 HPV 16 型和 HPV 18 型感染；四价疫苗预防高危型 HPV 16 型和 HPV 18 型、低危型 HPV 6 型和 HPV 11 型感染；九价疫苗预防高危型 HPV 16 型、HPV 18 型、HPV 31 型、HPV 33 型、HPV 45 型、HPV 52 型和 HPV 58 型，低危型 HPV 6 型和 HPV 11 型感染。70% 以上的宫颈癌由 HPV 16 型和 HPV 18 型病毒感染引起，二价疫苗已经可以预防高危型 HPV 16 型和 HPV 18 型感染，而四价疫苗是在二价疫苗的基础上预防了大部分的尖锐湿疣。因此，就预防目的来说，二价疫苗已经达到有效了。

（十二）年龄太小，是否可以接种 HPV 疫苗

WHO 倡议 HPV 疫苗的最佳接种年龄是 9～14 岁，即在性行为发生之前。近期 *The Lancet* 上发布的一项研究结果证实：在英国开展 HPV 疫苗的免费接种计划后，几乎消除了 1995 年 9 月以后出生女性的宫颈癌！尤其是 12～13 岁时接种 HPV 疫苗的女性中，宫颈癌发病率比前几代人降低了 87%。因此，尽早接种是有效的。目前，我国已在多

地开展9～14岁女孩免费接种HPV二价疫苗了。

（十三）没接种完三针疫苗是否影响预防效果

无论是二价、四价还是九价疫苗，理论上都需要完成三针疫苗接种。但如果没有完整接种，研究结果表明，接种2剂或1剂HPV疫苗亦可降低高危HPV亚型感染风险。

（十四）HPV疫苗的安全性

能引起宫颈癌的HPV型别很多，对于目前获批的HPV疫苗，其可以预防HPV 16型和HPV 18型感染引起的宫颈癌及相关癌前病变，对HPV 31型、HPV 33型和HPV 45型引起的疾病也有一定的交叉预防作用，但不能覆盖所有HPV型别。目前国内获批的HPV疫苗的安全性良好。研究结果表明，接种HPV疫苗的局部不良反应和全身不良反应均为短暂的轻中度症状，不影响受试者的依从性；HPV疫苗的长期安全性数据汇总分析结果显示，HPV疫苗组与对照组相似；HPV疫苗耐受性得到WHO、国际妇产科协会、美国CDC等权威机构的认可。

（十五）接种HPV疫苗的副作用

目前，国内获批的HPV疫苗不良反应按国际医学科学组织委员会推荐不良反应的发生率表示为：十分常见（不少于10%），常见（1%～10%，含1%），偶见（0.1%～1%，含0.1%），罕见（0.01%～0.1%，含0.01%），十分罕见（少于0.01%），见表2－11。

表2－11　宫颈癌疫苗不良反应发生率及症状

发生率	症状
十分常见	全身不良反应，如疲乏、头痛、肌肉疼痛等
常见	发热（不低于38 ℃）、胃肠道症状（包括恶心、呕吐、腹泻和腹痛）、关节痛、瘙痒、皮疹和荨麻疹等
偶见	全身不良反应有上呼吸道感染、头晕、局部感觉异常及淋巴结疾病，局部不良反应中十分常见的有注射部位疼痛、发红和肿胀等
罕见	注射部位的其他反应，如硬结等

以上大部分不良反应程度为轻至中度，且短期内可自行缓解。详细不良反应请参见疫苗产品说明书或医嘱。

十三、接种宫颈癌疫苗的意义

宫颈癌是中低收入国家最常见的妇科恶性肿瘤，根据WHO国际癌症研究署最新数

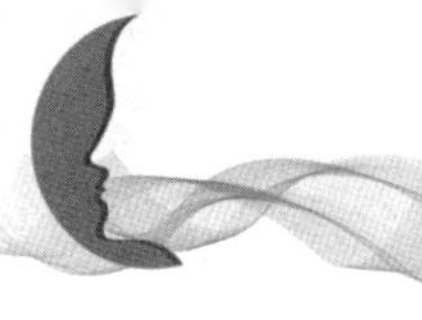

据，2018 年，全球共诊断宫颈癌新发病例约 57 万例，全年超过 31 万女性死于宫颈癌。即，全球不到 1min 就有 1 人被诊断为宫颈癌，不到 2 min 就有 1 名女性因宫颈癌去世。但实际上，宫颈癌是一种可预防的肿瘤。因为女性在一生中的某个时期感染 HPV 的可能性高达 40%～80%，而 HPV 的主要传播途径是性生活，偶尔通过接触不洁的卫生洁具或衣物感染，所以女性一旦开始有性接触后，理论上感染 HPV 的可能性就出现了。而目前的 HPV 疫苗属于预防性疫苗，可以预防特定类型的 HPV 感染，但对已经存在的 HPV 感染没有治疗作用。因此，WHO 的立场文件认为，在女性进入性活跃期之前接种 HPV 的价值最大。

十四、 宫颈癌疫苗接种的常见问题

（一）如何选择二价、四价和九价疫苗

在我国，目前获批的 3 种 HPV 疫苗的适用年龄和预防的 HPV 亚型分别为：二价疫苗，适用年龄 9～45 岁，预防 HPV 16 型、HPV 18 型感染；四价疫苗，适用年龄 20～45 岁，预防 HPV 6 型、HPV 11 型、HPV 16 型和 HPV 18 型 4 种亚型感染；九价疫苗：适用年龄 16～26 岁，预防 HPV 6 型、HPV 11 型、HPV 16 型、HPV 18 型、HPV 31 型、HPV 33 型、HPV 45 型、HPV 52 型和 HPV 58 型 9 种亚型感染。多项研究结果表明，接种年龄越小，获得的保护效果越好。国内首个获批的 HPV 疫苗（宫颈癌疫苗）是二价的，临床研究结果显示，二价 HPV 疫苗（宫颈癌疫苗）除对预防的 HPV 16 型、HPV 18 型别感染有效外，对部分其他致癌型 HPV 感染也有一定的交叉保护作用，包括 HPV 31 型、HPV 33 型和 HPV 45 型感染。在中国开展的临床试验结果证明，9～17 岁儿童和青少年接种二价 HPV 疫苗（宫颈癌疫苗）后，可获得与 18～25 岁人群相似的保护效力。因此，建议年轻女性尽早接种，无须等待九价疫苗。

（二）二价、四价和九价疫苗是否可以混合接种

已经接种完三剂二价或四价 HPV 疫苗的女性，没有必要再接种九价 HPV 疫苗。并且，3 种 HPV 疫苗不可以混合接种，即不能第一剂接种二价或四价 HPV 疫苗，而后面两剂再换成接种九价 HPV 疫苗。

（三）接种前是否需要检查有无感染 HPV

HPV 可以反复感染，一般认为接种前无须检测体内有无 HPV 感染。

（四）HPV 检查结果呈阳性，接种疫苗是否还有效果

接种的 HPV 疫苗，只能预防疫苗所包含的 HPV 亚型，如感染的 HPV 亚型不在接种疫苗所包含的亚型内，那么接种 HPV 疫苗还是有一定的防御作用。

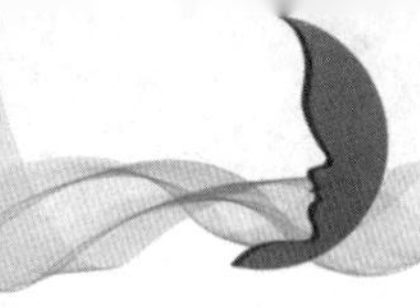

（五）在月经期、备孕期、孕期、哺乳期是否可以接种 HPV 疫苗

1. 月经期

若在月经期没有明显不适，可以接种 HPV 疫苗，经期并不是 HPV 疫苗接种的禁忌证。

2. 备孕期

因为接种完三剂 HPV 疫苗至少需要半年，建议接种完后间隔 3 个月及以上再怀孕。因此，近期有备孕计划的女性无须接种 HPV 疫苗。

3. 孕期

目前已有的临床试验中意外怀孕女性的数据和疫苗上市后监测均不能证明 HPV 疫苗接种与不良妊娠结局相关。动物实验数据也不能证实接种 HPV 疫苗会对生殖、妊娠、胚胎或胎儿发育、分娩或出生后发育造成直接或间接的不良影响。虽然研究者未观察到妊娠期 HPV 疫苗接种对母亲和子代有不良反应，但由于安全性数据有限，因此，不建议妊娠期接种 HPV 疫苗。若女性在接种后怀孕或在未知怀孕的情况下接种了 HPV 疫苗，建议中断接种程序，等妊娠期结束后再补接种剩余针次。

4. 哺乳期

哺乳期女性也应该避免接种 HPV 疫苗。虽然在临床试验中，尚未观察到疫苗诱导的抗体经母乳分泌的情况，但由于许多药物可经母乳分泌，因此，不建议哺乳期接种 HPV 疫苗。

（六）HPV 疫苗接种延迟的影响

若暂时无法按照预约时间完成接种，不要过度焦虑和担忧，HPV 疫苗可以延迟接种。HPV 疫苗接种有最短时间间隔，第 2 次与第 1 次的间隔时间至少要大于 4 周，第 3 次与第 2 次的间隔时间必须大于 12 周，第 3 次与第 1 次的间隔时间必须大于 5 个月。目前，HPV 疫苗接种间隔没有最长时限的规定。

（七）是否所有女性都要接种 HPV 疫苗

HPV 疫苗并非所有女性都必须接种，但是其是预防宫颈癌的重要手段。宫颈癌的原因已经明确与 HPV 关系密切，而宫颈癌疫苗是针对 HPV 的预防性疫苗。因此，如果在早期规范接种宫颈癌疫苗，可有效避免患宫颈癌，这是宫颈癌最有效的预防措施。对于符合条件的女性，建议按期接种宫颈癌疫苗，同时定期进行妇科检查，对宫颈癌前病变进行筛查。

（八）HPV 疫苗最适合的接种年龄段

全球流行病学数据显示，自 15 岁起，女性感染高危型 HPV 的风险逐渐上升。中国

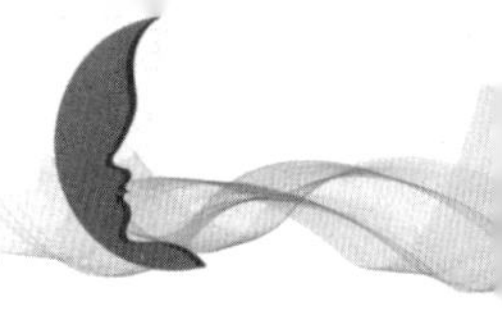

的流行病调查数据显示，女性感染高危型 HPV 的第一个高峰年龄是 15 ～ 24 岁。因此，在感染 HPV 前接种疫苗，可尽早产生保护性抗体，一旦有性行为后暴露于病毒环境中，则现有的中和抗体可以清除病毒，因此，保护效果最好。此外，临床试验数据显示，接种 3 剂次的 HPV 疫苗后，人体的免疫应答水平（即产生的保护性中和抗体的滴度）在 9 ～ 15 岁女性中最高，此年龄段女性产生的中和抗体滴度是大年龄组的 2 倍以上。因此，WHO 推荐 9 ～ 14 岁女性作为 HPV 疫苗接种的首要目标人群。而 9 ～ 14 岁的女性正处于性成熟启动的年龄，多数女性开始有了月经初潮。此后由于体内激素水平的高涨和外界声色光影的诱惑，她们和男性发生性的冲动和可能性都增加了。故这个年龄段的女孩子最需要得到特殊保护。

十五、 宫颈癌的三级预防举措

（一）WHO 消除宫颈癌的三道防线

WHO 推荐的宫颈癌防控策略包括宫颈癌疫苗接种和宫颈癌筛查。2020 年 11 月 17 日，WHO 发布《加速消除宫颈癌全球战略》，其中一级预防包括对 9 ～ 14 岁女性进行 HPV 疫苗的接种，对女性和男性进行适合其年龄、文化的性教育，向有性生活的对象宣传和提供避孕套，给男孩行包皮环切；二级预防包括对年龄大于 30 岁的女性实行效果等同或高于检测的高效检测手段的筛查和尽快治疗癌前病变；三级预防包括对所有年龄的患侵袭性癌症的女性提供包括手术、放射治疗、化学治疗、姑息治疗等干预措施。《加速消除宫颈癌全球战略》还指出：为了消除宫颈癌这一全球公共卫生问题，所有国家子宫颈癌发病率须低于 4/10 万；2030 年，绝大多数国家（包括疾病负担最重的 78 个低收入和中低收入国家），都可以实现消除宫颈癌目标。在评估中国城市宫颈癌筛查的有效性和成本效益中，最有效的方法为仅用 HPV 进行初筛检测。每隔 3 ～ 10 年，对女性仅进行 HPV 检测的初筛方法可以将年龄标准化癌症死亡率降低 37% ～ 71%。最具成本效益的战略是对 25 ～ 65 岁的女性进行 5 年 1 次的初级 HPV 检测，对 25 ～ 65 岁的女性进行部分基因分型，对其他低风险妇女进行 10 年 1 次的筛查。该策略使发病率和死亡率分别降低了 56% 和 63%。

（二）我国宫颈癌的三级预防措施

2017 年，中华预防医学会在《子宫颈癌综合防控指南》中阐述宫颈癌的三级预防策略。

一级预防，即传统意义上的病因预防，主要措施是对感染病源、环境等进行预防。针对病因进行预防是我国预防宫颈癌的主要措施。目前，宫颈癌的一级预防是最有效的预防措施，方法有以下几点：①针对机体、环境及其他预防性措施。目的是提高大众对宫颈癌、宫颈癌定期筛查的重要性、癌前病变治疗的目的和意义的认识，提高医护人员

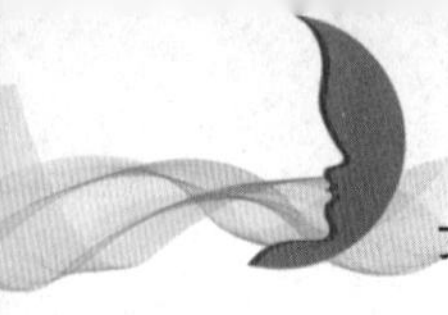

宫颈癌防控的基本知识和技能等，采用综合治疗方案增强患者机体抵抗力和免疫力，以提升机体抵抗病毒的能力。同时，对患者餐具、生活用品等进行清洁和消毒，餐具“专人专用”，从而切断 HPV 主要传染途径。指导患者养成良好性生活习惯，做好女性群体自身保护等。对患者做好积极的心理干预，养成良好的性心理习惯。②注射 HPV 疫苗。随着 HPV 预防性疫苗的问世，宫颈癌的综合防控策略已经逐渐从对适龄妇女进行定期筛查的二级预防提前至对女性进行 HPV 疫苗接种的一级预防，减少 HPV 感染，以此预防宫颈癌的发生。

二级预防，即临床前期预防，有筛查、诊断、发现和早治疗。二级预防主要分为三个阶段：第一阶段是筛查阶段，要积极宣传检查意义和目的，消除大众的恐慌心理，做好基础临床信息宣教工作。第二阶段是筛查和诊断，主要是通过各种筛查方法和诊断措施对受试大众进行危险筛查，对阳性或疑似阳性患者进行影像学诊断。目前，我国宫颈癌筛查和诊断方法较多，细胞学筛查的使用使宫颈癌发病率下降了约 50%。宫颈癌细胞学筛查是目前发现早期病例的重要手段，一般是女性有性生活开始后 3 年开始筛查。30 岁以前，筛查由每年 1 次转变为每年 2 次；30 岁以后可转变为每 3 年 1 次。宫颈癌诊断方法主要有阴道镜、扩散加权成像（diffusion weighted imaging，DWI）、肿瘤标志物检查、超声成像等，措施较多，建议联合诊断。宫颈癌阴道镜能够直接观察患者宫颈表面血管上皮情况，特征是上皮没有糖原，故而遇碘后不着色，宫颈的表面不光滑，有些粗糙，可以看到溃烂面和乳沟状的赘肉，微小局部病变；其准确度为 88%，特异度为 80%，敏感度为 93.8%。DWI 宫颈癌图像特点是 T1 等信号，T2 信号略高，T2 压脂程序略高信号，边界不清楚，向上累及宫颈管，向下累及阴道上段。宫颈癌肿瘤标志物检查主要指标是癌胚抗原（carcinoembryonic antigen，CEA）、糖类抗原 199（carbohydrate antigen，CA199）、糖类抗原 125（carbohydrate antigen，CA125）和 HPV 在宫颈癌患者血清中高表达，联合诊断有助于提升诊断准确性。

三级预防，属于康复性预防。此时机体已经对疾病失去原有的调节代偿能力，很可能会出现伤残或死亡的情况。患宫颈癌并不意味着无法治疗，早期的宫颈癌是可以治愈的。即使是到了中晚期才发现患宫颈癌，同样也可以通过积极的治疗，从而达到延长寿命、改善生活质量的目的。因此，一旦发现宫颈癌，可以根据临床分期开展适宜的治疗，如手术、放射治疗、化学治疗及姑息疗法。

十六、 宫颈癌的临床表现

宫颈癌的进展历程漫长，从癌前病变发展到恶性的浸润性癌有 5 ～ 10 年的时间。宫颈癌在早期可能没有明显的临床症状，很容易被忽略。但随着病情的发展，可能会出现以下表现：①接触性出血，即性生活或妇科检查后阴道流血。②阴道不规则出血，非月经期出现阴道出血，或经期延长、经量增多。老年患者常为绝经后不规则阴道流血。

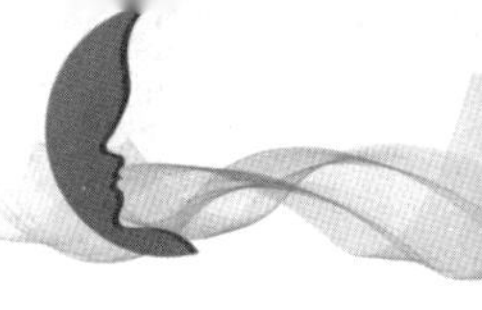

出血量根据病灶大小、侵及间质内血管情况不同而不同，若侵蚀大血管可引起大出血。③阴道排液异常，多数患者有白色或血性、稀薄如水样或米泔状、有腥臭味的阴道排液。晚期患者因癌组织坏死伴感染，可有大量米泔样或脓性恶臭白带。根据病情的发展，到了晚期，患者还可能有尿频、尿急、便秘、下肢肿痛等情况。当然，阴道接触性出血也有可能是宫颈息肉等疾病导致的，要及时就医。

十七、得了宫颈癌，应该怎么办

（一）树立信心，保持乐观

我们在遇到挫折和打击时，难免会出现震惊、恐慌、消沉或焦虑的情绪。尤其是在得知患上有可能改变自己命运的疾病的时候更是崩溃不已。如何从消沉和彷徨中走出来，仅仅靠医生和护士的帮助是远远不够的，我们要从自身出发，积极面对，有意识地进行心理调适，保持积极平和的心态，为下一步治疗做好充分的心理准备。有时候，坚强的信念往往会产生奇迹。当面对宫颈癌时，如果能对它有一个全方位的认知，就会明白，摘除宫颈和子宫并不意味着性生活的中止，失去卵巢也不等同于女性特征的丧失。于是，在对待医嘱和治疗方案时，也会以更理性、更积极的心态去配合。另一个方法就是寻求心理咨询与帮助，必要时接受心理治疗。通过与医护人员的沟通、与其他患者的交流，以及对成功案例的了解，就能在沟通交流、互相扶持、互相倾诉的过程中，为自己增添一份积极面对的勇气。

（二）积极治疗，坚持随访

宫颈癌的治疗是一个长期的过程，要做好长期作战的计划和准备。无论接受何种治疗，只要条件允许，尽可能坚持做完医生计划安排的疗程，不要半途而废。治疗结束后坚持定期随访复查，实时评估疾病的状态，发现问题及时、合理地进行治疗。一般情况下，前 2 年每个月复查 1 次；第 3—第 5 年，每半年复查 1 次；以后每年至少复查 1 次。定期复查随访是提高治疗效果的重要保障。

（三）合理膳食，适当运动

饮食调理也是疾病康复中最重要的一环。宫颈癌患者要尽可能进食营养丰富的食物，而且要注意营养均衡，全面补充蛋白质、微量元素和维生素等。同时保证充足的睡眠和休息。适当做些力所能及的运动，但注意避免劳累。

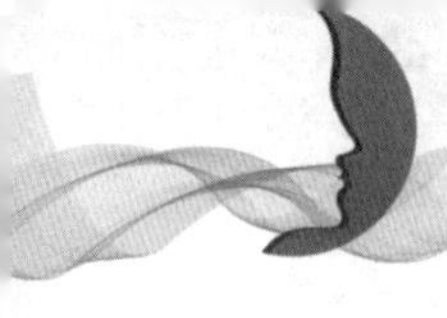

十八、 宫颈癌癌前病变的治疗

CIN 是一组与宫颈浸润癌密切相关的癌前病变的统称，可分为 CIN Ⅰ级、CIN Ⅱ级、Ⅲ级（包括宫颈原位癌）。宫颈癌发病的主要原因是 HPV 感染，从 HPV 感染到发展成宫颈癌，中间会经历宫颈癌癌前病变即 CIN。在 CIN 状态下宫颈细胞处于永生化状态，即相当于临床的癌前阶段，当有协同因子共同作用时就会导致宫颈癌的发生。癌前病变的治愈率比宫颈癌要高。宫颈癌癌前病变的早期治疗主要针对病发部位，有 3 种方法，具体见表 2－12。

表 2－12　癌前病变的 3 种治疗方法

治疗方法	内容
破坏性治疗	治疗手段包括冷冻、二氧化碳激光和电凝等
切除性治疗	治疗手段包括高频电波刀术、冷刀锥切及激光锥切等，其中，高频电波刀术具有疼痛小、疗效好、手术时间短、安全等优势，是目前先进的治疗宫颈癌癌前病变的手段
药物治疗	药物包括干扰素、保妇康栓及氟尿嘧啶等

因为手术疗法会直接破坏病发部位，所以在选择时应严格评估，如果用药物治疗就可治愈，尽量选择药物治疗。

十九、 宫颈癌的治疗方法

宫颈癌的治疗方法主要有手术治疗、化学治疗、放射治疗、靶向治疗和免疫治疗。具体的疾病诊断及诊疗方案应咨询医疗保健专业人士。根据宫颈癌的类型和癌症的分期，即肿瘤的大小、是否发生扩散及扩散的部位等，选择最合适的治疗方法。在癌前病变阶段，积极治疗基本上可以达到 100% 的治愈率。轻度的宫颈癌癌前病变可以继续观察；中度的宫颈癌前病变可以做手术，切除掉有癌变倾向的细胞。早期的宫颈癌没有转移到骨盆，可选择广泛子宫切除；晚期的宫颈癌发展速度极快，会经淋巴、血管转移到身体的其他部位，就只能通过放射治疗、化学治疗的手段来延长生存期，其死亡率几乎为 100% 。

（一）手术治疗

手术是宫颈癌的主要治疗方法，主要有宫颈锥形切除术、单纯子宫切除术、根治性子宫切除术、子宫颈切除术、盆腔淋巴结清扫术和盆腔廓清术。手术治疗的患者虽有手术创伤，但年轻患者可以保留卵巢和阴道功能。常见的手术治疗方法及内容见表 2－13。

表 2-13　常见的宫颈癌手术治疗方法及内容

方法	内容
宫颈锥形切除术（锥切活检术）	切除环绕子宫颈管含病灶的锥形部分。该手术可以治疗尚未扩散的小型肿瘤，术后患者仍然可以生育
单纯子宫切除术（全子宫切除）	切除子宫和宫颈，但不会切除子宫旁的韧带和宫骶韧带，也不会清扫盆腔的淋巴结，术后患者无法生育
根治性子宫切除术	将子宫、子宫旁韧带和宫骶韧带以及阴道的上半部（约 2.5 cm）连同子宫一起取出，通常不会摘除卵巢和输卵管。与单纯子宫切除术相比，根治性子宫切除术创伤更大
子宫颈切除术	只切除子宫颈和阴道上部，不切除子宫体。该手术适合极早期宫颈癌，有助于女性保留生育能力
盆腔淋巴结清扫术	当宫颈癌细胞扩散到盆骨的淋巴结时，手术过程中可能会取出一些淋巴结来明确淋巴结的情况
盆腔廓清术	主要用于治疗复发性宫颈癌，在手术中会清除所有病变组织，根据扩散位置，甚至会切除阴道、膀胱、直肠和部分结肠

（二）放射治疗

放射治疗是通过 X 射线或者 γ 射线来照射病变的区域，使肿瘤细胞死亡，达到治愈或控制肿瘤的目的。患者可以在术前或术后接受放射治疗，分为近距离放射治疗和外照射放射治疗。放射治疗的不良反应主要包括疲劳、稀便、恶心、呕吐、腹泻、性交痛等，这些不良反应在放射治疗后会消失。放射治疗杀伤癌细胞的同时也会对正常组织造成伤害，一般很难保持卵巢功能。

（三）化学治疗

化学治疗是使用药物杀灭或减缓宫颈癌细胞的生长，一般通过静脉注射进行化学治疗。化学治疗方案一般选择铂类药物配合紫杉醇。铂类药物一般选择顺铂、卡铂、奈达铂等，配合药物除了紫杉醇也可以选择多西他赛。化学治疗的不良反应有脱发、疲劳、食欲不振、感染、口腔疼痛、呕吐、恶心等。大多不良反应会在完成治疗后消失，但有些不良反应会持续很长时间，甚至永远存在。将放射治疗和化学治疗相结合的治疗称为放化学治疗。化学治疗虽能防止宫颈癌术后复发，但会有脱发、疲劳、食欲不振、感染等不良反应。

（四）靶向治疗

靶向治疗是使用药物杀灭癌细胞，但不破坏健康细胞的一种治疗方法。靶向治疗是

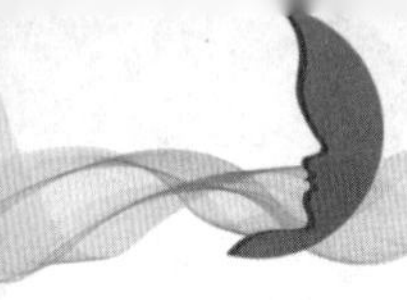

在细胞分子水平上，针对已经明确的致癌位点的治疗方式。通过特异性方式将药物放到癌细胞处，药物与致癌位点相结合发生作用，从而导致肿瘤细胞的死亡且不会伤害到其他正常细胞组织。例如，血管生成抑制剂贝伐单抗是一种靶向抑制新生血管形成的药物，因为肿瘤需要新生血管供养，所以这种药物可以在宫颈癌晚期减慢肿瘤生长。靶向治疗一般需要联合其他疗法治疗宫颈癌。靶向治疗具有不破坏健康细胞的优势。

（五）免疫疗法

免疫疗法是通过激活机体免疫反应杀伤癌细胞的方法。目前，免疫检查点抑制剂的具体作用尚未明确。免疫疗法一般也需要联合上述方法共同治疗宫颈癌。免疫疗法的不良反应有发热、疼痛、介导性肺炎、免疫性心肌炎等。

二十、宫颈癌术后注意事项

（一）注意预防感染

宫颈癌根治术切除范围较大，手术耗时长，术中会涉及肠道、阴道等多个开放器官，加上女性盆腔生理结构特殊，容易出现病原菌移位而诱发感染。另外，宫颈癌患者通常免疫力低下，机体抵御病原菌能力较弱，术后感染风险也升高，对宫颈癌患者预后及后续治疗影响极大。感染部位主要为泌尿系统、盆腔感染及手术切口，诱发感染的病原菌主要为革兰氏阴性菌。

因此，宫颈癌术前就需要提高自身免疫力，多食用高蛋白食物，除此之外也需要预防性使用抗生素；术后需要保持伤口敷料干燥，注意个人卫生，保证高蛋白食物摄入，多饮水，促进排尿等。

（二）注意预防盆腔淋巴囊肿

虽然宫颈癌根治术治疗效果确切，但因手术创伤较大、手术时间长，术后并发症也较多，常见并发症中以盆腔淋巴囊肿最为复杂，其发生主要与盆腔淋巴结切除相关，手术切除会使淋巴管不可逆断裂，阻断正常通路，导致淋巴液异常聚集。因其存在自我修复与重建功能，大部分患者术后可恢复正常，但仍有部分患者受多种因素影响，修复效果不佳，引发腹部不适、发热等一系列症状，不仅影响手术效果，还严重影响患者术后生活质量。因此，术后需要关注盆腔淋巴囊肿。

（三）注意应对癌性疲乏

宫颈癌患者在疾病的治疗过程中，不仅要承受疾病与治疗不良反应的折磨，还要承担昂贵的医疗费用，生理、心理压力大，导致患者产生负面情绪。癌性疲乏（cancer related fatigue，CRF）是宫颈癌患者常见临床症状之一，是一种令患者痛苦、持续的主

观乏力感或疲惫感，是由于癌症及相关治疗导致患者长期紧张、痛苦而产生的一种主观乏力感或疲惫感，严重影响患者身体、心理健康。应对方式是个体应对情绪压力和维持心理平衡的手段，也是生活中压力源与个体反应的中间环节，体现为患者生病时的自身努力情况，与患者治疗后恢复和生活质量密切相关。严重的 CRF 可导致患者产生焦虑、抑郁等负面情绪，使其治疗信心低下，并且使患者更易倾向于选择消极应对方式。

宫颈癌患者 CRF 与应对方式有关，CRF 水平高是宫颈癌患者选择消极应对方式的危险因子。CRF 水平高的宫颈癌患者身体、情绪及认知方面疲乏严重，可导致患者下丘脑 - 垂体 - 肾上腺轴功能失调，引起昼夜节律失调，影响患者睡眠、生活质量，从而引起强烈的心理不适，加重患者焦虑、抑郁等负面情绪，削弱患者的康复信心，使其消极对待日常生活，在面对不可避免的压力事件时选择消极的应对方式。建议未来可通过采取个体化干预措施减轻宫颈癌患者 CRF，如正念减压疗法、Orem 自理理论等心理干预方法。对于 CRF 水平较高的宫颈癌患者，可在上述心理疗法基础上采取有效措施提高其社会支持度，以增强患者的治疗信心和自我价值感，促进患者选择积极的应对方式。

（四）注意性生活

性生活质量是宫颈癌患者术后生活质量的重要组成成分，而健康和谐的性生活有助于改善患者生活质量，促进患者身心恢复。研究结果表明，宫颈癌患者术后性生活质量影响因素有年龄、婚姻状况、中重度心理痛苦、创伤后应激障碍、家庭关怀度、治疗方案、手术范围等。宫颈癌患者术后需要针对以上影响因素进行专业咨询，缓慢调试进而促进自身性生活质量。

（五）注意心理调适

宫颈癌患者癌症转移后易情绪崩溃，产生悲观、绝望心理，影响其心理状态及生活质量。尤其是育龄期妇女大多较年轻，宫颈癌的发生对其心理、生理双方面均可造成极大伤害，加上宫颈癌术后患者需联合同步放化学治疗进行治疗，其间患者多伴发抑郁、焦虑等负性情绪，使其心理负担进一步加重。研究结果表明，育龄期患者术后乐观、自强和坚韧维度分数与生活质量中情感状态、生理状态、功能状态、宫颈癌特异性评分等呈正相关，患者心理弹性水平提高，其生活质量也相应提升，故可通过情感支持、言语启发、鼓励等心理干预手段，辅助患者建立乐观、良好心态，加强战胜疾病的信念，主动、积极配合治疗和康复等，进而使其生活质量得到改善。

除此之外，部分宫颈癌患者由于思想观念过于传统，且对疾病缺乏正确认知，认为子宫是女性的象征，子宫切除后身体不再完整，会改变自身内分泌功能，影响性生活。加之患者由于担心术后身体无法恢复正常、疾病复发加重家庭负担，容易对自身价值产生怀疑，进而容易出现自卑、焦虑、忧愁等负性情绪，无法正视并接受自我，从而导致自我接纳水平较低。家人、医护人员及社会的情感与物质上的支持可帮助宫颈癌患者以

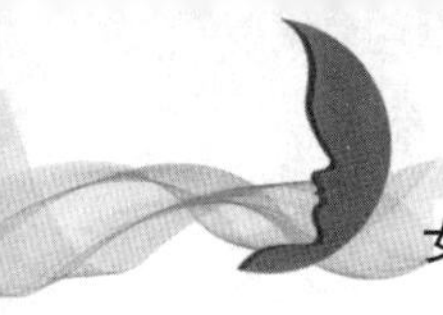

更加乐观、积极的态度面对疾病及治疗，更加坦然地接纳目前生活及生命的困境，从而提高自我接纳水平，维持心态平和，增加战胜疾病的信心。

二十一、如何获取宫颈癌相关知识

（一）定期进行宫颈癌筛查

定期参与宫颈癌筛查一方面可以早期发现是否出现 HPV 感染和宫颈癌前病变，另一方面可以增加与专业人员接触的机会，接受专业人员的健康教育。针对筛查结果可以咨询专业人员相应的防控措施和注意事项，尽早预防、尽早治疗，降低宫颈癌的发病率。

（二）参与社区关于宫颈癌防治的宣讲活动

定期参与社区开展的宫颈癌防治健康讲座及义诊。一般而言，宫颈癌防治的专题讲座包含内容详细、全面、系统，可以更好地帮助女性群体理解和实施，并且在开展集中讲座的过程中社区会发放关于宫颈癌防治的健康宣传手册，以防女性群体对讲座内容有听不清、记不住的情况。

（三）充分利用媒体渠道

关注宫颈癌相关报纸、各大医院及社区公众号。推荐订阅的报纸包括《中国人口报》《中国城市报》《中国家庭报》《保健时报》《健康时报》及各地方报纸等。目前，我国鼓励中心医院联合社区对居民进行健康教育活动，开展相应的线上、线下等形式的义诊，尤其是在女性相关的节日期间活动更为丰富。例如，复旦大学附属妇产医院于 2022 年 3 月 8 日联合“好大夫”App 进行在线妇女节直播义诊，妇女可以申请线上连麦，“面对面”地接受专业医务人员的健康指导和答疑。常见的微信公众号包括“宫颈癌预防行动”、“中国宫颈疾病网”、“关爱女性家园”、“丁香园妇产时间”、“第一妇产”及各地方中心医院的公众号平台等。

宫颈癌防治知识小贴士

（1）发生于宫颈上皮的恶性肿瘤就是宫颈癌，是女性中常见的恶性肿瘤，是目前病因明确、预防手段针对性强且效果明显的癌症。

（2）宫颈癌的高危因素包括性生活紊乱、多孕多产、吸烟者、卫生状况不良、具有宫颈癌家族史、口服避孕药。其中，HPV 是导致宫颈癌的重要原因之一，约 90% 以上的宫颈癌患者存在高危型 HPV 感染病史。

（3）HPV 的传播形式包括直接性接触传播、自体接触传染、母婴传播和间接

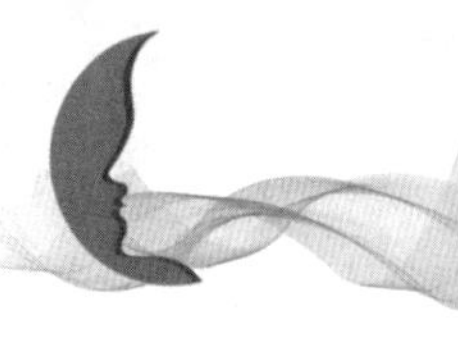

传播。

（4）宫颈癌的筛查手段主要包括 TCT 和 HPV 筛查，两者结合对宫颈癌前病变的检出率达 90% 以上。

（5）人乳头瘤病毒疫苗，简称 HPV 疫苗，是用于预防特定型别人乳头瘤病毒（HPV）感染所致相关病变的预防性疫苗。

（6）HPV 疫苗需采用三剂接种程序，即在 0 个月、1 个月、6 个月接种。

（7）HPV 二价疫苗的预防目标人群为 9 ～ 45 岁女性，可预防 HPV 16 型和 HPV 18 型感染；四价疫苗的预防目标人群为 20 ～ 45 岁女性，可预防 HPV 6 型、HPV 11 型、HPV 16 型和 HPV 18 型 4 种亚型感染；九价疫苗的预防目标人群为 16 ～ 26 岁女性，可预防 HPV 6 型、HPV 11 型、HPV 16 型、HPV 18 型、HPV 31 型、HPV 33 型、HPV 45 型、HPV 52 型和 HPV 58 型这 9 种亚型感染。

（8）宫颈癌的三级预防：一级预防，又被称为病因预防，主要措施是对感染病源、环境等进行预防；二级预防，即临床前期预防，有筛查、诊断、发现和早治疗；三级预防，属于康复性预防，可以根据临床分期开展适宜的治疗。

（9）宫颈癌的典型表现为接触性出血、阴道不规则出血、阴道排液异常。

（10）宫颈癌术后需要注意预防感染、盆腔淋巴囊肿，需要应对癌性疲乏，调整性生活和加强心理调适。

第五节　宫颈癌相关内分泌疾病的预防与治疗

一、 痛经

痛经是指经期或行经前后，出现周期性小腹疼痛，或痛引腰骶，甚则剧痛昏厥等。女性来月经时下腹都会有坠胀不适，但有时月经期间会出现下腹部痉挛性疼痛，严重时甚至连肛门、外阴也会感到疼痛，持续 2 ～ 3 天都不缓解，同时可伴有月经量过多、有血块、恶心、呕吐、乏力、出冷汗等一系列症状。

（一）痛经的类型

按照生殖器官有无器质性病变，痛经分为两类，即原发性痛经（primary dysmenorrhea）和继发性痛经（secondary dysmenorrhea）。

1. 原发性痛经

原发性痛经指从第一次来月经就有痛感，90% 以上的痛经都是这种类型。而少女的痛经多为原发性痛经，即查不出子宫有什么毛病。约 40% 少女会在首次来月经后的 1 年内发生痛经。痛经大多在月经前 1 ～ 2 天或见血后的 1 ～ 2 天发生，疼痛持续数小

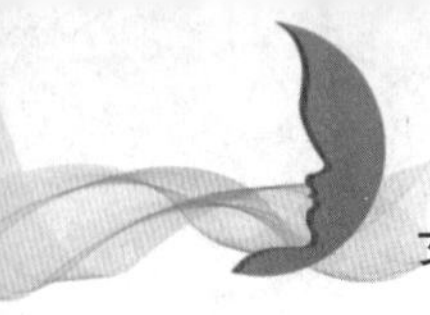

时，偶为1～2天。痛经发作时患者小腹疼痛剧烈，呈阵发性，面色苍白、手脚冰冷、出冷汗，甚至恶心、呕吐或昏厥，但当经血外流畅通后疼痛就会逐渐消失。原发性痛经与子宫内膜分泌的前列腺素相关。女性经过妊娠，前列腺素释放逐渐减少，原发性痛经的程度会越来越轻。患有原发性痛经的女性在日常生活中要注意卫生及保暖，不要食用冷的食物。在月经期间要多食用一些温补的食物，如牛肉、羊肉，还可以适当饮用米酒、曲酒等，米酒、曲酒等有散瘀缓痛的作用；少食用寒性的食物，如鸭肉，还有一些刺激性的食物也尽量不要食用。

（1）原发性痛经发病机制。

A. 机械因素。子宫颈狭窄、子宫过度屈曲使经血流出不畅，刺激子宫收缩引起痛经；子宫收缩不良致子宫收缩不协调可导致血管供血异常，子宫肌层组织缺血缺氧引发痛经。

B. 内分泌因素。①前列腺素（prostaglandin，PG）。关于原发性痛经的病因，目前学者公认的观念是主要与子宫内膜PG增高相关。与生殖系统密切相关的PG是前列腺素F2α和前列腺素E2。前列腺素E2可抑制子宫平滑肌自发活动，而前列腺素F2α则促使子宫平滑肌收缩。高浓度的前列腺素F2α作用于螺旋小动脉壁上的前列腺素F2α受体，引起子宫平滑肌痉挛性收缩，从而引起子宫缺血缺氧，致使酸性代谢产物堆积于肌层引发痛经。同时，PGF2α还可提高其周围神经对疼痛的敏感性，引起痛经。②催产素（oxytocin，OT）。OT不仅直接作用于子宫肌细胞引起子宫收缩，同时还能激活磷酸肌醇循环，调节局部前列腺素的产生，引起并加重痛经。③血管升压素（arginine vasopressin）。血管升压素是一种作用强烈的子宫收缩剂，主要作用于子宫静脉加压素受体引起子宫收缩。④雌二醇与孕激素（progesterone）。黄体中期，雌二醇高峰促进月经前期子宫内膜PGF2α的生成增加；孕激素可以促进雌二醇转化为无活性的雌酮，减少PG的合成和降低子宫平滑肌舒缩活性而缓解痛经。⑤内皮素（endothelin，ET）与一氧化氮。ET和一氧化氮是两种作用相反的血管活性因子，以旁分泌方式局部调节子宫血管张力和血流量，其表达量为雌、孕激素及细胞因子所调节呈周期性。ET与靶细胞受体结合后，促进子宫平滑肌和血管的收缩，导致疼痛的发生。⑥β－内啡肽。β－内啡肽是一类具有吗啡样活性的神经多肽，具有内源性镇痛作用，参与生殖内分泌的调节。孕酮能显著提高β－内啡肽的分泌，而雌二醇却抑制孕酮对β－内啡肽的作用，因此，黄体期β－内啡肽水平的降低导致子宫功能活动失常，被认为是痛经发生的原因之一。

C. 中医认为，“不通则痛”“不荣则痛”，原发性痛经发病率、疼痛程度与体质密切相关，其中，气虚、血瘀、气郁、湿热体质患者容易出现原发性痛经。

D. 其他因素。情绪因素、运动、饮食习惯、环境等也与痛经发生相关。

（2）原发性痛经西医治疗。

A. 前列腺素酶抑制剂。前列腺素酶抑制剂属于非甾体类抗炎止痛药，其作用原理是通过抑制前列腺素酶的活性，使前列腺素的含量降低，同时作用于子宫的前列腺素减

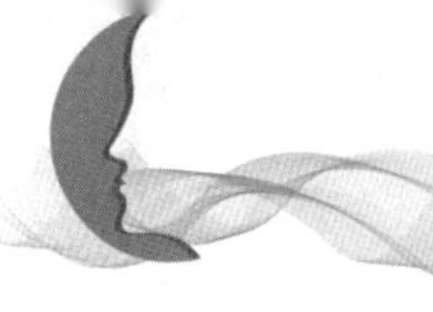

少，使子宫的收缩减弱，从而减轻或者完全消除疼痛，以此来达到治疗痛经的目的。常见有布洛芬、酮洛芬、双氯芬酸等。该类药物是临床治疗痛经最常用的药物。研究推荐在月经开始前 1 ～ 2 天开始服用非甾体抗炎药，到痛经消失后停药，痛经缓解率为 60%～90%。然而，该类药物不良反应较多，主要有胃肠道、肝脏和中枢神经系统的损害及过敏反应等。新一代非甾体抗炎药 COX-2 选择性抑制剂，如塞来昔布和尼美舒利等，能有效治疗痛经，胃肠道不良反应较少。同时，可以在月经第 1 天开始用微波照射疼痛部位，每次 20 min，每天 2 次，行经期间每天均采用此疗法。数据显示，微波加药物治疗原发性痛经效果明显，且安全可靠，副作用小，适宜在城市社区医院中推广使用。

B. 抑制排卵药物。避孕药作用机理是通过所含的孕激素和雌激素，负反馈抑制下丘脑释放促性腺激素释放激素，进一步抑制垂体分泌促卵泡激素和促黄体素，也可以直接影响垂体对促性腺激素释放激素的反应，促黄体生成素水平未能形成高峰，起到抑制排卵的作用。抑制排卵药物可以使血中血管升压素、前列腺素以及催产素含量下降，有效抑制子宫收缩，达到治疗痛经的效果。尽管口服短效避孕药治疗原发性痛经有较好疗效，但此类药物要求周期性服用，一般服用时间较长，且服药后会有一些类早孕反应、月经量减少甚至停经、体重增加等一些不良反应，因此，大部分患者不会首选这类药物，这类药物只是作为二线药物使用。

C. 钙拮抗剂。钙拮抗剂可干扰 Ca^{2+} 通过细胞膜，阻止 Ca^{2+} 由细胞释放，降低子宫肌细胞周围的 Ca^{2+} 浓度，导致肌肉松弛，从而使子宫收缩减弱。临床中常用硝苯地平。但是此类药物可能会引起血压下降、血管扩张性头痛等不良反应。

（3）原发性痛经中医疗法。中医认为，子宫、冲任为原发性痛经的主要病位。不通则痛，气滞血瘀、寒凝血瘀、湿热郁阻导致子宫气血运行不畅；不荣则痛，气血虚弱、肾气亏损导致子宫失养。

A. 中药内服疗法。温经汤作为调经之祖方，被广泛应用于各种妇科疾病的治疗，具有散寒温经、养血祛瘀的作用。

B. 针刺疗法。针刺疗法是在中医辨证基础上，根据病情选择适当的方法及腧穴，通过刺激经络腧穴使气血冲调、经络畅达，从而达到治疗疾病的目的。

C. 灸法。“艾叶苦辛……能回垂绝之阳，通十二经，走三阴，理气血，逐寒湿，暖子宫。”艾灸可通调经脉、畅行气血、解除病痛，以灸法治疗痛经历史悠久，效果肯定。

D. 火疗法。火疗法作为一种传统中医疗法，其原理是利用乙醇燃烧产生的热量使药物与皮肤变热，皮肤通透性增加，药物有效成分渗透加快。通过火疗产热有助于中药有效成分的渗透，可达到祛瘀活血、暖宫驱寒的功效。

E. 热敏灸法。通过点燃艾草产生的艾热悬灸热敏态穴位，可激发透热、扩热、传热、局部不（微）热远部热、表面不（微）热深部热、非热觉等热敏灸感和经气传导，并施以个体化的饱和消敏灸量，可提高艾灸疗效。

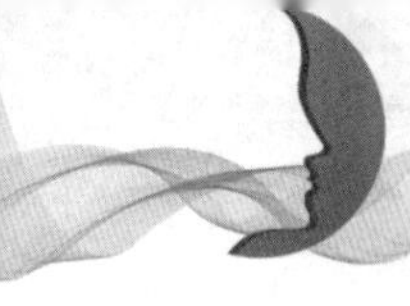

F. 耳穴疗法。耳穴压贴疗法作为中医传统疗法之一，具有起效快、疗效好、操作简单、无不良反应等特点。

G. 推拿疗法。推拿以中医理论为基础，以辨证思维为导向，体现因人而异、因病而异的治疗原则，通过推拿手法对机体进行调理，达到治疗疾病的目的。

H. 穴位埋线疗法。穴位埋线是以经络学、针灸学为理论基础，将可吸收性外科缝合线置于人体穴位内，通过埋线对穴位产生持久、柔和的刺激作用，从而调整脏腑功能，治疗疾病。

I. 拔罐疗法。拔罐疗法亦被称为角法，是一种古老的中医疗法。其利用罐内负压将罐吸附于体表，可作用于体表的经络腧穴，起到协调阴阳、疏经通络的作用。

（4）原发性痛经运动疗法。适宜运动对原发性痛经的治疗具有积极的作用。采用瑜伽练习治疗痛经的临床观察显示，瑜伽练习对治疗痛经的有效率非常高。瑜伽运动能促进盆腔深部肌肉放松，促进血液循环，增加血浆容量，子宫血流量随之增加，缺血缺氧状况得到改善，延长子宫血管舒张时间，痛经症状随之解除。

（5）原发性痛经联合疗法。原发性痛经的病因、病理机制机较复杂，西医多采用多种药物联合治疗，疗效良好，但存在不良反应多、远期疗效差等问题。临床上采用中西医结合方法或联合疗法治疗原发性痛经，可增加疗效，减少不良反应，提高治愈率。

2. 继发性痛经

继发性痛经指有明确病因，因盆腔器质性疾病，如子宫内膜异位症导致的经期腹痛，常在初潮后数年发生。继发性痛经在表现上一般为以前不痛，现在痛了，还可能表现为渐进性的痛经，即痛得越来越厉害。因此，一定要知道自己是哪种类型的痛经。

（1）继发性痛经发病机制。继发性痛经多发生于月经来潮 3 年后，并大部分在 20～28岁以后开始出现，其原因多与生殖器官的器质性病变相关，如子宫内膜异位、卵巢囊肿、盆腔感染或子宫肌瘤等。

A. 子宫内膜异位症、子宫腺肌症（内在性子宫内膜异位症）致痛经。痛经是子宫内膜异位症及子宫腺肌症常见而突出的症状。患者常以往月经来潮时并无疼痛，而从某一个时期开始出现痛经。月经前、月经时及月经后均可发生，疼痛常随着月经周期呈进行性加重，重者难忍，需要卧床休息或服用药物止痛。子宫内膜异位症的发病高峰在 30～40岁，子宫腺肌症则在 40～50 岁发生。月经前，雌激素水平不断高涨，使异位的子宫内膜增生、肿胀，若再受孕激素影响则出血，刺激局部组织，引发疼痛。例如，系子宫腺肌症更可促使子宫肌肉挛缩，痛经势必更为显著。如异位组织无出血，其痛经可能由血管充血引起。月经过后，异位子宫内膜逐渐萎缩而痛经消失。此外，在盆腔子宫内膜异位症中，可查出许多炎症过程，可能因局部的炎症过程伴有活跃的腹膜病变，从而产生前列腺素、激肽和其他肽类物质引起疼痛或触痛。

B. 盆腔感染致痛经。盆腔感染是引起痛经的重要原因之一。女性产后或流产后感染、妇科手术后感染、月经期卫生不洁等，均可使病原体入侵而导致内生殖器及其周围的结缔组织、盆腔腹膜炎症发生。盆腔感染一旦发生，慢性炎症形成的瘢痕粘连以及盆

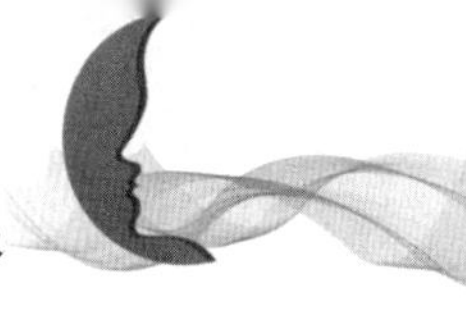

腔充血，可引起下腹部坠胀、疼痛及腰骶部酸痛，常在劳累、性生活后、月经前后加重。

（2）继发性痛经的神经切除术治疗。子宫内膜异位症是引起育龄妇女继发性痛经和慢性盆腔疼痛的常见原因。痛经可影响患者的健康和生活质量，尽管口服避孕药和非类固醇类抗炎药物能有效治疗痛经，但仍有 20%～25% 的患者对药物治疗无效。且药物治疗多对原发性痛经治疗有效，对子宫内膜异位症等疾病引起的继发性痛经多采用手术治疗。研究结果显示，腹腔镜下保守性的手术能有效治疗由子宫内膜异位症引起的痛经，这种手术方式包括卵巢巧克力囊肿剥除术、盆腔异位病灶切除术、盆腔粘连松解术、子宫肌腺瘤剥除术。但有部分患者术后只是部分缓解或有复发，因此，目前有 2 种子宫神经切除术（即宫骶神经切除术和骶前神经切除术，为联合保守性的手术）用于提高手术的远期治疗效果。

A. 腹腔镜下宫骶神经切除术（laparoscopic uterosacral nerve ablation，LUNA）。腹腔镜下宫骶神经切除术又可称为腹腔镜下宫骶韧带切除术（laparoscopic uterosacral ligaments resection，LUSR）。LUNA 手术是相对安全的手术方式，且手术步骤操作较简单，行宫骶韧带切除术只需要 6～14 min。目前报道的并发症较少，但是有行 LUNA 术后发生子宫脱垂和膀胱功能障碍的报道。

B. 腹腔镜下骶前神经切除术（laparoscopic presacral neurectomy，LPSN）。目前认为骶前神经切除术是治疗痛经的有效手段之一，术后痛经的缓解率达到 75%～80%。但研究者指出，对两组患者分别行骶前神经切除术和保守性手术，试验中两组患者在短期内均未出现并发症，但行骶前神经切除术组的患者术后 2 年并发症发生率明显高于行保守性手术组的，分别为 18.3% 和 0%。这些并发症主要包括便秘和尿急，其中以便秘常见，但 66.7% 的便秘患者可通过药物性治疗而治愈。有 5% 的患者出现尿急症状，但在随访期间药物治疗对其症状改善不明显。

（二）痛经与受孕

1. 经历孕、产后，痛经是否会消失

经历孕、产后，痛经会消失的一般为原发性痛经，原因是原发性痛经由前列腺素分泌过多引起，妊娠可改变激素分泌，对痛经有一定的改善效果。原发性痛经不会遗传，备孕女性不用担心会遗传给自己的女儿。

2. 经期穿紧身衣是否影响怀孕

一些女性在经期会穿紧身衣避免经血侧漏，这其实是不科学的，很可能会导致不孕不育。子宫内膜异位症是发病率非常高的一种疾病，产生这种病的主要原因之一就是经血逆流到腹腔引起子宫内膜异位，从而引起不孕。此病用药物治疗很难治愈。症状较轻的患者可用药物进行治疗，而中度、重度患者采用药物治疗效果不好，停药后还有可能复发。治疗时使用性激素类药物，如避孕药、孕激素、丹那唑、内美通等可通过抑制卵巢功能，使子宫内膜异位症病灶组织萎缩。用药时间通常需要 3～6 个月。多数药物的

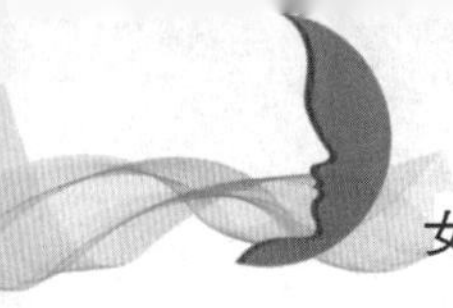

副作用较明显，患者会出现潮热、多汗、阴道干燥、性欲减退的症状，还会有痤疮、多毛、体重增加等表现。由于用药时间长、副作用大，故一定要在医生的指导下服药，包括确定药物服用剂量、药物减量的时间和数量、每天减少的药量、出现副作用的解决办法等。女性经常穿紧身衣，特别在月经期，非常容易使经血流出不够顺畅，在穿脱时还会使盆腹腔压力突变，造成经血逆流，最后出现经期腰痛、腹痛症状，从而导致不孕症。

3. 继发性痛经是否影响怀孕

继发性痛经又被称为器质性痛经，由女性的生殖器官发生病变引起，很有可能会影响受孕，因此，出现继发性痛经后，备孕女性一定要及时去医院查明原因，并听从医生建议进行对症治疗。中医治疗继发性痛经有一定的优势，往往是从根本上治疗引起痛经的疾病。只要能坚持，根治继发性痛经也是有可能的。但是中医治疗见效相对较慢，因而很多人都不能持之以恒。

（三）缓解痛经的方法

（1）饮食疗法。痛经是妇科常见病，有不少女性都有痛经史，尤其以体弱、体寒、敏感体质的女性为多，从饮食上调理就可以见效，不必专门服药。经前腹痛，可用红花、桃仁各 10 g 及当归 15 g 炖鸡汤，趁热吃肉喝汤。经期腹痛，非常简便有效的食疗法就是饮用姜糖水。如果腹痛且经血中带血块，可用红枣、桂圆加少量黄酒煮汤喝，有活血化瘀暖腹的功效。另外，有一些食物对缓解痛经非常有效。如牛奶有助于稳定情绪、放松肌肉、缓解疼痛，红豆薏仁汤也有助于缓解疼痛。

（2）热敷。如果来月经时有痛经的情况，可以进行热敷。方法：用毛巾浸温盐水热敷腹部，躺下休息，一般半个小时即可缓解疼痛。也可在腹部放热水袋进行热敷，可以缓解腹部的胀痛。这个方法对那些由于受寒身体虚弱、怕冷的女性非常有效。

二、经前期综合征

（一）经前期综合征概述

经前期综合征（premenstrual syndrome），指育龄妇女在月经前周期性反复发作的影响妇女生活质量，并涉及机体精神及行为特征的一类症候群。经前期综合征多见于 25～45岁育龄妇女，症状常出现于月经前 1～2 周。不适的经前期症状会对患者造成身体功能损伤与情绪心理障碍。美国精神病学会（American Psychiatric Association，APA）最初将严重的 PMS 类型定义为黄体晚期焦躁不安，后来定义为经前烦躁症（premenstrual dysphoric disorder），其症状更严重，尤以精神症状为主，发病率为 3%～8%，已成为当今育龄女性的常见病、多发病，可导致患者工作及生活质量下降，造成患者人际关系紧张，甚者出现自杀倾向，危害程度达到不得不治的地步。随着社会压力的增加

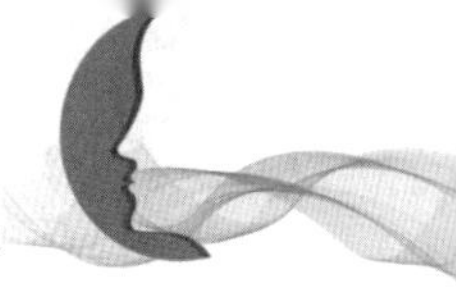

和生活节奏的加快，近年来，经前期综合征的发病率逐渐升高，且日益受到研究者的重视。

（二）经前期综合征的流行病学现状

妇女经前或经期出现一种及以上情绪症状者占50%～80%，20～30岁妇女可高达90%。女大学生随着年龄的增长，学习、就业压力的增大，经前期综合征症状逐日加重。有报道显示，51%～86%的青春期女孩正经受着经前期综合征症状的折磨，这一状况正引起公众重视。目前的研究基本涵盖全球范围，然而各国研究者得到的经前期综合征/经前烦燥症发病率有高有低。

调查结果显示：女大学生经前期综合征发生率为58.32%，其中轻度为35.85%，中度为16.65%，重度为5.84%。精神症状发生率（74.61%）高于躯体症状（55.51%）。女大学生随着年龄的增长，学习、就业压力的增大，经前期综合征症状逐日加重。随之而来的则是经前期紊乱的女性遭受的健康相关生活质量差、心理压力大、内分泌失调，而心理压力大和抑郁是经前期综合征的诱发因素。波兰学者Drosdzol等调研72名16～19岁女性，结果发现经前期综合征发病率为76.39%，经前烦燥症发病率为4.17%。而该团队前期针对12～19岁女性的研究结果提示，经前期综合征发病率却为46.7%。研究者把造成前后发病率不一致的原因归于受访者年龄结构构成的差异，并提出随着平均年龄的增加，患病率在增高。这一点现已获证据支持，即经前期综合征症状主要始于14～17岁，而到25～35岁最严重。马来西亚Lee等在对2 411名12～19岁女性的调研中发现，6.4%未有初潮，而已有初潮的人中，74.6%患有经前期综合征。韩国Yang团队将PMS症状等级划分为经前烦燥症、阈下经前烦燥症、中度/重度经前期综合征和无/轻度经前期综合征四组，对984名13～18岁城市地区女性进行调研，结果提示，受试者中6.76%符合经前烦燥症标准，6.2%符合阈下经前烦燥症标准，而阈下经前烦燥症组中包含79.3%符合经前烦燥症症状标准的人，至于发病率研究结果的不同，也和其发病机制一样具有复杂的影响因素。

（三）经前期综合征的发病机制

目前，对经前期综合征的病因与发病机制没有一个标准化定论，中枢和外周血中的激素、神经递质、神经肽、维生素、微量元素，以及遗传因素等是经前期综合征主要研究方向，中枢机制在经前期综合征病理学中的作用目前已经明确，其主要涉及中枢内神经递质、孕酮的周期性变化及某些激素失调的变化。

1. 经前期综合征的西医病因

（1）卵巢激素。女性月经周期分为卵泡期、排卵期、黄体期及月经期，因为女性生理周期会伴随排卵前后激素水平的改变，其调节是一个十分复杂的过程。下丘脑分泌促性腺激素释放激素，通过垂体促性腺激素的分泌，调控卵巢功能。同时，卵巢分泌的性激素对下丘脑－垂体又有反馈调节作用，三者互相调节、相互影响，形成一个完整而

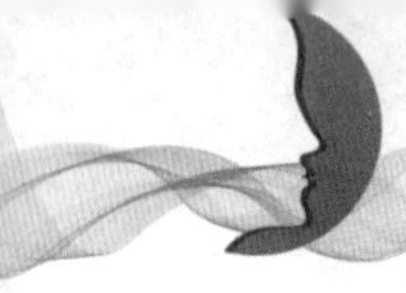

协调的神经内分泌系统，即下丘脑－垂体－卵巢轴。脱氢表雄酮（dehydroepiandrosterone，DHEA）是下丘脑－垂体－肾上腺轴中一个重要的内分泌因子，它及硫酸脱氢表雄酮（dehydroepiandrosterone sulfate，DHEAS）是体内重要的神经甾体，其功能包括促进神经发育，调节神经功能及突触可塑性，与情绪、攻击行为、性行为、月经周期、学习记忆和睡眠、个体性格、食欲等密切相关。

（2）前列腺素。前列腺素可导致经前期综合征的发生，其在全身各个组织中均有表达，可导致平滑肌收缩。有报道表明，经前期综合征患者尿中环磷酸腺苷、前列腺素 E_2 和前列腺素 F2α 的排泄量显著减少。因此，经前期综合征与前列腺素水平关系密切，而多年经验表明运用前列腺素抑制剂可以改善经前期综合征患者的躯体症状。

（3）泌乳素。学者通过对经前期综合征患者血 β－内啡肽和泌乳素与经前期综合征的关系研究发现，经前期综合征患者血 β－内啡肽水平降低，血清泌乳素水平升高，认为泌乳素浓度升高可能由 β－内啡肽浓度降低，导致下丘脑泌乳素抑制因子的分泌异常所致。

（4）5－羟色胺。中枢性 5－羟色胺水平的降低与经前期综合征的发生关系密切。经前期综合征患者的 5－羟色胺水平在黄体期较低，而正常女性这一时期的 5－羟色胺水平开始增高，这表明经前期综合征的发生与经前 5－羟色胺水平缺陷相关。研究证实，经前期综合征的发病机制与中枢 5－羟色胺、单胺氧化酶、5－羟色胺转运体及 5－羟色胺受体亚型功能异常密切相关，5－羟色胺通过基因多态性、信号转导、神经递质代谢和传递等途径参与经前期综合征的发生、发展。

（5）β－内啡肽。β－内啡肽是一种肽类激素，由下丘脑和垂体合成并分泌，在女性生殖内分泌中起重要作用。研究结果表明，经前期综合征患者在月经前一周和月经来的第 1 天显示血浆 β－内啡肽水平降低，在下一个卵泡期恢复正常水平，而在正常女性未发现 β－内啡肽水平的变化。

（6）心理和社会因素。研究结果表明，经前期综合征与精神心理和社会环境的相互作用有关，与对月经的认知、生活习惯、负性生活事件相关，个性影响月经的症状和强度。研究医学生中经前期综合征的症状，探讨经前烦燥症女性与社会经济和生活方式变化这 2 个因素之间的联系，可发现居住在宿舍的经前烦燥症在印度医学生很常见，表明经前烦燥症与年轻人的职业、居住条件等这些因素密切相关，改变生活方式及进行心理治疗可能是治疗或预防经前期综合征/经前烦燥症的有效方法。

2. 经前期综合征的中医病因

中医学将经前期综合征主要分为肝郁气滞型、脾虚型、肾阳虚、肾阴虚、血瘀型。肝郁气滞型又分为肝气逆和肝气郁两种，其中，肝气逆、肝气郁两证分别占本病总证候的 58.19% 和 27.5%。

（1）肝郁。“女子以肝为先天”，肝脏在女性的一生中扮演着不可或缺的作用，与女性月经的来潮和周期性息息相关。肝主疏泄，喜条达，藏血而司血海，血海按时满溢，则形成月经。肝经走行“循股阴，入毛中，环阴器，抵小腹”，故肝郁则导致经行

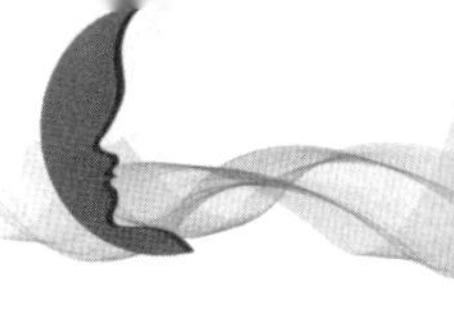

情志异常、经行乳房胀痛、经行小腹疼痛等疾病。

（2）肾虚。肾为先天之本，肾藏精，主生长发育和生殖，肾精为化血之源，肾气旺盛，才能够在后天水谷精微的充养下成熟并生成天癸，促成月经的生成。肾虚则冲任血虚不固，导致胞脉失养，出现月经不调或一系列经前期症状。

（3）脾虚。脾为后天之本，气血生化之源，化生水谷精微，不断扩充养肾精，先后天相互滋生，使血海按时满溢。脾虚导致许多妇科疾病。学者认为，经前期综合征重在脏腑辨证，尤其是肝脾两脏，按照急则治其标的理论治疗脾虚瘀热互结之经前期综合征取得良好效果。

（4）气血虚弱。妇女在经前及经期，气血均下注于冲任、胞宫，使血海满溢，此为月经。中医认为气为血之帅，血为气之母，气血旺盛才能使月经正常来潮，而气血虚弱则导致多种月经疾病。气虚则血不行，血虚则气无以为充，气血虚弱则能导致经行头痛、经行身痛、经行眩晕等疾病。

（5）瘀血阻滞。寒凝、气滞、血热等均可导致瘀血阻滞，不通则痛，故可导致经行腹痛、经行头痛、经行发热等病。研究者发现，红金消结胶囊能够明显改善中医症候，调节内分泌激素水平，有效治疗经前期综合征，从而证明行气活血法是经前期综合征的病机之一。

（6）痰湿蕴结。痰湿阻滞冲任，经行之际，气血下注冲任，冲气偏盛，冲气夹痰湿上逆，发为经行头痛、经行眩晕等；水湿宣泄不利，溢于肌肤，发为经行浮肿；痰湿蒙蔽心窍，发为经行情志异常。学者在经前紧张征的辨证施治阐述到经前期综合征的其中一个原因是脾水湿停留型，导致经行浮肿、经行呕吐等症，健脾利湿能够起到较好的作用。临床上应根据患者症状、生活习惯及形体结合舌脉辨证施治，考虑痰湿蕴结或兼夹其他证型。

（四）经前期综合征的主要症状

1. 乳房症状

经前期综合征患者经常会出现乳房肿胀、乳房疼痛、乳房饱满等症状，其中症状最为明显的区域在乳房外侧、乳头部位，病情严重者，疼痛感会逐渐扩散到腋窝、肩部，严重降低患者的睡眠质量。在诊断病情时，会发现患者的乳房有增厚感，有时可触摸到乳房结节，在经期后上述症状会完全消失，但是这些症状与体征并不是固定的，一般情况下症状会逐渐减轻，2～3 年后一些患者在未治疗的情况下，乳房胀痛也会有所缓解。如果患者伴发乳房增生，乳房症状在月经期间会更加剧烈，通过扪诊可以触碰到扁平、密集的区域，且边缘不具有清晰性，即使在月经后，仍然存在乳腺结构紊乱的情况。

2. 精神症状

经前期综合征最为常见的症状就是精神症状，主要是指患者在情绪、行为、认知等方面出现的异常情况，在发病初期，患者会出现身体乏力、嗜睡、无精打采等症状，之

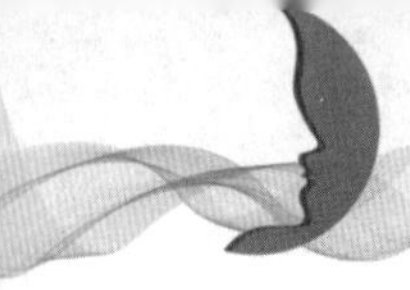

后会产生情绪变化。情绪变化一般包括两种类型：一种是患者情绪处于紧张状态，极易不安、焦虑，在遇到烦琐事务后，会出现发怒、挑剔、冲动、争吵、哭闹等情况，无法自主控制情绪变化。另一种是患者整日郁郁寡欢，喜欢将自己关在封闭的空间里，不愿与他人进行交流与沟通，注意力难以集中，社交能力明显降低，甚至一些患者会出现偏执的想法，出现自杀的情况，危害患者的生命安全。

3. 水肿症状

部分经前期综合征患者会出现液体滞留的情况，主要表现在患者的手部、脸部出现水肿症状，甚至一些患者会在液体滞留因素的影响下，出现体质量增加的情况，平时合身的衣服也会变得紧窄。除此之外，患者还会发生胃肠道反应，出现恶心、呕吐、肠痉挛等症状，影响患者的食欲。另外，经前期综合征也会伴发腹泻、盆腔水肿、盆腔充血、盆腔腹胀、腰骶部疼痛等症状表现。

4. 头痛症状

头痛是经前期综合征常见的主诉症状，多数患者在头部两侧都会出现疼痛感，也有部分患者为单侧发病，且疼痛位置会随时发生转移，一般集中在颞部、枕部，并且会与恶心、呕吐等症状一同发作。头痛一般在月经前几天就会出现，在月经周期内头痛症状尤为明显。头痛会呈现持续性或间断性，主要受到患者间歇性颅内水肿、月经期偏头痛等因素的影响。在头痛发作期间，患者可能会伴发视力障碍、头晕、恶心、呕吐等症状，临床可以依据患者的头痛严重程度、头痛部位、伴发的症状表现判断患者疾病严重程度。

5. 其他症状

多数经前期综合征患者在发病后会出现食欲改变的情况，主要表现为喜爱甜食、含盐量高的食物，而有些患者会特别讨厌某些食物。由于饮食结构的变化，患者会出现体重改变以及油脂分泌过剩的情况，一些患者的脸部会出现痤疮，严重影响外在形象。除此之外，患者自律神经功能系统也会出现相应症状，常见的有出汗、头晕、心悸、眩晕等。

（五）经前期综合征的诊断

国际上以美国精神病协会（American Psychiatric Association，APA）《精神疾病诊断与统计手册（第 5 版）》（*The Diagnostic and Statistical Manual of Mental Disorders*，*Fifth Edition*，DSM-V）为标准，通过症状严重程度每天报告（daily record of severity of problems，DRSP）进行诊断，时间要求为不少于 2 个月经周期，且需要至少 5 个指定症状符合标准。首要症状是在情感上感到抑郁、无端发火、焦虑、易怒；在身体方面，乳房胀痛、头痛、小腹胀痛、四肢肿胀；在社会方面，经济和人际关系出现问题。诊断要点为患者自述自己在之前 3 个月经期来潮的前 5 天至少有以上 1 条情感和躯体症状，且在行经后 4 天内症状缓解。而美国国家智力健康研究所诊断 PMS/PMDD 患者是依据其症状在黄体晚期的阶段（月经前 1 周）比在卵泡期（月经期的第 5—第 10 天）的症状强度

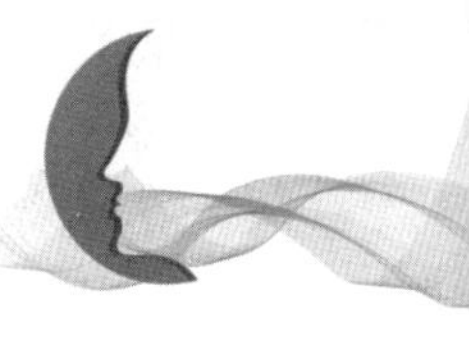

增加30%为标准。

三、经前期综合征的预防与治疗措施

经前期综合征患者长期反复出现不适，会对自身的健康、社交和工作能力有明显影响。可造成与身边人关系紧张；思想集中困难、工作能力下降、工作效率低下；性生活质量下降，导致夫妻感情不和，甚至破裂。严重的可引起自杀，造成家庭和社会不幸。

（一）经前期综合征的预防

1. 重视经前期综合征的群体保健

很多人认为经前期综合征是一种生理现象，过了这一阶段就好了。其实经前期综合征是一种发病率很高的疾病，目前还没有被人们认识和重视。经前期体内孕激素、雌激素水平失衡，从而影响女性情绪变化，这种变化使女性变得抑郁、焦虑，控制冲动和控制自杀的能力下降。同时，女性的感情丰富而脆弱，易伤感。这些生理特征都可能构成在患经前期综合征时出现意外事故、自杀等行为，给个人带来痛苦、残疾，甚至死亡，给家庭带来巨大的损失；给社会带来不可弥补的负面影响。因此，要重视PMS的保健工作，制定预防措施，降低发病率，减少意外事故及自杀的发生。

2. 积极开展经前期综合征心理咨询

近年来，社会变革、竞争激烈，给人们带来狂热、振奋、喜悦和希望的同时，也给一些人带来消沉、失意、痛苦与迷惘。当一些女性遭受失恋的打击、家庭的破裂、工作压力增加时，当中学生学习负担加重而长期压抑无法宣泄时，可以使经前期综合征症状加重，导致意外伤害事故及自杀的发生，并且发生率有不断上升的趋势，故应当引起社会的足够重视。提高生命质量，要防患未然。随着健康观和价值观的转变，掌握女性生理周期及心理特点，有针对性进行经前期综合征的卫生宣教，开展女性保健咨询工作，通过宣教和心理咨询，帮助女性正确认识和对待经前期综合征的生理、病理变化，学会自我调节和松弛，保持稳定乐观的情绪，促进身心健康。

3. 指导丈夫参与家庭护理

从心理学角度看，丈夫是妻子情绪的支持者。经前期综合征期丈夫的关心、体贴、照顾与支持都能减轻妻子的经前期综合征症状，有效减少意外事故的发生。

4. 充分利用各种宣传媒介，宣传经前期综合征保健的内容

开展形式多样的经前期综合征保健健康教育，通过在社区、电视台举办讲座或利用各种宣传栏宣传保健常规，如经前期的饮食、睡眠及如何自我调节情绪变化等方面的知识。在医院内开设心理咨询门诊，开通热线，在电台广播里设有问必答节目等做法，都能很好地改善经前期综合征症状，保证女性平稳、舒适地度过危险期。

5. 加强社区保健

社区保健人员及时了解有关经前期综合征的国内外最新动态，通过各种形式宣传经

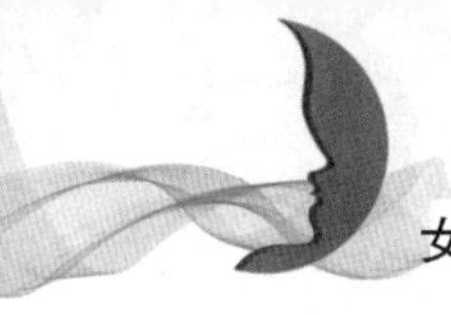
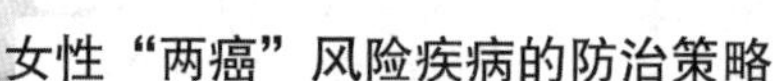

前期综合征的保健知识，让更多的人了解经前期综合征的保健知识，意识到经前期综合征所带来的严重后果，帮助女性认识哪些躯体症状应予重视，哪些感觉不必过分担忧，克服女性性格弱点，让女性自觉地进行经前期自我保健，可有效地避免经前期综合征带来的苦恼。

（二）经前期综合征相关症状的缓解措施

1. 水肿症状

针对液体滞留引发水肿的患者，可以先对患者进行饮食护理，告知患者在日常饮食中减少盐的摄入量，适当补充钙、镁等物质，在症状无改善的情况下，可以给予患者一定剂量的利尿剂。

2. 精神、心理症状

头痛患者，则要给予患者萘普生等止痛药。临床为了有效控制患者的精神症状，需要由精神科医生进行诊治，通过综合疗法改善患者症状。存在焦虑情绪的患者应该开展运动锻炼及饮食结构调整等一般治疗方案，在其基础上需要联合应用药物疗法，具体可以给予患者安宁定、甲丙氨酯（眠尔通）、氯氮（利眠宁）等药物；存在抑郁情绪患者可以服用抗抑郁药物，如甲替林、氯丙咪嗪等，初始以小剂量为主，在疗效有限的情况下，则要逐渐增加药物剂量。除焦虑、抑郁外，一些患者也会出现躁狂的情绪，这时应该给予患者丁螺旋酮等抗躁狂药物，具体用药剂量以及用药种类应该依据患者的病情进行确定。

3. 乳房症状

临床针对乳房胀痛患者，应该用胸罩将乳房托起，尽量减少含咖啡因的饮料的摄入，并且可以采用口服避孕药的方式达到症状缓解的效果。最经济有效的情况下，提倡采用口服甲地炔诺酮，其作用在乳腺 E 受体上发挥阻断作用，将乳腺周期性改变消除，在最大程度上降低乳房胀痛、乳房触痛的发生率，但是副作用是在激素的作用下容易引发痤疮。

（三）经前期综合征的缓解措施

1. 调节情绪

此病的发生与情绪密切相关，因此，患者本人和家属都应了解该病周期性发作的规律和预期发病时间，患者应尽量保持心情舒畅，保持良好的心态，消除顾虑及紧张情绪。患者家属还应理解和包容患者经前期的行为，并协助调整经前期的家庭关系，减少环境刺激，使患者保持轻松愉快的精神状态。

2. 合理饮食，适量运动

合理调整饮食结构，做到少吃多餐，缓解腹部饱胀感；限制盐分摄入，缓解水肿；选择富含复合碳水化合物的食物（包括糙米及膳食纤维含量高的食品，如花椰菜、燕麦、甘薯等）和富含钙的食物（包括牛奶及奶制品、海鲜、坚果等），避免摄入咖啡和

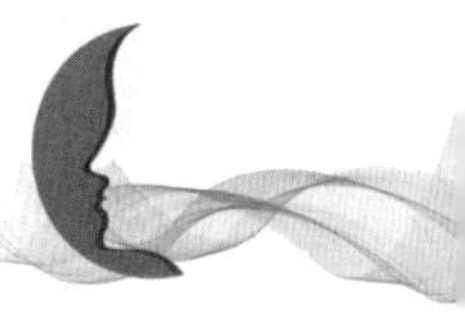

乙醇。适当进行运动，每天至少进行 30 min 的快走、骑自行车、游泳或其他有氧运动。研究者发现，至少持续 6 周的中等强度有氧运动可以改善经前期综合征症状。

3. 调整生活方式

自我减压，保证充足且规律的睡眠，尝试深呼吸练习，多做深长、缓慢、均匀的呼吸。

4. 适当服用维生素等补充剂

不要盲目服用市面上的保健品，而要做到精准保健。可口服钙剂，1 200 mg/d，以缓解身心症状；镁，360 mg/d，以缓解水肿、乳房胀痛；维生素 E，400 国际单位/天，以缓解腹部绞痛、乳房胀痛等症状；维生素 B_6，80 mg/d，以改善情绪。

5. 中医外治法

（1）耳穴压豆。取穴主要有肝、肾、心、脾、内分泌、内生殖器、交感、皮质下等。

（2）头部推拿。头部推拿可改善脑部的血液回流，提高大脑的摄氧量，有益于大脑皮质的功能调节，对增强记忆、缓解疲劳、消除紧张和焦虑有益。此外，体针可取穴中极、关元、三阴交、太冲、肝俞、期门、内关等；头针可取穴百会、神庭、印堂及额中线、顶中线等。（须由中医师操作，切勿自行操作。）

四、绝经综合征

绝经综合征（menopause syndrome），即围绝经综合征（perimenopausal syndrome），指妇女在绝经前后出现性激素波动或减少所致的一系列躯体及精神心理症状。绝经综合征大多发生于45～60 岁女性，可在绝经前期出现症状，症状可持续到绝经后2～3 年，也可持续到绝经后5～10 年甚至更长。在此期间随着卵巢功能的逐渐衰退，体内雌激素水平逐渐下降，可以产生一系列与绝经相关的症状或疾病。大多数女性由于卵巢功能衰退比较缓慢，机体足以调节和代偿发生的变化，仅出现轻微症状。但确实有部分女性因为机体无法立即适应机体内低雌激素水平，出现比较明显的症状，导致这部分女性的工作和生活受到严重的影响。

（一）绝经综合征的流行病学现状

据世界卫生组织统计，女性自然绝经的年龄通常发生在45～55 岁，目前我国约有1.3 亿围绝经期妇女，到2030 年预计将达到2.8 亿，全球围绝经期妇女将达到12 亿。而这其中超过90% 的女性会出现与绝经相关的症状。国外早期研究指出，女性绝经综合征的发病率为57%，而国内研究结果表明，女性绝经综合征的发病率为57.6%，社区绝经综合征的发病率为60.1%。绝经综合征症状具有多系统、多样化的特点，发病率高，患者人数多，持续时间长，严重影响着围绝经期女性的身心健康及生活质量。

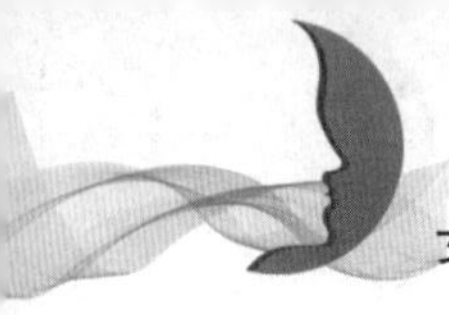

（二）绝经综合征的发病机制

1. 绝经综合征的西医病因

卵巢功能逐渐衰退，雌激素、孕激素水平明显降低而容易引起下丘脑－垂体－卵巢轴或下丘脑－垂体－肾上腺轴的平衡失调，影响自主神经中枢及其支配下的各脏器功能，这是绝经综合征发生的主要原因。体内性激素水平下降后，全身许多组织和器官可产生功能与组织形态学的变化，从而出现一系列的症状。

（1）神经内分泌的改变。女性进入围绝经期，卵巢功能衰退出现雌激素水平过度降低，从而引起下丘脑－垂体－卵巢轴或肾上腺等功能紊乱，使与之相关的神经递质、激素、细胞因子等代谢失衡，从而出现围绝经期相关症状。由激素水平变化引起的围绝经期症状为一系列以自主神经功能失调及泌尿生殖系统、心血管系统、骨和感觉系统障碍为主的表现。

（2）血管舒缩因子。目前研究涉及的血管舒缩因子主要包括内皮素（endothelin）、一氧化氮和降钙素基因相关肽（calcitonin gene related peptide，CGRP）。ET 具有强烈而持久的收缩血管平滑肌的作用，是目前已知最强的缩血管活性多肽。经研究证实，在下丘脑－垂体－卵巢轴有大量特异的 *ETm* RNA 和 ET 受体存在，研究者认为内皮素作为生殖激素的调节肽，对下丘脑－垂体－卵巢轴有重要的调节作用。一氧化氮为一种内皮舒张因子，可以激活鸟苷酸环化酶，使细胞内环磷酸鸟苷浓度升高，可以松弛平滑肌，使血管舒张，腺体分泌增加。

（3）自由基学说。卵巢衰老的原因是卵巢的老化、卵细胞的消耗、体内自由基的含量与衰老密切相关。实验结果证明，更年鼠组血清脂质过氧化物水平较青年鼠组显著上升，超氧化物歧化酶、谷胱甘肽过氧化物酶活性显著降低，这说明围绝经期因内分泌改变，相关器官逐渐衰老，出现脂质过氧化作用增加，自由基清除酶类活性下降。由此可见，自由基损伤是衰老的重要原因之一。绝经期女性随着卵巢功能衰退，激素水平紊乱，导致脂质过氧化作用增强，自由基含量升高，自由基清除酶活性下降，体内自由基代谢紊乱，从而引起绝经综合征的发生。

（4）肾上腺皮质的作用。肾上腺皮质在绝经综合征发病机理中的作用目前没有确切定论。相关实验研究结果提示，更年鼠的卵巢及肾上腺皮质形态的改变和功能的衰减表现为 E_2 水平减低，促黄体生成素、促卵泡激素水平升高，卵巢原始卵泡减少、退化卵泡增多，发育正常卵泡减少，黄体数量减少，肾上腺皮质总厚度变薄，球、网状带增厚，皮质结构紊乱。

（5）免疫功能变化。人体各项机能随着年龄的增长会随之下降，人体的免疫机制也是如此。在人体免疫机制下降的过程中，具有调高免疫功能作用的细胞群会随之减少，相反，调低免疫功能的细胞群会随之增加，导致免疫机制失衡，这一问题的出现也会导致绝经综合征症状的发生。

（6）细胞凋亡学说。卵巢颗粒细胞凋亡受 *Bcl-2*、*Bax* 基因调控。卵巢颗粒细胞凋

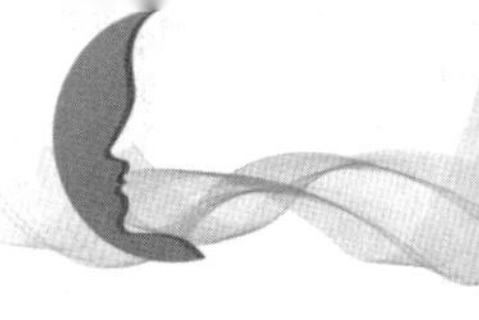

亡，触发卵泡闭锁，颗粒细胞产生的雌激素减少，促性腺激素受体减少从而引发绝经综合征。

（7）神经递质。性腺甾体激素和许多神经多肽及神经递质之间复杂的相互作用是导致植物性自主神经系统和精神症状发生的基础。妇女临近围绝经期时，卵巢衰竭引起分泌雌激素、孕激素的功能下降，血浆雌激素、孕激素水平下降引起下丘脑内源性鸦片肽的活力下降，从而内源性鸦片肽对去甲肾上腺素的进展性抑制作用减弱，引起中枢去甲肾上腺素的不稳定，触发潮热的发生。

2. 绝经综合征的中医病因

（1）心、肝、脾、肾、多脏器功能失调。肾精不足，肾水不能上济于心而致心肾不交；因肝肾同源，肾阴不足，而致肝阴不足，精不化血，水不涵木；或思虑过度，劳伤心脾，心脾两虚，导致气血失调，影响冲任。肾气衰、天癸竭的过程突然加速或程度突然加深，引起肾阴阳失衡，心肝气火偏甚，冲任气血不再下泄，上逆犯于心、肝、脾、胃，出现一系列症候群。

（2）血瘀痰浊。绝经综合征常见肾虚与血瘀相兼的复合病机。肾精不足，血少气弱，血行迟缓；肾阳虚弱，命门火衰，寒凝血滞；肾阴亏损，内热煎灼，血稠难流，均可致血瘀。肾虚日久必有血瘀，而血瘀化精乏源，又可加重肾虚。故本病肾虚为因，血瘀为果，二者相兼并存，成为肾虚血瘀的基本病理改变。肾精气亏损，致脏腑失调影响气血津液的正常生化与输布，津停可生湿，液凝则为痰，形成痰浊。

（3）以肾虚损论。“妇人七七”，肾气由盛渐衰，天癸由少渐至衰竭，冲任二脉空虚，月经将断而至绝经，生殖能力降低而至消失，导致脏腑功能失常，故病因病机主要责之于肾。肾为天癸之源、冲任之本、气血之根，通过多层次、多渠道、多位点对机体各方面的生理活动发挥主导作用，故肾虚天癸将竭是绝经妇女正常生理现象，肾虚精血亏虚是绝经综合征的病理特点。

（三）绝经综合征的临床表现

绝经综合征是指女性绝经前后出现性激素波动或减少所致的一系列以自主神经系统功能紊乱为主，伴有心理症状的一系列症状，其主要表现为月经紊乱、血管舒缩症状、心血管系统症状与代谢综合征、泌尿生殖系统综合征及骨质疏松等。

1. 血管舒缩症状

血管舒缩症状是围绝经期女性最常见、感受最明显的围绝经期症状，其中“潮热”或“盗汗”是围绝经期最常见的血管舒缩症状，并困扰约 80% 的围绝经期女性。血管舒缩症状的机制尚未明确，但有一些研究者认为是雌激素暴露撤退后下丘脑体温调节系统反射障碍导致。最近研究结果表明，血管舒缩症状平均持续时间约 7.4 年，最后一次月经之前出现潮热的女性很可能持续出现症状，约 10% 的女性症状持续长达 12 年，且在一些女性中此症状可持续数年。

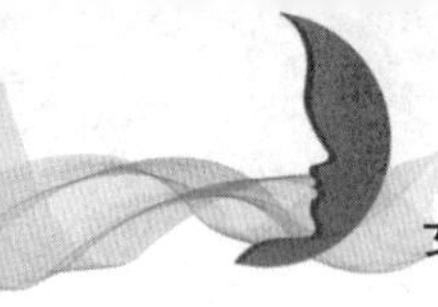

2. 月经周期改变

最新的生殖衰老分期（Stages of Reprodnctive Agirg Workshop-10）指出，月经周期变化仍是女性生殖衰老变化中最重要的临床指标。有研究表明，月经周期改变可表现为月经期的时间长短改变及月经量多少的变化。如可出现以月经周期不规则、经量增多或月经淋漓为表现的子宫异常出血，但15%～25%的女性可无明显的月经异常表现，更大部分的围绝经期女性则出现月经周期延长及月经量增多。而月经量增多则多见于临近末次月经之后的肥胖及患子宫肌瘤的女性，表明月经周期的改变与激素水平的波动相关。长期或大量的阴道流血可能刺激子宫内膜的异常增生，增加患子宫内膜癌的风险，而不可预知的异常出血亦可导致围绝经期女性生活质量的降低。

3. 心血管系统症状与代谢异常

流行病学研究结果显示，绝经前女性的心脑血管疾病的发生率较同年龄组男性低，但围绝经期女性发生心脑血管疾病、代谢综合征及中风的风险较男性及绝经前女性增加。相关调查表明，围绝经期女性糖脂代谢异常增加，血管舒缩功能不稳定，可出现以收缩压升高为主的血压变化，部分女性可出现心悸不适感，并发阵发性心动过速或心动过缓。

4. 泌尿生殖系统综合征

泌尿生殖系统综合征（genitourinary syndrome of menopause）是一种描述更年期外阴和阴道变化及尿频、尿急、夜尿增多、排尿困难和复发性尿路感染症状的相对新的术语。外阴、阴道及下尿路由上皮组织组成，这些部位对于激素变化敏感，当出现性激素水平的减少或者波动时可出现相应部位的变化，如阴道干涩、性交疼痛等生殖系统症状。同时尿道及膀胱组织弹性的降低，可出现相应的泌尿系统症状，如尿频、排尿困难、尿失禁等。泌尿生殖系统综合征在超过40%的围绝经期女性中存在。另一项关于围绝经期女性泌尿生殖系统综合征的研究指出，阴道干涩是绝经后较为常见的症状，触之易造成刺激和损伤，从而使机体产生不适，且不像血管舒缩症状，其通常持续存在或随时间推移而症状加重。

5. 骨质疏松

围绝经期妇女性激素水平持续下降，骨矿物质密度（bone mineral density）大量丢失，使女性骨质明显疏松并逐渐脆弱，跌跤或受伤时极易发生骨折。据估计，骨质疏松影响全球约2亿名妇女，其中20%～25%将经历骨折或其他形式的受伤。

6. 阿尔茨海默病

阿尔茨海默病是老年性痴呆的主要类型，可能与绝经后内源性雌激素水平降低有关。

（四）绝经综合征的治疗

1. 西医治疗

西医学认为，绝经综合征是由于女性逐渐衰老，卵巢机能不断下降，激素水平紊

乱，导致下丘脑－垂体轴释放的肽类激素呈脉冲式增加，使血中的 LH 和 FSH 浓度也呈脉冲式波动，导致内分泌系统失衡产生的变化，以下丘脑自主神经调节中枢功能紊乱为主，交感－肾上腺系统功能亢进而出现的一系列临床症状及体征。患者表现出不同程度的神经内分泌功能的紊乱，如雌激素分泌减少，中枢神经递质、激素、细胞失去平衡等。绝经前后最明显的变化是卵巢功能衰退，随后表现为下丘脑－垂体功能退化，卵泡退化导致血中 FSH 增高及激素水平的变化标志着绝经的开始。绝经后卵巢极少分泌雌激素，但分泌雄激素，其来源于卵巢间质细胞及肾上腺，总体雄激素水平下降。至老年期，雌激素水平维持在一个较低的稳定水平。

（1）一般治疗。对围绝经期女性进行生活方式（如饮食、运动、戒烟、限酒等）的调节，饮食结构上增加蛋白质及纤维素类食物的摄入，平时注意清淡饮食及低盐饮食，减少脂肪摄入，保持正常的体重。鼓励女性坚持身体锻炼，增加日晒时间，有助于防止老年性骨质疏松。2020 年，《更年期妇女健康管理专家共识（基层版）》提倡戒烟，避免接触“二手烟”，每天饮酒量不应超过 20 g。对心理焦虑者给予心理疏导以消除顾虑，使其保持一个良好的心态，从而促进整体的身心健康。

（2）激素治疗。

A. 适应证。激素治疗主要用于缓解绝经症状，也是预防骨质疏松的有效方法。

B. 禁忌证。绝对禁忌证包括已有或可疑乳腺癌、子宫内膜癌、生殖系统异常出血、6 个月内活动性血栓病、重症肝脏疾病等。脑膜瘤患者禁用孕激素。相对禁忌证有心脏病、偏头痛、肝胆疾病、子宫内膜癌、血栓性疾病、乳腺良性疾病和乳腺癌家族史等。

C. 激素替代疗法。激素替代疗法主要使用雌激素，可辅以孕激素。常用的用药方案：①单用雌激素，适用于子宫和（或）双附件切除女性。②单用孕激素，适用于有雌激素禁忌证，如患子宫内膜腺癌、乳腺癌、子宫内膜异位症等女性。③雌激素、孕激素联合治疗。

D. 正确选择激素治疗方案。①有月经失调，又有绝经综合征者，采用雌激素、孕激素序贯联合治疗或口服避孕药。②月经正常，有绝经综合征者，采用雌激素、孕激素序贯治疗。③绝经后期较年轻，希望有月经者，可采用雌激素、孕激素联合序贯周期治疗。④绝经多年，不希望有月经者，可采用雌激素、孕激素连续联合用药方案。⑤无子宫＋双附件切除者，单用雌激素治疗。

E. 用药途径。①口服，主要优点是血药浓度稳定，但有肝损害，还可刺激产生肾素底物及凝血因子。②经阴道给药，常用药物有雌三醇栓及雌二醇阴道环和结合雌激素霜，主要用于治疗下泌尿生殖系统局部低雌激素症状。③经皮肤给药，包括皮肤贴膜及涂胶，主要药物为 17β－雌二醇，每周使用 1～2 次，可使雌激素水平恒定。

（3）非激素类药物治疗。非激素类药物治疗适用于部分症状轻、不适合激素治疗的患者。若失眠较重，可选用镇静药，如艾司唑仑 1～2 mg，1～3 次/天，或阿普唑仑 0.4～0.8 mg，1～2 次/天；调节自主神经功能可予谷维素 20 mg，3 次/天；治疗潮热症状可予 α 受体阻滞剂可乐定 0.15 mg，2～3 次/天。

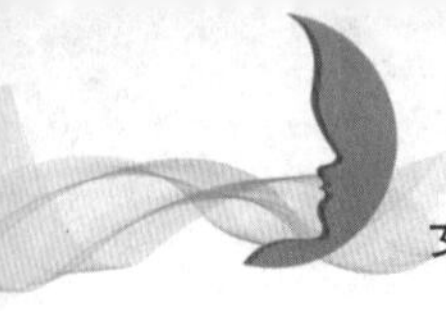

（4）心理疏导治疗。围绝经期妇女这一特殊病群更容易发生抑郁焦虑症状。因此，加强心理关怀，尊重理解患者，重建患者的信心，改善患者的心理状态是治疗妇女绝经综合征的有效手段。

2. 中医治疗

随着年龄的增长，妇女的肾气由盛渐衰至竭，冲任亏损，天癸渐竭，肾之阴阳失调。由于肾阴肾阳是人体阴阳之根本，一旦肾阴肾阳失调，常涉及其他脏，其中尤以心、肝、脾为主。若肾阴不足，不能上济心火，则心火偏亢而心烦汗出、失眠健忘、心悸怔忡、口干口苦、舌尖红、脉数等；乙癸同源，肾阴不足，精亏不能化血，导致肝肾阴虚，肝失柔养，肝阳上亢而烦躁易怒、烘热汗出、潮热面红、眩晕耳鸣等；肾与脾先后天互相充养，脾阳赖肾阳以温煦，肾虚阳衰，火不暖土，又导致脾肾阳衰而腰酸冷痛、畏冷肢凉等；肾虚肝郁而情绪激动，烦躁易怒；精血同源，肾精不足，精不生血，致精枯血燥，血液运行不畅而成瘀滞见肢体疼痛、胸闷等。

（1）辨证论治。①肾虚型。肾虚型又可以分为肾阴虚型、肾阳虚型和肾阴阳两虚型。可应用左归丸合二至丸、右归丸加味、二仙汤为主方进行治疗。②肝肾阴虚型。绝经综合征主要是由于肝肾功能紊乱引起的，医者自拟益肾平肝汤（处方：沙参 20 g，山药 15 g，菟丝子 15 g，五味子 10 g，女贞子 15 g，桑椹 15 g，旱莲草 15 g，百合 30 g，木瓜 20 g，焦山楂 15 g，桑寄生 15 g，续断 15 g，夜交藤 15 g），随症加减治疗。③心肾不交型。肾阴不足、心失所养、水火不济、心肾同病是本病的病机，医者自拟益肾养心汤（处方：生地黄 15 g，沙苑子 15 g，山茱萸 15 g，山药 20 g，黄芪 30 g，当归 15 g，炒酸枣仁 15 g，麦冬 15 g，炒知母 6 g，珍珠母 15 g，合欢皮 15 g，甘草 6 g）进行治疗。④脾肾阳虚型。肾阳虚衰，命火不足，阳气不能外达，不能温煦脾胃所致脾肾阳虚，治拟温补脾肾，调理冲任。医者自拟更年汤进行治疗。⑤肾虚血瘀型。肾虚是此病的致病之本，瘀血是标，而瘀血既是病理产物，又是新的致病因素。医者自拟更年舒安汤（处方：熟地黄 30 g，杜仲 15 g，菟丝子 20 g，紫河车 25 g，三棱 15 g，莪术 15 g，赤芍 10 g，大黄 9 g，石菖蒲 15 g，远志 3 g）进行治疗。⑥肾虚肝郁型。肾虚肝郁是该病发病的主要机制，在治疗上着重补肾调肝，医者自拟宁更丹进行治疗。

（2）中成药治疗。用玫参颗粒、龙凤宝胶囊、河车大造胶囊治疗肝肾亏虚、心肾不交、脾肾阳虚及肾精亏虚型患者均收到良好的疗效。

（3）中药替代合成激素治疗。西医认为，绝经综合征主要是因为卵巢功能减退，雌激素、孕激素下降所致，西医主要采用激素替代疗法。因激素替代疗法有不良反应，故医者主张在辨病、辨证的基础上选用具有雌激素样作用的中药配合应用。补肾中药具有类似内分泌激素样作用，可以提高垂体的反应性，调节卵巢内分泌激素水平，从而改善下丘脑－垂体－卵巢轴的调节功能。

（4）针刺疗法。针刺疗法，即以中医理论为指导，以经络学说为核心，运用针具作用于经络腧穴以达到疏通经络、扶正祛邪目的的治疗方法。

（5）推拿疗法。推拿疗法，即运用手法作用于人体体表的特定部位，通过调节人

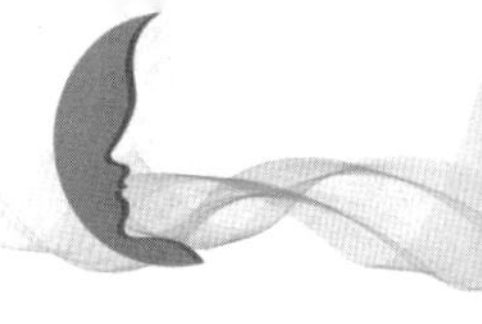

体的生理、病理状态以达到舒筋通络的治疗目的。研究者在中医辨证治疗基础上联合引阳入阴推拿及气息导引法连续治疗 2 周，绝经期女性的睡眠质量、时间及效率大大提高。

（6）艾灸法。艾灸法，即用艾制品产生的艾热刺激作用于体表穴位或特定部位，通过激发经气的活动调整人体紊乱的生理生化功能以防治疾病。研究结果表明，补肾益脑灸法可调节海马 Wnt 通路 GSK-3β、β-catenin 的表达，诱导海马神经干细胞的定向分化，发挥围绝经期抑郁症的良性调整作用。

（7）穴位埋线。穴位埋线，即将可吸收羊肠线等异性蛋白埋入穴位，通过被分解吸收对穴位产生的持续刺激作用以防治疾病。穴位埋线具有以线代针、针药双效、作用持久等优点，尤适用于慢性病。

（8）穴位注射。穴位注射，即将药水注入穴位，通过针刺穴位及药物的联合作用以防治疾病。痹症、腰腿痛常采用此法，疗效显著。

（9）耳穴贴压。耳穴贴压，即用胶带将王不留行籽等药豆粘贴于耳穴处，给予适度的按压刺激使其产生胀痛感而达到防治疾病目的的一种外治疗法。

（10）刮痧疗法。刮痧疗法，即用刮痧板蘸活络油等润滑介质在体表部位进行由上而下、由内向外反复刮动而达到疏通气血、祛邪扶正、通经活络目的的一种治疗方法。现代医学认为，传统的砭石刮痧能够通过刺激白细胞系统良性增高而提高人体免疫力。医者在常规中药的基础上增加循经刮痧治疗，可使患者的睡眠质量、围绝经期生存质量、心理及生理状态明显改善。

（11）足浴疗法。足浴疗法，即在传统中医理论和现代全息生物学理论基础上，通过足部药浴，使方药的药性通过穴位直达脏腑，并配合足部穴位按摩以加强刺激，从而达到疏通经气、调理气血、托毒透邪、补肾活血养血的功效。

（12）中药贴敷疗法。中药贴敷疗法即以中医基本理论为指导，应用中草药制剂，施于皮肤、腧穴及病变局部等部位的治疗方法。

（五）绝经综合征的预防

近年来，人们对亚健康问题已越来越重视，处于亚健康状态的时候，身体容易出现功能异常，导致疾病的发生，而此时到医院检查并不能发现明显的问题。因而绝经综合征女性应该保持积极的生活态度及健康的生活习惯，这样才能使身体出现问题的概率降至最低。

1. 绝经综合征女性应该及时取出宫内节育器

宫内节育器就是一般所说的节育环，生育过的女性约有 40% 选用宫内节育器避孕。宫内节育器相比其他的节育措施，比较简单，能长期起效，对身体也不会产生明显不适，避孕效果良好。不少绝经综合征女性认为自己带节育环时间较长，一直没有影响身体健康，而觉得取环需要做手术，不仅麻烦且痛苦，因而她们不会过多关注是否需要取出节育环。但妇科医生认为在进入围绝经期以后，并且已经出现绝经综合征，应该在合

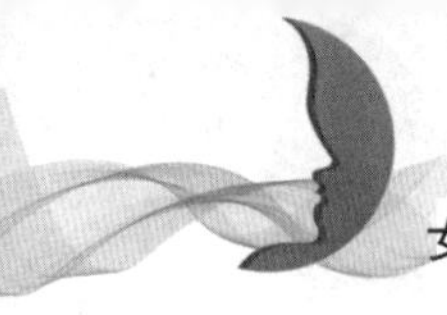

适的时间及时取出宫内节育器。若有月经紊乱等异常情况存在，则应该根据病情需要取环。宫内节育器应及时取出的原因如下：

（1）作用失效。宫内节育器使用的目的是避孕，在绝经后，女性的生殖功能停止，没有怀孕的可能，宫内节育器已经没有存在的必要，所以应该取出来。

（2）危害子宫。绝经后，女性体内雌激素水平下降，子宫等生殖器官由于没有激素的支持，逐渐萎缩变小，而宫内节育器是金属材质的，不会跟着变小，反面由于子宫的重量和容积的减少而显得相对变大，紧紧压迫在子宫内膜里面，造成子宫内膜的非特异性炎症。长期如此，就像线割豆腐一样，环会逐渐嵌入子宫肌层，甚至掉到子宫以外，有可能引起出血，严重者还需要做开腹手术才能把环取出来，为了避免这种可能性，还是应该及时取环。

（3）引发心脑血管问题。如果没有异常情况，宫内节育器应该在月经停止来潮半年到 1 年内取出，此时女性体内雌激素水平虽已下降，但子宫还没有明显萎缩，环比较容易取出，取环操作简单，痛苦也小。如果在子宫已经明显萎缩后才取环，环可能不容易取出，取环过程比较痛苦，也容易出现环断裂，甚至出现脑出血、心绞痛等心脑血管问题。

2. 绝经综合征女性仍然要注意避孕

围绝经期在一段相当长的时间完成。在围绝经期，女性产生月经不规律或者间歇停经等绝经综合征症状，且生育能力逐步降低直到彻底丧失。围绝经期女性怀孕的概率虽然降低了，但并非完全没有怀孕的可能，即围绝经期仍然要注意避孕。围绝经期是体内雌激素水平逐渐降低的过程，在降低的过程中，雌激素水平会有一定程度的波动。雌激素水平足够高，就能够引起排卵；雌激素水平不足，就不能排卵。有排卵的月经周期就有怀孕的可能。因此，正常围绝经期女性可以继续使用宫内节育器，只要在闭经半年以后取出节育环就行了。但是，还有一部分围绝经期女性会出现月经周期缩短、经期延长、经量增多等绝经综合征症状，这是因为卵巢分泌的雌激素水平虽然不足以引起排卵，但是依然可以刺激子宫内膜出现增生。由于没有排卵，不能正常产生孕激素来对抗子宫内膜的增生反应，子宫内膜持续处于增生状态，甚至出现增生过度，导致子宫的异常出血，甚至月经紊乱到根本没有规律可循，不知道什么时候就会出血，也不知道会出血多长时间。这种有异常出血的围绝经期女性就不适合采用宫内节育器避孕——宫内节育器可能会加重子宫出血情况。这些女性可以考虑选择适用于围绝经期的口服避孕药，这种避孕药一般含有很小量的雌激素及适量的孕激素，可以起到良好的避孕作用。此外，这种短效的口服避孕药还有一个很重要的作用是调整月经周期，控制月经量，可以让有异常出血的围绝经期女性规律地来月经，而且保证月经量适量，并且可以预防子宫异常出血可能引起的继发病变，如子宫内膜癌。这种口服避孕药可以持续使用，直到绝经。

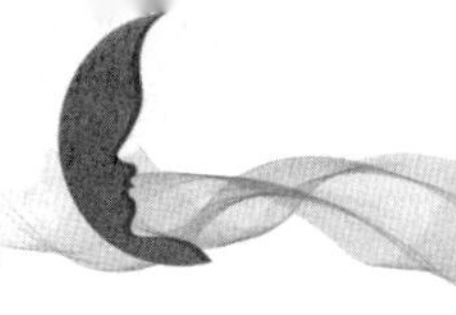

宫颈癌相关内分泌疾病防治知识小贴士

（1）痛经包括原发性痛经和继发性痛经。

（2）子宫内膜异位症是引起育龄期妇女性继发性痛经和慢性盆腔疼痛的常见原因。

（3）原发性痛经不会遗传给自己的女儿。

（4）经前期综合征多见于25～45岁育龄妇女，症状常出现于月经前1～2周。

（5）经前期综合征的主要症状有乳房胀痛、头痛、水肿等。

（6）绝经综合征大多发生在45～60岁，可在绝经前期出现症状。症状可持续到绝经后2～3年，也可持续到绝经后5～10年，甚至更长。

（7）绝经综合征主要表现为月经的紊乱、血管舒缩症状的出现、心血管系统症状与代谢综合征、泌尿生殖系统综合征以及骨质疏松等。

（8）绝经综合征女性可选择适用于围绝经期的口服避孕药，调整月经周期，控制月经量，预防子宫异常出血可能引起的继发病变，如子宫内膜癌等。

参考文献

[1] 艾海兵，陈亚楠，谷春会，等. 人乳头瘤病毒（HPV）相关性宫颈癌的研究进展［J］. 吉林医学，2017，38（1）：169－171.

[2] 安力彬，陆虹. 妇产科护理学［M］. 6版. 北京：人民卫生出版社，2017：273－280.

[3] 曹关月，赵淑英. 绝经综合征的中医外治法研究进展［J］. 实用妇科内分泌电子杂志，2019，6（21）：13－14.

[4] 曹泽毅. 子宫颈癌［M］. 北京：人民卫生出版社，2017.

[5] 陈汶. 中国生殖器疣和子宫颈癌HPV感染型别流行病学研究［D］. 北京：北京协和医学院，2010.

[6] 陈媛. 宫颈癌早期筛查及其临床防治的研究进展与展望［J］. 抗感染药学，2019，16（8）：1289－1292.

[7] 陈志芳，马合甫扎，丁岩，等. 新疆汉族、维吾尔族、哈萨克族妇女生殖道人乳头瘤病毒感染状况分析［J］. 中国实用妇科与产科杂志，2011，27（8）：602－605.

[8] 陈志红. 心理护理干预对盆腔炎患者心理状态的影响［J］. 健康之路，2018，17（3）：182.

[9] 崔素萍. 中西医结合治疗慢性盆腔炎临床观察［J］. 临床医学研究与实践，2018，3（4）：112－113.

[10] 戴婷婷，刘小艳. 早期子宫颈癌术后尿管相关尿路感染的研究进展［J］. 中外医学研究，2022，20（4）：174－176.

[11] 德丽娜尔·乌尔肯别克，王静，陈建欢，等. 宫颈癌根治术后泌尿系统感染的病原菌分布及危险因素分析［J］. 河北医药，2020，42（23）：3577－3579，3583.

[12] 丁璐，程忠平. HPV致宫颈癌机制研究进展［J］. 同济大学学报（医学版），2020，41（3）：

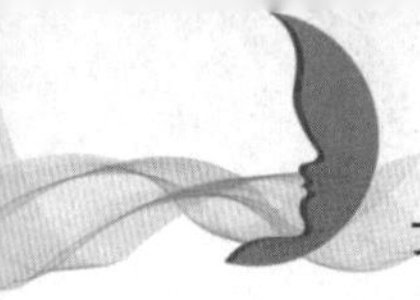

388－393.
[13] 董海霞. 综合护理干预对盆腔炎患者的影响 [J]. 医学食疗与健康，2022，20（3）：97－99，103.
[14] 董立根，孙晓萱，徐晓函，等. HPV 感染预防全攻略 [J]. 抗癌之窗，2020（2）：16－18.
[15] 杜娟，徐金华. 干扰素与尖锐湿疣的复发与防治 [J]. 皮肤科学通报，2021，38（6）：504－509，513.
[16] 杜美容，刘秀敏，于恬，等. 原发性痛经的研究现状及治疗进展 [J]. 中国民间疗法，2020，28（10）：113－117.
[17] 杜清，叶明方，管咏梅，等. 中药精油治疗痛经的研究进展 [J]. 中国实验方剂学杂志，2022，28（6）：254－261.
[18] 杜易梅，李敏婕. 宫颈癌患者腹腔镜根治术后心理灵活性现状及影响因素分析 [J]. 当代护士（上旬刊），2021，28（12）：36－38.
[19] 范洁琳. HPV 感染与宫颈病变关系及相关危险因素研究 [D]. 长沙：中南大学，2014.
[20] 高爱华，朱维培. 宫颈癌患者人乳头瘤病毒多重感染病原学特征分析 [J]. 中国病原生物学杂志，2018，13（8）：900－902，906.
[21] 高翠. 妇科盆腔炎疾病护理中舒适护理的效果观察 [J]. 世界最新医学信息文摘，2017，17（97）：284－285.
[22] 高明周，高冬梅，刘欢，等. 青春期经前期综合征/经前情感障碍症流行病学研究进展 [J]. 中华中医药杂志，2016，31（4）：1361－1364.
[23] 高明周，高冬梅，王杰琼，等. 经前期综合征心理学研究进展 [J]. 医学研究生学报，2018，31（9）：977－980.
[24] 高旭. HPV 感染及宫颈癌预防的研究现状探讨进展 [J]. 继续医学教育，2021，35（6）：60－62.
[25] 高第筱，孙俊，章楚光，等. 人乳头状瘤病毒与阴茎癌及其癌前病变关系的初步研究 [J]. 中国男科学杂志，2015，29（7）：32－36.
[26] 耿建祥，黄华艺，刘建华，等. HPV 感染疾病相关问题专家共识（2017）[J]. 医学研究生学报，2017，30（12）：1238－1241.
[27] 公共卫生学院科研人员提出我国宫颈癌防控最经济有效的策略 [J]. 临床研究，2020，28（10）：101.
[28] 韩敬敬. 阴道炎患者在健康教育干预中的护理效果及健康知识评分 [J]. 当代护士（下旬刊），2020，27（6）：68－69.
[29] 韩俊. 盐酸左氧氟沙星在盆腔炎治疗中的临床效果及安全性 [J]. 中外医学研究，2017，15（34）：53－55.
[30] 韩美华. 研究外阴炎及阴道炎患者的临床护理方法 [J]. 智慧健康，2021，7（10）：151－153.
[31] 何建明，孟胜利. 分享疣的治疗（5 例报告）[J]. 中国社区医师，2016，32（30）：192，194.
[32] 何英. 如何做好外阴炎护理 [J]. 现代养生，2021，21（23）：61.
[33] 黄晓宇，李桂梅，李华维. 女性细菌性阴道病的流行病学调查及阴道分泌物检测结果分析 [J]. 宁夏医科大学学报，2021，43（4）：377－381.
[34] 季成美，孙立辉. 妇产科阴道炎临床诊断及治疗效果 [J]. 实用妇科内分泌电子杂志，2020，7

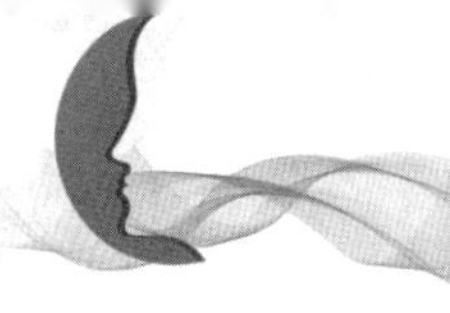

(23)：22，24.

[35] 贾聪玲. 育龄期宫颈癌患者术后性生活质量影响因素与应对策略［J］. 全科护理，2022，20 (2)：252－255.

[36] 姜昊，王建东. 如何有效防控宫颈癌？［J］. 癌症进展，2021，19 (19)：1964.

[37] 姜艳丽，母心灵，陈玉荣，等. 宫颈癌术后患者的心理弹性及其与生活质量的相关性［J］. 国际精神病学杂志，2022，49 (1)：160－163.

[38] 姜永杰. 常见疾病临床护理［M］. 长春：吉林科学技术出版社，2019：269.

[39] 金龙妹，肖丽萍，张晓华，等. 基于信息平台区域内宫颈疾病防治双向转诊的实践与探讨［J］. 中华全科医学，2018，16 (6)：949－952，1014.

[40] 金莹，郭红燕，贺豪杰，等. 原发性痛经与继发性痛经非手术识别方法探讨［J］. 中国微创外科杂志，2015，15 (3)：201－204.

[41] 冷雪娇，吴沁航，王卓. 宫颈癌预防及治疗研究进展［J］. 现代医药卫生，2021，37 (24)：4241－4245.

[42] 李慧. 尖锐湿疣患者 HPV 感染的分子流行病学及危险因素分析［D］. 新乡：新乡医学院，2021.

[43] 李洁，刘宝印，ZUR HAUSEN H，等. 中国妇女宫颈癌组织中人乳头瘤病毒感染及其地理分布的调查［J］. 中华实验和临床病毒学杂志，1996，10 (1)：50－55.

[44] 李玲. 实用妇产科护理技术［M］. 兰州：甘肃科学技术出版社，2019：39－43.

[45] 李甜甜，夏建红. HPV 感染相关疾病负担及综合防控措施［J］. 中国妇幼健康研究，2022，33 (2)：126－130.

[46] 李媛，刘灿. 宫颈癌患者术后医院感染病原菌、耐药性情况及危险因素分析［J］. 中国病原生物学杂志，2019，14 (6)：713－715，720.

[47] 李智敏，罗喜平，毛玲芝，等. 广东省潮州市 13750 例妇女宫颈人乳头瘤病毒感染状况及基因型分析［J］. 中华妇幼临床医学杂志，2012，8 (4)：357－360.

[48] 林杰. 新编实用临床护理学［M］. 青岛：中国海洋大学出版社，2019：176.

[49] 林丽芳. 综合护理干预对慢性盆腔炎患者生活质量的影响探讨［J］. 中外医疗，2020，39 (25)：161－163.

[50] 林声英，吴颖，林白浪，等. 宫颈癌术后患者生活质量、应对方式和对死亡的态度调查及相关性分析［J］. 肿瘤预防与治疗，2021，34 (11)：1063－1068.

[51] 刘红霞. 妇产科疾病诊治理论与实践［M］. 昆明：云南科学出版社，2020：105.

[52] 刘辉. 药物配合超短波治疗盆腔炎与单纯药物治疗的疗效分析［J］. 中国实用医药，2018，13 (7)：127－128.

[53] 刘佳兰，董建新，郝洋，等. 宫颈人乳头瘤病毒感染的治疗进展［J］. 当代医学，2021，27 (26)：191－194.

[54] 刘建华，王耀玲. 阴道微生态变化与宫颈人乳头瘤病毒感染及相关病变的关系［J］. 中国实用妇科与产科杂志，2017，33 (8)：807－809.

[55] 刘静，格日丽，陈丽媛，等. 宫颈人乳头瘤病毒感染与阴道微生态环境的关系［J］. 新疆医学，2021，51 (10)：1118－1120.

[56] 刘莉. 女性外阴阴道炎防治［M］. 北京：科学出版社，2017：50.

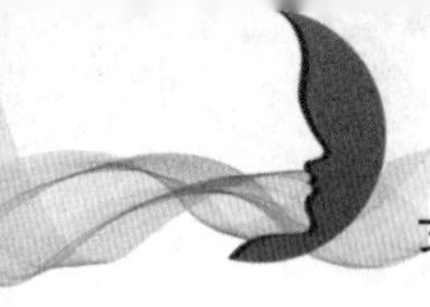

[57] 刘妮，林玉洁，王晴岚. 行为改变为导向的健康教育在老年阴道炎患者治疗中的应用观察［J］. 老年医学与保健，2021，27（5）：1029－1032.

[58] 刘夏. 妇科门诊阴道炎健康教育干预的护理体会［J］. 中国医药指南，2020，18（36）：204－205.

[59] 刘晓玲. 盆腔炎的科学护理方法［J］. 保健文汇，2019（6）：175.

[60] 刘学清，曾抗，兰海梅. 平阳霉素皮损内注射治疗甲周疣疗效观察［J］. 中国皮肤性病学杂志，2006（1）：31－32.

[61] 陆艳玲，孙银玲，王敏，等. 中医药治疗绝经综合征的优势探讨［J］. 云南中医中药杂志，2018，39（9）：13－15.

[62] 马芳艳. 针灸治疗子宫内膜异位症的研究进展［J］. 实用妇科内分泌电子杂志，2020，7（26）：5，36.

[63] 马秀丽，薛晓鸥，徐垲，等. 宫颈高危型 HPV 感染的症状体征特点和中医证型分布［J］. 中国中医基础医学杂志，2012，18（3）：284－285.

[64] 满玉晶，赵丽妍，陈月，等. 绝经综合征中西医发病机制探究［J］. 中国中医药现代远程教育，2011，9（13）：138－139.

[65] 毛海燕，习振文，陈国廉. 绝经综合征治疗现状述评［J］. 中医临床研究，2018，10（8）：104－106.

[66] 明星，李秀翠，董强，等. 寻常疣和跖疣 HPV 型别及与临床特征关系的差异性［J］. 中国皮肤性病学杂志，2020，34（11）：1233－1237.

[67] 聂妹芳，李登清，黄民主，等. 11461 例妇科门诊患者 HPV 亚型感染状况的研究［J］. 中国现代医学杂志，2011，27：3434－3438.

[68] 欧阳婧华. 人乳头瘤病毒疫苗研究新进展［J］. 中国医疗前沿，2009，4（23）：15－16，44.

[69] 潘野清，张健安. 原发性痛经的发病机制及治疗进展［J］. 安徽预防医学杂志，2017，23（2）：113－115，141.

[70] 潘玉娟. 盆腔炎治疗中的临床护理方法探究［J］. 人人健康，2018（6）：210，271.

[71] 任传伟，赵时梅. 细菌性阴道炎合并妇科感染性疾病的临床特点［J］. 中国病原生物学杂志，2018，13（4）：421－423.

[72] 沈莉. 健康教育护理干预对慢性盆腔炎住院患者的影响分析［J］. 中国医药指南，2019，17（30）：307.

[73] 世界卫生组织国际癌症研究机构致癌物清单. 国家食品药品监督管理总局［EB/OL］.［2022－02－13］. http：//www. sda. gov. cn/WS01/CL1991/215896. html.

[74] 宋波，吴久玲，宋莉，等. 2012 年我国农村妇女宫颈癌检查状况分析［J］. 中国妇幼卫生杂志，2015，6（1）：1－6.

[75] 宋海莎. 心理护理在门诊妇科阴道炎护理中的应用及对患者满意度的影响分析［J］. 航空航天医学杂志，2018，29（6）：770－771.

[76] 宋家欣，杜雅娟. 艾灸结合加味温经汤治疗原发性痛经的临床观察［J］. 中外女性健康研究，2019（4）：21－22.

[77] 孙仁芳. 阴道炎患者采取甲硝唑和制霉菌素及阴道灌洗联合治疗的效果［J］. 当代医学，2021，27（14）：30－32.

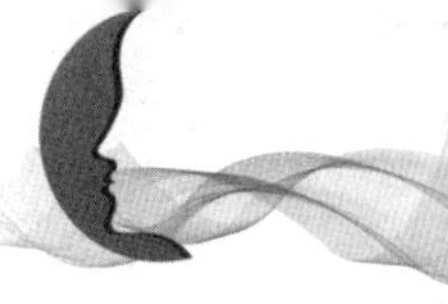

[78] 孙鑫，李华荣. 扁平疣治疗新进展 [J]. 中国美容医学，2012，21 (4)：702 - 703.
[79] 覃花婵. 阴道炎药物治疗的研究进展 [J]. 临床合理用药杂志，2020，13 (15)：177 - 179.
[80] 田苗，田丹，林杨，等. 中药对宫颈癌放射治疗后并发症预防与治疗的研究进展 [J]. 长春中医药大学学报，2019，35 (4)：809 - 812.
[81] 田松. 妇科阴道炎临床诊断及治疗效果观察 [J]. 中国实用医药，2021，16 (27)：109 - 111.
[82] 王蓓，丁燕，郑祥. 宫颈癌根治术后留置尿管致尿路感染的病原菌分布及危险因素分析 [J]. 癌症进展，2018，16 (12)：1550 - 1553.
[83] 王翠芳. 阴道炎怎么引发的，如何护理呢? [J]. 保健文汇，2020 (8)：69.
[84] 王洪雪，王杰琼，高杰. 中药治疗绝经综合征的机制研究 [J]. 世界科学技术—中医药现代化，2020，22 (6)：1822 - 1827.
[85] 王华. 经前期综合征如何“躲”过去? [J]. 中医健康养生，2020，6 (4)：11 - 14.
[86] 王娟. 早期宫颈癌患者全子宫切除术后自我接纳与社会支持的关系 [J]. 河南医学研究，2021，30 (35)：6617 - 6620.
[87] 王玲玲. 经前期综合征有哪些症状? [J]. 家庭生活指南，2020 (9)：59 - 60.
[88] 王鹏程. 人乳头瘤病毒感染的多因素分析及与阴道微生态的相关性 [J]. 中国性科学，2021，30 (9)：77 - 79.
[89] 王鹏程，袁高亮，纪丽伟. HPV 感染与阴道微生态相关性探讨 [J]. 实用预防医学，2021，28 (12)：1533 - 1535.
[90] 王婷，王美玲，董红岩，等. 实用临床护理技术与护理管理 [M]. 北京：中国纺织出版社，2020：114 - 120.
[91] 王文娟，赵梓纲. 寻常疣的治疗进展 [J]. 中国医药导报，2013，10 (14)：38 - 41.
[92] 王秀丽，王宏伟，乐嘉豫. 关注 HPV 相关性皮肤病的诊断与治疗 [J]. 中华皮肤科杂志，2008，41 (5)：279 - 281.
[93] 王艳英. 原发性痛经发病机制及治疗的研究进展 [J]. 中华中医药杂志，2015，30 (7)：2447 - 2449.
[94] 王燕，王巨才，王康俊. 远红外痛经理疗贴治疗妇科疾病 120 例的临床观察 [J]. 中国医疗器械信息，2019，25 (5)：147 - 148.
[95] 王艺如. 宫颈癌预防研究现状与 HPV 疫苗的研究进展 [J]. 中国处方药，2021，19 (8)：17 - 18.
[96] 王颖，张素秋，李莉. 火疗技术温度变化规律的研究 [J]. 中国护理管理，2018，18 (3)：415 - 418.
[97] 王玉梅. 妇科炎症的病因和预防措施 [J]. 健康之路，2018，17 (7)：78.
[98] 王煜婷. 原发性痛经发病机制及口服药物治疗进展 [J]. 医学信息，2018，31 (13)：56 - 58.
[99] 王云萍，容俊，朱银翠. 贫困地区妇女宫颈癌流行病学调查及 HPV 筛查结果分析 [J]. 中国妇幼保健，2019，34 (21)：5015 - 5017.
[100] 魏丽惠，沈丹华，赵方辉，等. 中国子宫颈癌筛查及异常管理相关问题专家共识（二）[J]. 中国妇产科临床杂志，2017，18 (3)：286 - 288.
[101] 吴凡. 阴道微生态环境对女性高危型 HPV 感染的影响研究 [D]. 大连：大连医科大学，2021.
[102] 吴继慧，刘诗芸，易亚兰. 宫颈癌患者癌因性疲乏与应对方式的相关性 [J]. 河南医学研究，

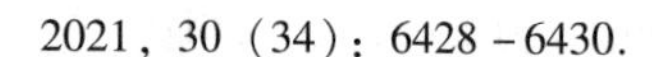

2021，30（34）：6428-6430.
［103］吴韶清，廖灿，黄以宁，等. 广州地区6493例女性生殖道人乳头状瘤病毒检测结果分析［J］. 中国实用妇科与产科杂志，2011，27（6）：453-456.
［104］夏彦茵. 心理护理在慢性盆腔炎患者中的应用效果分析［J］. 心理月刊，2021，16（9）：198-199.
［105］熊菊香，王沂峰，陈高文，等. 人乳头瘤病毒与外阴癌的相关性研究［J］. 中国妇幼保健，2015，30（4）：529-532.
［106］徐雯雯. 复方甲硝唑阴道栓治疗阴道炎的临床效果及安全性分析［J］. 中国实用医药，2021，16（19）：28-30.
［107］许水清，胡雨桐，李革飞，等. 王艳君教授治疗原发性痛经的经验撷要［J］. 中国中医急症，2019，28（3）：531-533，536.
［108］杨秉辉. 癌症预防在进步［J］. 食品与生活，2021（8）：78-79.
［109］杨茶芬. 复方甲硝唑阴道栓对细菌性阴道炎的疗效分析［J］. 中国社区医师，2020，36（12）：32-33.
［110］杨枫. 健康教育在妇科阴道炎患者护理中的应用价值［J］. 中国医药指南，2020，18（14）：282-283.
［111］杨秋丽，张耀文. 中医妇产临证治要［M］. 北京：学苑出版社，2019：216.
［112］杨森梦. 如何识别阴道炎类型［J］. 家庭医药·快乐养生，2021（1）：37.
［113］姚春蕾，余雯莉，王琳，等. 宫颈癌根治术后盆腔淋巴囊肿发生的相关影响因素［J］. 实用癌症杂志，2021，36（11）：1818-1820.
［114］叶彩丽，杨宏. 护理干预和治疗在老年性阴道炎患者护理中的实践研究［J］. 重庆医学，2019，48（11）：1962-1964.
［115］叶菁. 浙江地区HPV流行病学调查及宫颈癌危险因素在HPV筛查中的作用［D］. 杭州：浙江大学，2010.
［116］袁宇红. 浅谈宫颈癌预防与治疗的新进展［J］. 东西南北，2018（21）：131.
［117］张爱萍，余凤姣. 健康教育在妇科阴道炎患者护理中的应用价值分析［J］. 中国社区医师，2020，36（16）：146-147.
［118］张凡，张广美. 女性绝经综合征的研究进展［J］. 中国临床研究，2017，30（8）：1131-1133，1137.
［119］张菊. 人乳头瘤病毒感染与阴道炎的相关性分析［D］. 乌鲁木齐：新疆医科大学，2021.
［120］张丽，匡洪影. 经前期综合征中西医病因病机的浅析［J］. 中医药学报，2019，47（4）：42-46.
［121］张旻轶. 中医眼里的阴道炎：对症下药除病［J］. 养生月刊，2022，43（2）：118-119.
［122］张娜. 痛经及其发病原因［J］. 中国临床医生，2010，38（2）：16-18.
［123］张晓静，杜小利，李娜，等. 绝经综合征的临床研究概况［J］. 现代中医药，2019，39（2）：117-120.
［124］张鑫，刘彦. 继发性痛经的神经切除术治疗进展［J］. 中国妇产科临床杂志，2008（2）：150-152.
［125］张艳霞. 盆腔炎的治疗与预防［J］. 中国农村卫生，2017（13）：56-57.

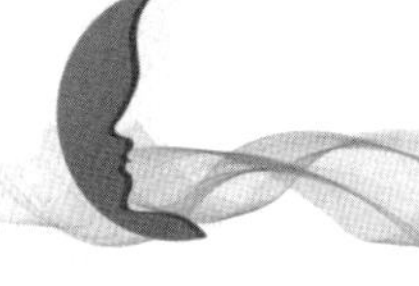

[126] 赵冬旭，李安沣，高佳音，等. 宫颈癌早期筛查方法研究进展 [J]. 中国优生与遗传杂志，2021，29（4）：440－443.

[127] 赵丽梅. 盆腔炎性疾病后遗症的中医治疗经验 [J]. 影像研究与医学应用，2017，1（18）：151－152.

[128] 赵玲娥，陈麒翔，杨红杰，等. 经前期综合征发病机制及治疗研究进展 [J]. 中医研究，2016，29（12）：67－70.

[129] 赵振强，李建有，陈乐乐. 多功能艾灸仪隔药灸治疗原发性痛经疗效评价 [J]. 中医临床研究，2019，11（9）：110－111.

[130] 中华医学会皮肤性病学分会，中国医师协会皮肤科医师分会，中国康复医学会皮肤性病委员会. 中国尖锐湿疣临床诊疗指南（2021 完整版）[J]. 中国皮肤性病学杂志，2021，35（4）：359－374.

[131] 中华预防医学会妇女保健分会. 子宫颈癌综合防控指南 [M]. 北京：人民卫生出版社，2017.

[132] 仲丽平，高月平. 绝经综合征的中医治疗 [J]. 吉林中医药，2009，29（9）：760－761.

[133] 周晖，王东雁，罗铭，等.《FIGO 2018 妇癌报告》：子宫颈癌指南解读 [J]. 中国实用妇科与产科杂志，2019，35（1）：95－103.

[134] 周洁，赵燕，周政池. 宫颈癌患者术后感染病原菌分布及危险因素分析 [J]. 中国临床医生杂志，2022，50（2）：217－220.

[135] 周莉. 盆腔炎的治疗与预防 [J]. 家庭生活指南，2019（12）：32.

[136] 周庆云，王玥元，田芳，等. 甘肃地区人乳头瘤病毒基因型与宫颈病变的相关性分析 [J]. 中国优生优育，2011，17（1）：5－8.

[137] 訾敬春. 盆腔炎患者的临床护理分析 [J]. 世界最新医学信息文摘，2017，17（30）：246－247.

[138] ANDREA J R, ALIN L A. Pathophysiology of premenstrual syndrome and premenstrual dysphoric disorder [J]. Menopause international, 2012, 18（2）: 52－59.

[139] BRUNI L. Cervical human papillomavirus prevalence in 5 continents: meta-analysis of 1 million women with normal cytological findings. [J]. The journal of infectious diseases, 2010, 202（12）: 1789－1799.

[140] CHEN W, ZHENG R, BAADE P D, et al. Cancer statistics in China, 2015 [J]. CA: a cancer journal for clinicians, 2016, 66（2）: 115－132.

[141] DESAI S. Genital warts and cost of care in England. [J]. Sexually transmitted infections, 2011, 87（6）: 464－468.

[142] HAREL Z. Dysmenorrhea in adolescents and young adults: from pathophysiology to pharmacological treatments and management strategies [J]. Expert opinion on pharmacotherapy, 2008, 9（15）: 2661－2672.

[143] ROBERTSH Y H, HICKEYM T M. Managing the menopause: an update [J]. Maturitas, 2016, 86: 53－58.

[144] LATTHE P M, PROCTOR M L, FARQUHAR C M, et al. Surgical interruption of pelvic nerve pathways in dysmenorrhea: a systematic review of effectiveness. [J]. Acta obstetricia et gynecologica scandinavica, 2007, 86（1）: 4－15.

[145] LI C D, WU M, WANG J D, et al. A population-based study on the risks of cervical lesion and human

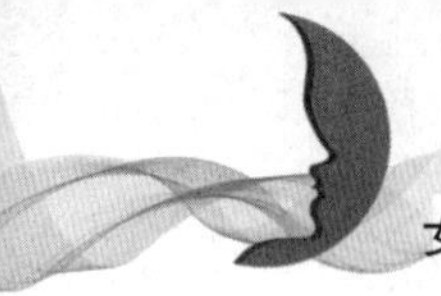

papillomavirus infection among women in Beijing, People's Republic of China [J]. Cancer epidemiology biomarkers and Prevention, 2010, 19 (10): 2655 - 2664.

[146] LI N, FRANCESCHI S, HOWELL-JONES R, et al. Human papillomavirus type distribution in 30,848 invasive cervical cancers worldwide: variation by geographical region, histological type and year of publication [J]. International journal of cancer, 2011, 128 (4): 927 - 935.

[147] MOSCICKI A B, SCHIFFMAN M, BURCHELL A, et al. Updating the natural history of human papillomavirus and anogenital cancers [J]. Vaccine, 2012, 30 (Suppl 5): F24 - F33.

[148] PORTMAN D J, GASS M L S. Genitourinary syndrome of menopause: new terminology for vulvovaginal atrophy from the international society for the study of women's sexual health and the north American menopause society [J]. Climacteric : the journal of the International Menopause Society, 2014, 17 (5): 557 - 563.

[149] RICHTER K, BECKER P, HORTON A, et al. Age-specific prevalence of cervical human papillomavirus infection and cytological abnormalities in women in Gauteng Province, South Africa [J]. South Afican medicine journal, 2013, 103 (5): 313 - 317.

[150] SCHLUTERMAN N H, SOW S O, TRAORE C B, et al. Differences in patterns of high-risk human papillomavirus infection between urban and rural low-resource settings: cross-sectional findings from Mali [J]. BMC Women's Health, 2013, 13: 4.

[151] SUNG H, FERLAY J, SIEGEL R L, et al. Global cancer statistics 2020: GLOBOCAN estimates of incidence and mortality worldwide for 36 cancers in 185 countries [J]. CA: a cancer journal for clincians, 2021, 0: 1 - 41.

[152] SUN Z R, JI Y H, ZHOU W Q, et al. Characteristics of HPV prevalence among women in Liaoning Province, China [J]. International journal of gynecology and obstetrics, 2010, 109 (2): 105 - 109.

[153] LOVICK T A, et al. A specific profile of luteal phase progesterone is associated with the development of premenstrual symptoms [J]. Psychoneuroendocrinology, 2017, 75: 83 - 90.

[154] WHO.世卫组织关于人乳头状瘤病毒疫苗的立场文件 [EB/OL]. (2015 - 05) [2024 - 04 - 08]. http: //apps. who. int/iris/bitstream/10665/255353/2/WER9219. pdfua = 1.

[155] WOODMAN C B, COLLINS S I, YOUNG L S. The natural history of cervical HPV infection: unresolved issues [J]. Nature reviews cancer, 2007, 7 (1): 11 - 22.

后　记

女性宫颈癌和乳腺癌（简称“两癌”）防治工作一直以来得到党和国家的高度重视。《中国妇女发展纲要（2021—2030年）》指出，妇女的宫颈癌和乳腺癌防治意识明显提高，综合防治能力不断增强，适龄妇女宫颈癌人群筛查率达到70%以上，乳腺癌人群筛查率逐步提高。《“十四五”国民健康规划》提到，宫颈癌、乳腺癌是影响我国妇女健康的重大疾病，要求促进生殖健康服务，推进妇女宫颈癌、乳腺癌防治，进一步提高筛查率和筛查质量。

本书结合《中国妇女发展纲要（2021—2030年）》及《“十四五”国民健康规划》的文件精神，针对妇女“两癌”风险疾病的防治原则，结合课题组研究内容并进行系统的文献研究，总结归纳妇女“两癌”风险疾病的防治策略，为社区妇女健康保健及管理提供参考资料，帮助社区妇女提高预防“两癌”风险疾病的自我健康意识，对促进妇女树立正确的健康理念、养成良好的生活习惯、维护身心健康起到积极作用。

本书包括女性乳腺癌风险疾病的防治策略和女性宫颈癌风险疾病的防治策略两个部分。编写组经过长时间反复沟通与讨论，由主编最终拟定编写大纲、编写体例、编写要求、内容要点，并根据编者各自的学术旨趣分配了编写任务。全书共两章，其中第一章由刘国莲、白亚茹、马佳慧编写，第二章由刘国莲、宁艳花、买娟娟、姚文莲、徐志荣、万慧编写。主编及副主编负责对全书的写作思路、总体架构进行设计，并对书稿进行修改、完善与把关。

本书获得宁夏医科大学学术著作专项支持出版，评审专家给予本书充分的肯定并支持出版。本书在编写过程中，参考了许多的相关研究论著，借鉴了一些国内外学者的观点与研究结果，参考内容都一一标明出处。由于编撰人员水平及时间有限，本书难免存在不足之处，恳请广大读者批评指正。

编者

2023年10月